全同步带状弓矫治技术
临床应用实例解析

主编　武俊杰

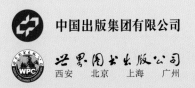

中国出版集团有限公司

世界图书出版公司
西安　北京　上海　广州

图书在版编目（CIP）数据

全同步带状弓矫治技术临床应用实例解析/武俊杰主编 . —西安：
世界图书出版西安有限公司，2024.5
ISBN 978-7-5232-1258-5

Ⅰ.①全… Ⅱ.①武… Ⅲ.①口腔正畸学—病案 Ⅳ.①R783.5

中国国家版本馆CIP数据核字（2024）第073387号

书　　　名	**全同步带状弓矫治技术临床应用实例解析**
	QUANTONGBU DAIZHUANGGONG JIAOZHI JISHU LINCHUANG YINGYONG SHILI JIEXI
主　　　编	武俊杰
责任编辑	马元怡　卢　静
装帧设计	新纪元文化传播
出版发行	**世界图书出版西安有限公司**
地　　　址	西安市雁塔区曲江新区汇新路355号
邮　　　编	710061
电　　　话	029-87214941　029-87233647（市场营销部）
	029-87234767（总编室）
网　　　址	http://www.wpcxa.com
邮　　　箱	xast@wpcxa.com
经　　　销	新华书店
印　　　刷	陕西龙山海天艺术印务有限公司
开　　　本	889mm×1194mm　　1/16
印　　　张	34
字　　　数	470千字
版　　　次	2024年5月第1版
印　　　次	2024年5月第1次印刷
国际书号	ISBN 978-7-5232-1258-5
定　　　价	298.00元

医学投稿　xastyx@163.com　‖　029-87279745　029-87285296

作者名单

主　　编　武俊杰

点评专家（按姓氏笔画排名）

马晨麟　　米丛波　　李志华　　杨四维　　张月兰　　张　佐

张晓蓉　　张端强　　郑之峻　　侯玉霞　　郭　泾　　曹宝成

曹　猛　　戚仁才　　鲁明星　　樊永杰

病例作者（按姓氏笔画排名）

万建英　　王　琛　　卢仲仁　　丛　赫　　朱博武　　刘　淼

刘紫华　　孙云龙　　杜秦琴　　李文武　　李蔷薇　　束红蕾

肖　超　　吴冬梅　　吴昌斌　　陈允嘉　　陈有俊　　武晓菲

林世辉　　卓文玲　　倪　辉　　康卫明　　梁　丰　　蒋建磊

童铭敏　　谢宾宾

郑重声明

  本书提供了相关主题准确及权威的信息。由于医学是不断更新并拓展的学科，因此相关实践操作、治疗方法、材料及药物都有可能会改变，建议读者审查相关主题的最新信息，包括产品的制造商、建议剂量、方法、不良反应及相关措施。作者、编辑、出版者或经销商不对书中的错误或疏漏以及应用其中信息产生的任何后果负责，关于出版物的内容不作任何明确或暗示的保证。作者、编辑、出版者和经销商不承担由本出版物所造成的任何人身或财产损害责任。

主编简介

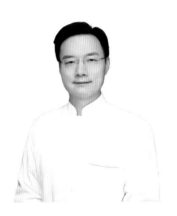

武俊杰

· 空军军医大学口腔医院正畸科副教授、副主任医师，硕士研究生导师
· 美国得州大学圣安东尼奥健康科学中心牙学院博士后
· 四川大学华西口腔医院博士后
· 中华口腔医学会第八届口腔正畸专委会委员、秘书
· 中华口腔医学会第九届口腔正畸专委会常委
· 陕西省口腔医学会口腔正畸专业委员会常委
· 丝绸之路口腔正畸协作组常委
· 世界正畸联盟（WFO）会员
· 英国爱丁堡皇家外科学院正畸院士
· 中国睡眠研究会睡眠医学发展工作委员会委员

专家编委简介

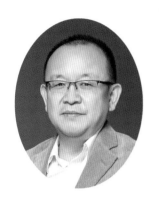

马晨麟　主任医师

青海省人民医院口腔科主任。

中华口腔医学会口腔正畸专委会常务委员，丝绸之路口腔医学联盟正畸学组副主任委员，青海省口腔医学会副会长，青海省口腔医学会正畸专业委员会主任委员，青海省医师协会口腔医师分会主任委员，青海省口腔专业质控中心主任，国家医学考试中心医师资格考试青海考区口腔类实践技能考试首席考官。

《中华口腔正畸学杂志》编委，中国医师协会口腔医师分会常务委员，国际牙医师学院院士，Tweed 中国中心教官。

米丛波　主任医师　硕士研究生导师

新疆医科大学第一附属医院（口腔医院）口腔正畸科主任，新疆医科大学口腔医学院口腔正畸教研室主任。

中华口腔医学会口腔正畸专业委员会常委，中国整形协会牙颌颜面分会常委，中国医药教育协会口腔医学分会委员，丝绸之路口腔联盟正畸委员会副主任委员，新疆口腔医学会正畸专业委员会主任委员。

世界正畸联盟（WFO）会员。《中华口腔正畸学杂志》《华西口腔医学杂志》《新疆医学》编委、审稿人。

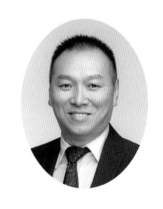

李志华　口腔临床医学博士　教授　主任医师　博士研究生导师

南昌大学附属口腔医院副院长。

中华口腔医学会理事，中华口腔医学会口腔正畸专委会常委，中华口腔医学会口腔计算机专委会常委，国际牙医师学院（中国区）院士，江西省口腔医学会副会长兼秘书长，江西省口腔医学会第二届口腔正畸专委会主委，江西省口腔医学会口腔医学数字化专委会主委。

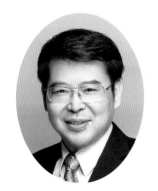

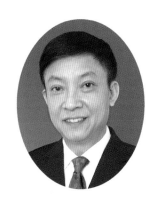

杨四维　教授　主任医师

历任泸州医学院（现西南医科大学）附属口腔医院院长、名誉院长，四川省卫生厅学术技术带头人。长期从事口腔正畸教学、临床及科研工作。

先后担任中华口腔医学会理事，中华口腔医学会正畸专业委员会常委，中华口腔医学会老年口腔专业委员会委员，国际牙医师学院（中国区）院士，四川省医学会口腔专业委员会副主任委员，四川省口腔医学会副会长、名誉会长，四川省医学美容学会委员，泸州市医学会副会长，泸州市医学会口腔专业委员会主任委员，泸州市口腔医学会名誉会长。

世界正畸联盟（WFO）成员，日本广岛大学齿学部访问学者。先后兼任《国际口腔医学杂志》《华西口腔医学杂志》《中国口腔医学年鉴》《中华口腔正畸学杂志》《口腔医学杂志》《中华口腔研究杂志（电子版）》等杂志编委。

张月兰　口腔医学博士　教授　主任医师　硕士研究生导师

郑州大学口腔医学院正畸教研室主任，郑州大学教学督导专业委员会委员，郑州大学口腔医学院教学督导组组长，郑州大学口腔医学院教授委员会委员。

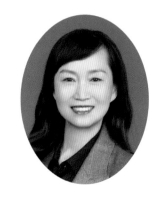

教育部学位与研究生教育发展中心学位论文评审专家，中国口腔整形美容医学会常委，中华口腔医学会颞下颌关节病学与殆学专业委员会常委，中华口腔医学会口腔正畸专委会委员，河南省口腔医学会常务理事会理事，河南省颞下颌关节病学与殆学专业委员会主任委员，河南省口腔正畸专业委员会常委，世界儿童保健与健康教育专业委员会理事，Tweed 中国中心教官。《郑州大学学报·医学版》《口腔疾病防治》审稿专家。

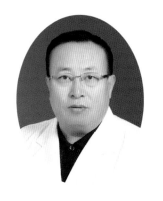

张佐　主任医师　教授　硕士研究生导师

宁夏回族自治区人民医院口腔科主任。专技岗二级，入选国家百千万人才工程、享受宁夏回族自治区政府特殊津贴、国务院特殊津贴。

中华口腔医学会口腔正畸专委会常委，中国睡眠研究会理事，宁夏口腔医学会副会长，宁夏正畸专委会主委。《中华口腔正畸杂志》《宁夏医学杂志》编委。Tweed 中国中心教官。

张晓蓉　口腔医学博士　教授　主任医师　硕士研究生导师

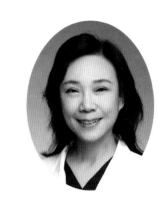

昆明医科大学口腔医学院教授，云南同予口腔首席医疗专家。北京大学口腔医学院口腔正畸学博士，美国芝加哥伊利诺伊大学牙学院和泰国清迈大学牙学院访问学者。

中华口腔医学会口腔正畸专业委员会常务委员；云南省医师协会睡眠医学专业委员会副主任委员；云南省口腔医学会常务理事；《中华口腔正畸学杂志》编委。世界正畸联盟（WFO）会员、美国正畸医师协会（AAO）会员。从事口腔正畸临床、教学、科研工作 30 余年，主持承担国家级、省级科研课题 10 项，发表论文 60 余篇。

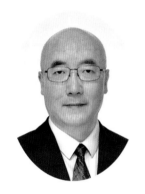

张端强　主任医师　副教授　硕士研究生导师

从事正畸专业临床工作 30 余年，积累了丰富的临床经验，对各种正畸矫治器和矫治技术有独特的理解和掌握。

原中华口腔医学会口腔正畸专委会常务委员，现任福建医科大学口腔医学院正畸学教研室主任，福建医科大学附属口腔医院正畸科主任，福建省医学专家协会会员，福建省口腔医学会常务理事，福建省正畸专委会名誉主任委员，世界正畸联盟（WFO）成员，首批中国正畸学会（COS）专科会员，《中华口腔正畸学杂志》编委，Tweed 中国中心教官，美国凯斯西储大学（Case Western Reserve University）牙科学院客座副教授，凯斯西储大学正畸高级师资培训班教官。

郑之峻　主任医师　硕士研究生导师

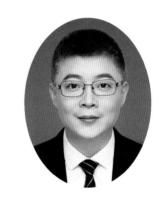

贵阳市口腔医院正畸科主任。贵阳市先进工作者，贵阳市优秀共产党员。

贵州省口腔医学会正畸专业委员会主任委员，贵州省口腔医学会常务理事，中华口腔医学会口腔正畸专业委员会常务委员，中华口腔医学会颞下颌关节病学及殆学专业委员会委员，中华口腔医学会正畸专科学会会员，世界正畸联盟（WFO）会员，中国整形美容协会牙颌颜面美容分会常务理事，中日医学科技交流协会口腔分会常委，中国睡眠研究会睡眠呼吸障碍专业委员会委员，中国医师协会睡眠医学专业委员会委员，中国医促会睡眠医学分会委员，中国医促会中老年医疗保健分会委员，中华医学会整形外科分会唇腭裂学组委员，贵州省整形美容协会监事，贵州省及贵阳市医学会医疗事故技术鉴定专家库成员，贵州省口腔医学实践技能考试主考官，贵阳市首批"人才绿卡"获得者。

《中华口腔正畸学杂志》《中国临床新医学杂志》编委，《中国工程组织研究》《贵州医科大学学报》审稿专家。

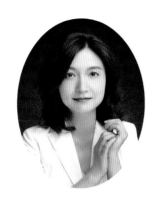

侯玉霞　口腔医学博士　主任医师　博士研究生导师

西安交通大学口腔医院牙颌颜面发育管理中心学科系主任，正畸教研室主任，复杂牙颌颜面畸形诊疗专科主任。

陕西省口腔医学会口腔正畸专业委员会主任委员，中华口腔医学会口腔正畸专业委员会（COS）常委，第六届中华口腔医学会理事会理事，国家口腔质控专家委员会正畸专业专家组成员。《中华口腔正畸学杂志》编委，《中国美容医学杂志》编委，*The Cleft Palate-Craniofacial Journal* 审稿专家，Tweed 中国中心教官。

郭泾　口腔医学博士　教授　主任医师　博士研究生导师

历任山东大学口腔医（学）院教授，博士研究生导师。 现任杭州医学院特聘教授及学术型硕士研究生导师，宁波口腔医院（集团）院长／首席专家；浙江中医药大学口腔专业型硕士生导师。

第七届中华口腔医学会口腔正畸专委会常委，中国研究型医院学会睡眠医学委员会常委；浙江省口腔医学会颞下颌关节病学专业委员会副主任委员，中国医院协会口腔医院分会委员（第五届），中华口腔医学会口腔美学专业委员会委员，中华睡眠呼吸障碍专业委员会委员；通策医疗存济医生学术委员会主任委员，宁波市第十六届人大代表。

European Journal of Orthodontics，*American Journal of Orthodontics and Dentofacial Orthopedics*，*Angle Orthodontist*，*International Journal of Oral Science* 审稿专家；《中华口腔正畸杂志》及《口腔医学》杂志编委和审稿专家；中国博士后基金会评审专家，教育部学位与研究生教育评审专家；世界牙科联盟会员；美国正畸联盟（WFO）及 RWISO 海外会员。

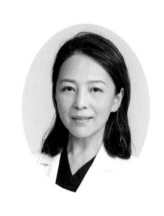

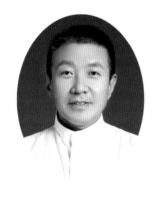

曹宝成　口腔医学博士　教授　主任医师　博士研究生导师

兰州大学口腔医学院教授。

曾任中华口腔医学会口腔正畸专委会委员，常务委员，国际牙医师学院院士；Tweed 中国中心教官，第二届《中华口腔正畸学》杂志编委，"丝绸之路"正畸协作组副主任委员，中国整合医师协会甘肃分会常务理事，第二届甘肃省口腔医学会正畸专业委员会主任委员。

发表 SCI 类文章 35 篇，获批发明专利 1 项，主持省部级科研课题 3 项。2012 获甘肃省中青年教师成才奖，2013 获得兰州大学隆基教学骨干奖，2016 年获兰州大学优秀硕士论文指导奖。

曹猛　教授　主任医师　硕士研究生导师

空军军医大学第三附属医院口腔正畸科副主任。

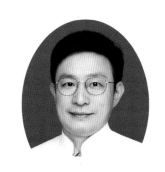

口腔正畸学硕–博连读博士学位。美国匹兹堡大学牙学院访问学者，曾获宾夕法尼亚州口腔医学会临床教师执照。中华口腔医学会第八届正畸专业委员会常务委员兼学术秘书，陕西省口腔医学会口腔正畸专委会主任委员，国际牙医师学院（ICD）院士，世界正畸联盟（WFO）会员，中国医师协会口腔医师分会委员。2012年参加美国图桑Tweed培训班，2014年参加美国克利夫兰CASE培训班，2017年通过英国爱丁堡皇家外科学院考试，获得口腔正畸专科院员（M Orth RCSEd）称号，2019年获聘该项国际认证考试中国籍考官。主要从事正畸正颌联合矫治的临床和应用基础研究、颅颌面生长发育与严重错𬌗畸形的关系研究以及循证医学在口腔正畸中的实践应用研究。参编参译4部专业论著，近五年承担省部级课题8项。

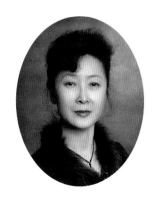

戚仁才　烟台顺达口腔创始人　副主任医师

烟台顺达口腔院长。

第七届中华口腔医学会口腔正畸专委会委员，山东省民营口腔医疗机构协会正畸专委主任委员，山东省民营口腔医疗机构协会副会长。潍坊医学院口腔医学院教授，全国首届传动矫正技术认证教官，Andrews六要素中国区讲师，芝罘区人大常委。

鲁明星　教授　主任医师

长春市口腔医院副院长，正畸科主任。

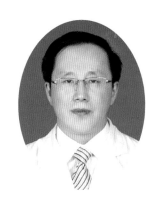

中国医师协会口腔分会常委，中华口腔医学会口腔正畸专委会委员。吉林省口腔医学会常务理事；吉林省口腔医学会正畸专业委员会副主任委员。长春市口腔科质控中心主任委员。

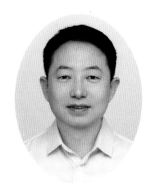

樊永杰　主任医师　硕士研究生导师

内蒙古医科大第四附属医院口腔科副主任，中华口腔医学会口腔正畸专委会委员，内蒙古口腔医学会常务理事，内蒙古口腔医学会正畸专委会主任委员，"丝绸之路"口腔医学联盟正畸专业委员会副主任委员，内蒙古口腔医学会第一届口腔美容专业委员会副主任委员，中国医师协会睡眠医学专业委员会口腔学组委员，中国睡眠呼吸障碍专业委员会委员，内蒙古自治区医学会医疗事故技术鉴定专家库成员，中国医疗保健国际交流促进会睡眠医学分会常务委员，内蒙古自治区口腔临床标准化技术委员会委员，Tweed 中国中心教官，《中华口腔正畸学杂志》编辑委员会委员，《包头医学院学报》编辑委员会委员，世界正畸联盟（WFO）以及美国正畸医师协会（AAO）会员。

序　一

　　由武俊杰副教授领衔编写的《全同步带状弓矫治技术临床应用实例解析》一书即将面世，很高兴受邀作序。祝贺武教授和全体编委，也要祝贺全同步带状弓矫治技术的发明人梁甲兴老师。

　　全同步带状弓矫治技术由我国著名口腔正畸专家梁甲兴教授主持研发。梁老师是福建医科大学主任医师、硕士研究生导师，与我有诸多学术交流与共鸣。早在1991年梁老师就与北京大学林久祥教授合作出版中国第一部大型正畸专业参考书《现代口腔正畸学》第一版，并担任第一、二、三、四版副主编，他是中华口腔医学会口腔正畸专业委员会第一、二、三、四届委员，是最早参与正畸专委会工作的老前辈之一。

　　我国的口腔正畸学科起步至今，诸多正畸界的老前辈将现代正畸的理念引进国内，引领着正畸事业的发展。全同步技术作为一项国人完全独立知识产权的正畸新技术，已获得市场和业界的广泛认可，的确弥足珍贵。这大好局面，离不开梁甲兴教授及其教学团队的辛勤工作。

　　我有幸在2019年元旦期间参加了全同步带状弓矫治技术的第100场巡讲会议。那次会议就在西安，在那之后我开始慢慢了解全同步技术，也亲眼见证了这项新技术的快速成长。如今，全同步已经巡讲了190余场，梁老师始终坚持亲自教学。单次参会人数屡创新高，梁老师的课程和这项技术受欢迎程度可见一斑，我们也都被梁甲兴教授的敬业精神所深深震撼。

　　我们有很多同事都学习并了解了这项正畸新技术，这项技术也在很多著名院校进行宣讲。我本人已出席了第一、二、三届全同步带状弓矫治技术病例报告会，这本新书收纳了这三届报告会的各类代表性病例，详细展示了全同步技术应对不同错𬌗类型的方法和技巧，特别是邀请诸多我国知名正畸专家对病例进行点评，图文俱佳，有助于我们临床医生更好地开展全同步这项技术，也利于还没有学习过这项技术的医生从实例中直观了解相关知识。

　　武俊杰副教授是我们科室的青年骨干，也是中华口腔医学会第八届口腔正畸专委会的秘书，具有较高的专业素养和学术造诣，为本书的编著做出了突出贡献。我也非常期待《全同步带状弓矫治技术临床应用实例解析》新书早日出版，以飨读者。

中华口腔医学会第八届口腔正畸专委会主任委员

2023年12月26日

序　二

我很高兴应邀为《全同步带状弓矫治技术临床应用实例解析》一书作序。

近年来，随着我国口腔正畸事业的蓬勃发展，由我国学者研发的具有自主知识产权的矫治器和矫治技术不断涌现，全同步带状弓矫治技术就是其中的优秀代表。

全同步带状弓矫治技术是建立在口腔正畸生物机械工程学基础上的高效矫治技术。新型带状弓矫治器的"带状弓丝"增加了唇舌（颊）向弹性，使牙齿的唇舌向移动（排齐）更为有利，而后牙区垂直向的刚性在对咬合平面稳定控制的同时，对支抗磨牙的近远中和颊舌向（转矩）具有独特的稳定控制功能。正因为这项技术具有独特的优势，使其日益受到广大医生特别是基层医生的欢迎。一项新技术的诞生、成长不易，梁甲兴老师的全同步带状弓技术推广八年余，获得临床广泛认可着实难能可贵，广大医生肯定在热切期待有一部介绍全同步带状弓矫治技术的专著能够早日出版。

基于大量的临床病例积累，《全同步带状弓矫治技术临床应用实例解析》一书应运而生。全书共5章27个病例，第一章介绍了安氏Ⅰ类牙列拥挤、双颌前突等各类型典型病例，第二章介绍了安氏Ⅱ类1分类各类型典型病例，第三章介绍了安氏Ⅱ类2分类各类型典型病例，第四章介绍了安氏Ⅲ类各类型典型病例，第五章介绍了3例特殊情况病例。书中选择的病例类型广泛全面，具有代表性，诊断分析严谨，治疗思路清晰，治疗过程详细，矫治体会深刻、专家点评更是画龙点睛，能够全方位呈现全同步带状弓技术的矫治思想和技术要领，是一本不可多得的临床指导专著。

武俊杰副教授是国内正畸界的青年才俊，是空军军医大学口腔医学院培养的优秀青年学者。他在华西口腔医学院做博士后研究期间展现出敏锐的临床思维与创新的技术能力。武俊杰副教授拥有独到的思考、突出的解决问题的实力，是《全同步带状弓矫治技术临床应用实例解析》主编最合适的人选，他能从众多的正畸临床病例中挑选出有代表性、高质量的全同步带状弓矫治技术病例，并经由多位国内知名正畸专家进行点评，确保了该书的高质量和高水准，期待这部专著的出版助力我国口腔正畸学事业的发展。

中华口腔医学会第八届口腔正畸专委会副主任委员

四川大学华西口腔医学院　教授、主任医师、博士研究生导师

四川省口腔医学会口腔正畸专委会主任委员

2023 年 12 月 26 日

前　言

"带状弓"概念由美国著名正畸先贤 E.H.Angle 医生于 1915 年提出，并设计了被认为是第一个能三维控制牙移动的固定矫治器 "Ribbon Arch Appliance"。由于当时弓丝材料的"刚性"和"弹性"均不足，以及原始带状弓托槽结构的限制，Angle 医生于 1928 年将骀向纳入弓丝的原始带状弓托槽 – 弓丝结构，向唇方整体旋转 90°，同时将栓钉结构修改为结扎翼结构，并命名为 "Edgewise"，弥补了原始带状弓矫治器的机械性能缺陷，得到了广泛应用。此后，虽经后人不断改进，其基本的弓丝 – 槽沟结构仍未从根本上发生改变。

1981 年，耄耋之年的美国著名正畸学家 B.F. Dewel 医生撰文怀念带状弓矫治器，并遗憾地指出：更具优势的"带状弓"效能被忽视！近百年来，唇侧固定矫治器围绕窄面成型的"方丝弓"技术的长期应用，固化了人们的思维，而忽视了牙齿或牙列移动过程中对前牙区弹性和后牙区刚性的临床实际需求，其机械结构违背了牙列三维控制所需的结构力学原理。与之相反，围绕宽面成型的"带状弓丝"，在结构力学上更符合固定矫治器对前牙区弹性和后牙区刚性的机械性能需求。

事实上，当代的舌侧固定矫治器迫于特定口腔环境，已将"带状弓"应用于临床，其性能优势得到了体现。利用现代弓丝材料与结构力学原理"带状弓"突破了传统固定矫治器的百年瓶颈。随着现代弓丝材料的不断发展，从不锈钢到当代超弹性（包括热激活）丝，为固定矫治器机械性能改进提供了更为丰富和科学的选择，成为重新提出"带状弓"概念的重要材料学基础。

从唇侧纳入槽沟的"带状弓"，利用现代弓丝材料的优越性能，将弓丝的弹性（唇舌向）和刚性（垂直向）和谐地统一到现代超弹性材料的带状弓丝上，使矫治器在机械结构上改变了传统方丝弓系列矫治器的结构力学缺陷，实现了对牙和牙列移动精确稳定的三维控制，也成为实现"全同步牙齿移动"的机械力学结构基础。

全同步带状弓矫治技术从生物机械工程机制上突破了传统固定矫治技术"排齐、整平、内收、转矩分阶段进行"的矫治程序，形成"以内收为主导，排齐、整平、转矩融入到全疗程"的全同步牙移动机制。全同步牙移动从实质上提高了牙移动效率，缩短了疗程，简化了操作，节省了支抗，实现了"自动转矩"。这些优秀的技术特性和临床效能，为我们广大的正畸临床工作者带来了福音，也带来了更多的提示和参考。

全同步带状弓矫治技术由福建医科大学梁甲兴教授潜心研发二十余年，自 2015 年 3 月正式推广，截至 2023 年 9 月已经累计 28 万余例临床应用。该技术得到了广大正畸医生和患者的青睐，越来越多的医生希望通过更多的学习机会来熟练掌握这项矫治技术，因此出版一本具有参考意义的技术专著，非常有指导意义。全同步带状弓矫治技术中心在 2018、2019 和 2022 年成功组织了三届病例报告会，本书从这三届病例报告会中遴选出具有代表性的 27 个典型病例，邀请了全国 17 位知名口腔正畸专家（受邀专家编者都是国内各地区优秀的行业前辈，且都有参与过历届病例报告会的现场点评）为书中的所有病例做精彩点评，最终汇编成《全同步带状弓矫治技术临床应用实例解析》一书。

  本人有幸牵头这本专著的编撰，首先要特别感谢梁甲兴教授的信任和指导！全同步带状弓矫治技术的诞生和发展凝聚着梁甲兴教授的巨大心血，也是他为中国正畸事业做出的杰出贡献！本书中收录的病例有来自公立机构医生的优秀病例，也有很多非公立医院、民营机构的优秀病例，他们是全同步带状弓技术的一线实践者，我要向他们表示衷心的感谢！也要感谢未入选本书但向历届病例报告会投稿的医生！还要衷心感谢全国 17 位知名正畸专家在百忙中对病例进行点评，将自己的宝贵经验毫不保留地传授给读者，如同拨云见日、醍醐灌顶，使读者得到更大的收获！

  中华口腔医学会第八届口腔正畸专委会主委、空军军医大学口腔医院金作林教授，中华口腔医学会第八届口腔正畸专委会副主委、四川大学华西口腔医院白丁教授，为本书欣然作序，是对我们极大的鼓励，也是对全同步带状弓技术的充分肯定，我们深表谢意！

  全同步带状弓矫治技术具备广阔的研究和应用前景，例如在结构力学、材料力学方面的研究，在健康矫治方面的体现及弓丝形态结构对牙列三维方向控制的影响等，期待能有更多院校和专家参与临床应用，提供改进建议，促进该技术的推广普及和科研进步。因水平有限，书中难免有不妥之处，敬请批评指正。

武俊杰

2023 年 12 月 26 日

目　录

第一章

安氏 I 类错殆畸形

I 类

病例 1
安氏Ⅰ类、深覆𬌗伴深覆盖病例一例

主诊医生　　卢仲仁　福州市中医院

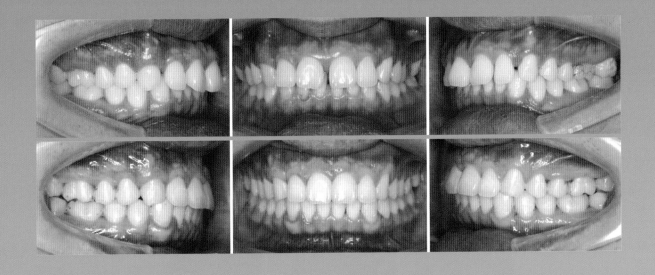

🦷 检查分析

患者：男，30岁。

主诉：门牙有缝。

相关病史：曾存在口呼吸习惯。

2017.12.06 初诊：颜面分析

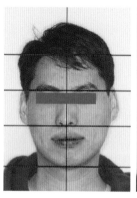 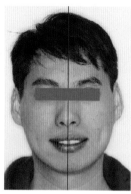 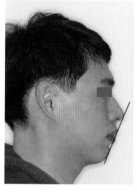 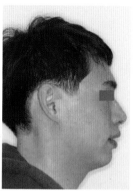

正貌分析：

· 左侧面部略微丰满。

· 垂直向基本三等分。

· 颏部略偏左，颏肌稍紧张。

· 上唇偏短略外翻，开唇露齿。

侧貌分析：

· 偏凸面型。

· 鼻唇角略偏小。

· 上唇在 E 线上。

· 下唇在 E 线前。

· 颏唇沟深。

初诊：颜面照

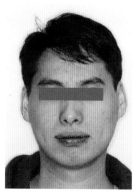 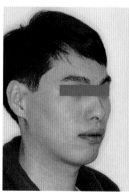 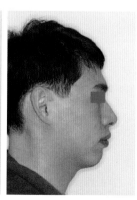

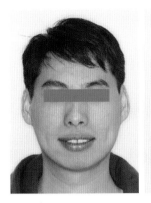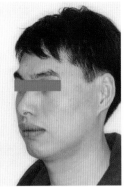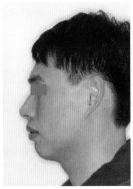

初诊：口内照

· 上下颌牙弓卵圆形。
· 上前牙散隙。
· 下中线偏左 0.5mm。
· 尖牙磨牙中性关系。
· 37 树脂充填。

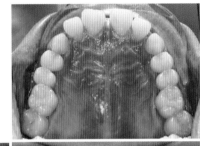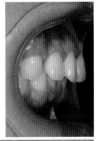

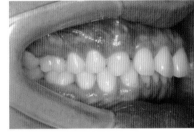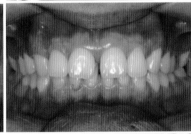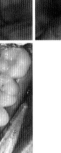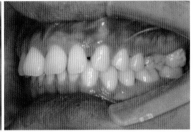

初诊：模型分析

· 覆殆：6mm；覆盖：7mm。
· Bolton 指数：前牙比 74 %；全牙比 88.7 %。
· 上颌间隙：约 4.5mm。
· 下颌拥挤度：约 1mm。
· Spee 曲线：2.75mm。

初诊：全口曲面体层片

· 双侧髁突未见明显吸收异常；48 水平阻生；轻度牙槽骨吸收。

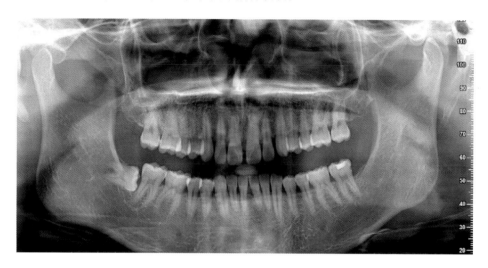

初诊：CBCT

· 上下前牙根尖点接近唇侧骨皮质。

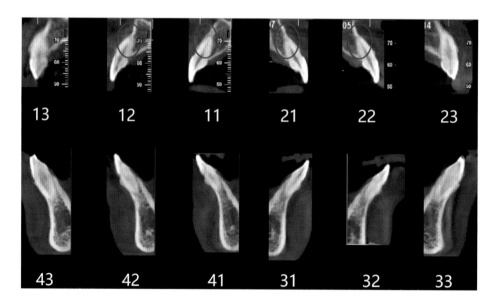

初诊：X 线侧位片及头影测量数据分析

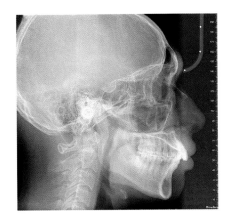

测量指标	参考值	测量值
SNA（°）	82.8 ± 4.0	84.2
SNB（°）	80.1 ± 3.9	77.9
ANB（°）	2.7 ± 2.0	6.3
GoGn-SN（°）	32.0 ± 4.0	33.0
Y 轴角（°）	65.8 ± 3.1	61.7
U1-SN（°）	105.7 ± 6.3	107.2
L1-MP（°）	93.5 ± 3.5	97.8
U1-L1（°）	131.1 ± 6.0	121.9

诊断设计

问题列表

1. 软组织：凸面型，下颌稍后缩，上唇系带附着过低，上唇过短。

2. 牙列：上前牙散隙，48 阻生。

3. 矢状向：骨性 II 类，下颌后缩，深覆盖。

4. 横向：无明显不调。

5. 垂直向：深覆殆，开唇露齿。

诊断

1. 牙型：安氏 I 类。

2. 骨型：骨性 II 类，均角。

3. 48 水平阻生。

治疗方案（患者选择方案三）

方案一：正畸 – 正颌联合治疗，减数 15、25、34、44、48，术前去代偿，下颌骨矢状劈开前移，改善侧貌。使用全同步带状弓矫治器 I 类托槽。

方案二：减数 15、25、35、45、48，11、21 间系带修整，加强肌功能训练，改善侧貌。使用全同步带状弓矫治器 II 类托槽，内收为主导的排齐、整平、关闭间隙、转矩同步进行。

方案三：拔除 48，关闭上前牙散隙，11、21 间系带修整，调整咬合，加强肌功能训练，维持侧貌。使用全同步带状弓矫治器 II 类托槽。

🦷 **矫治过程**

初诊

- 上下颌牙弓卵圆形。
- 上前牙散隙。
- 下中线偏左 0.5mm。
- 尖牙磨牙中性关系。
- 37 树脂充填。

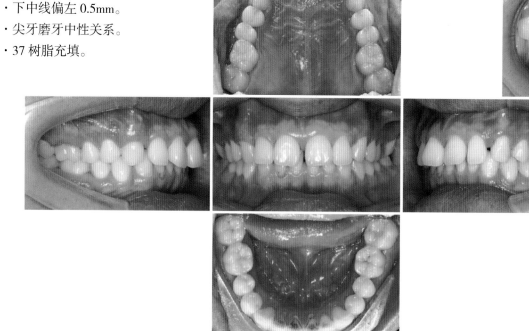

2017.12.06 初装

- 使用 0.022 英寸 × 0.016 英寸（1 英寸 ≈ 25.4mm）热激活带状弓丝。
- 轻 II 类牵引，3/8 橡皮圈（3.5 盎司；1 盎司 ≈ 28.35g）。

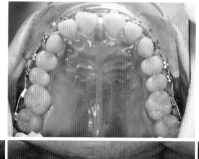
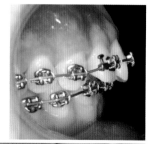
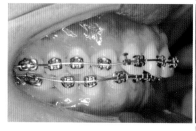
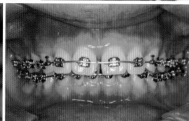
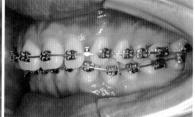
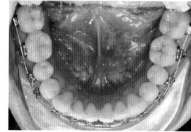

2018.02.09 复诊（2 个月）

· 更换 0.025 英寸 ×0.017 英寸超弹镍钛带状弓丝，扎紧，11~21 橡皮链牵引。

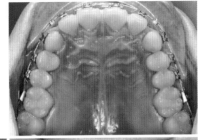
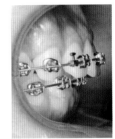
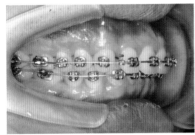
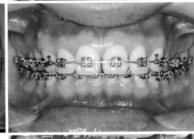
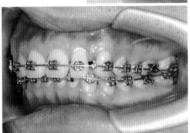
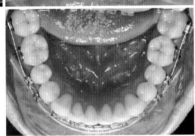

2018.07.30 复诊（7 个月）

· 第 4 个月时，11~21 间隙关闭，行系带成形术。

· 第 6 个月更换 0.025 英寸 ×0.017 英寸不锈钢带状弓丝。

· Ⅱ类牵引，使用 5/16 橡皮圈（3.5 盎司）。

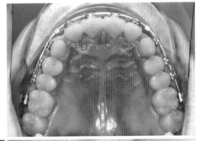
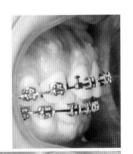
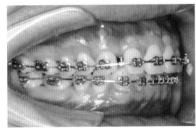
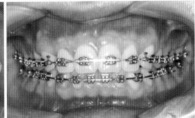
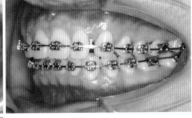
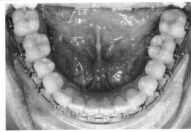

2018.09.03 复诊（9 个月）

·16~26 使用橡皮链牵引。

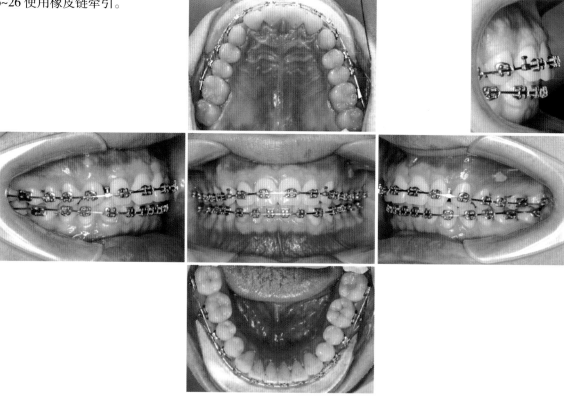

2019.07.03 复诊（19 个月）

·精调。

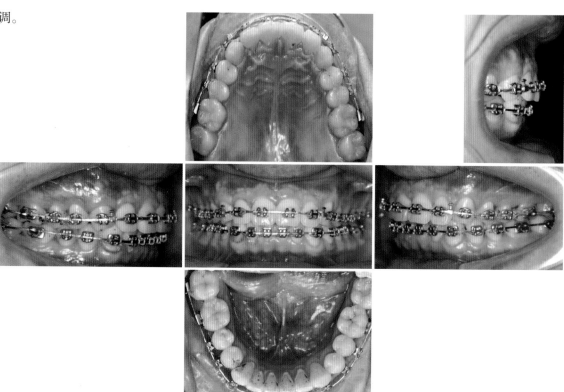

2019.08.16 结束（20 个月）：口内照

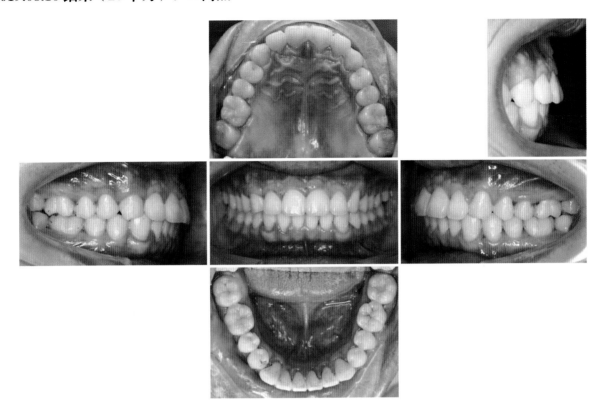

2019.08.16 结束（20 个月）：颜面照

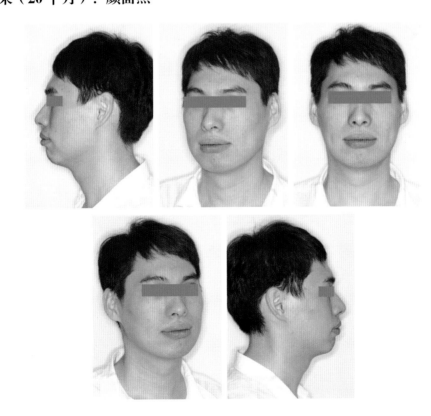

2019.08.16 结束（20 个月）：全口曲面体层片

· 牙根平行度良好，根尖未见明显吸收。

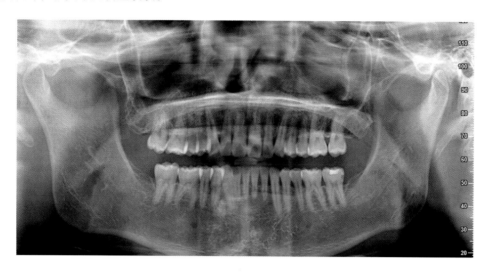

2019.08.16 结束（20 个月）：CBCT

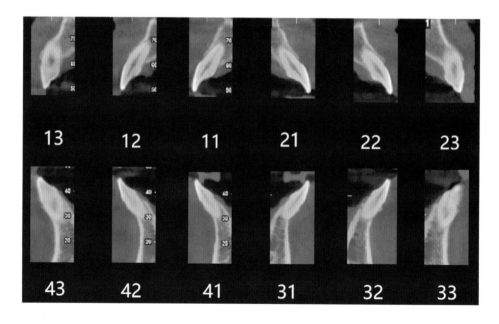

2019.08.16 结束（20 个月）：X 线侧位片及头影测量数据分析

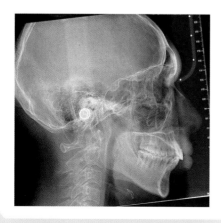

测量指标	参考值	测量值
SNA（°）	82.8 ± 4.0	83.3
SNB（°）	80.1 ± 3.9	77.1
ANB（°）	2.7 ± 2.0	5.0
GoGn-SN（°）	32.0 ± 4.0	34.0
Y 轴角（°）	65.8 ± 3.1	62.7
U1-SN（°）	105.7 ± 6.3	104.5
L1-MP（°）	93.5 ± 3.5	102.3
U1-L1（°）	131.1 ± 6.0	118.9

术前、术后 X 线侧位片及头影测量数据分析对比

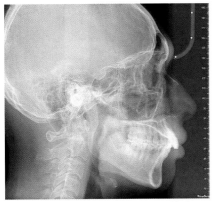

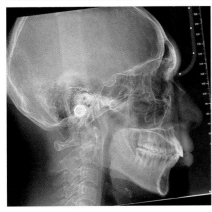

测量指标	参考值	术前	术后
SNA（°）	82.8 ± 4.0	84.2	83.3
SNB（°）	80.1 ± 3.9	77.9	77.1
ANB（°）	2.7 ± 2.0	6.3	5.0
GoGn-SN（°）	32.0 ± 4.0	33.0	34.0
Y 轴角（°）	65.8 ± 3.1	61.7	62.7
U1-SN（°）	105.7 ± 6.3	107.2	104.5
L1-MP（°）	93.5 ± 3.5	97.8	102.3
U1-L1（°）	131.1 ± 6.0	121.9	118.9

术前、术后侧位描绘图对比

术前 ——
术后 ——

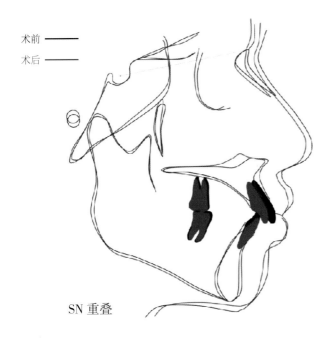

SN 重叠

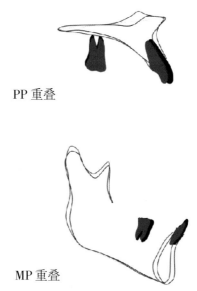

PP 重叠

MP 重叠

术前、术后口内照对比

2017.12.06 术前

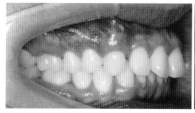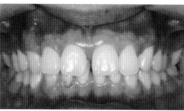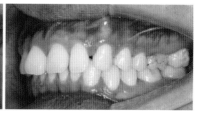

2019.08.16 术后

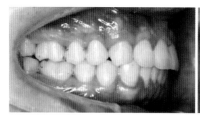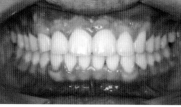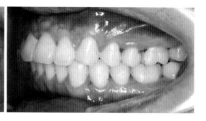

2017.12.06 术前

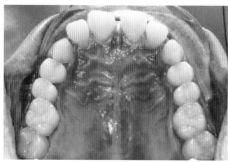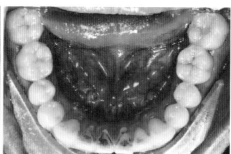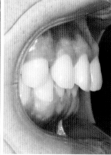

2019.08.16 术后

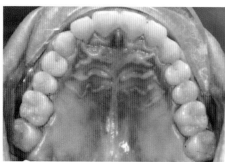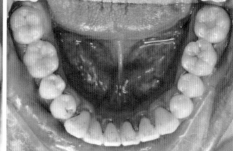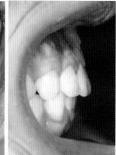

术前、术后颜面照对比

2017.12.06 术前

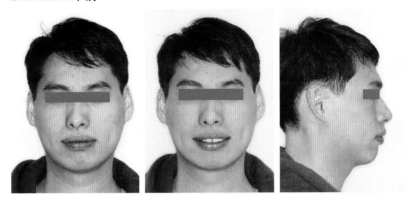

2019.08.16 术后

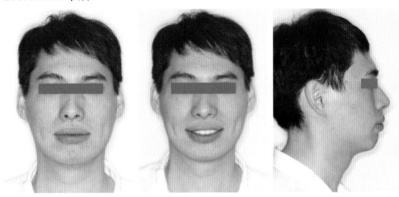

复查（保持1个月）

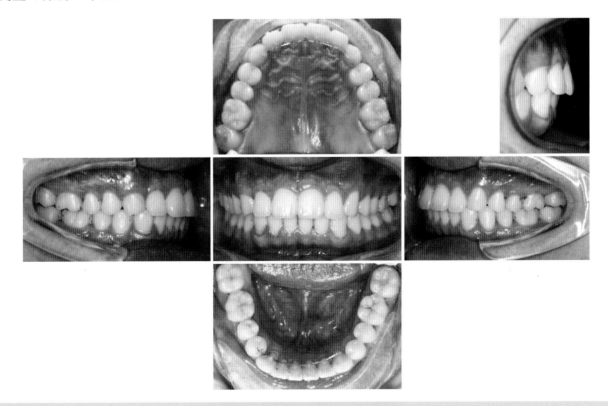

2020.01.04 术后 5 个月复查：口内照

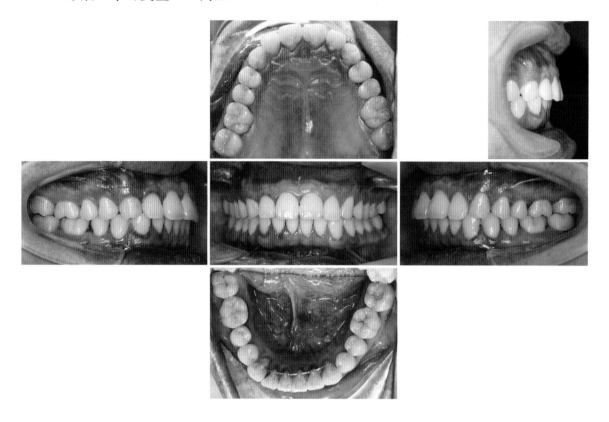

2020.01.04 术后 5 个月复查：颜面照

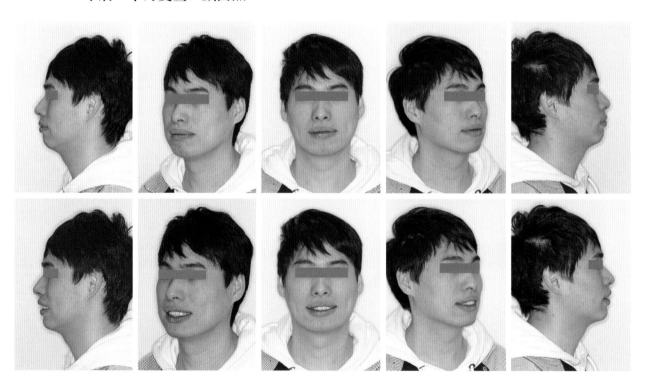

矫治体会

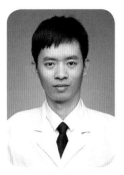

主诊医生：卢仲仁

1. 全同步带状弓矫治弓丝在垂直向上控制优良，能快速打开咬合。

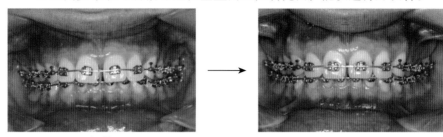

初装　　　　　　　　　　　　　　　　　　2个月

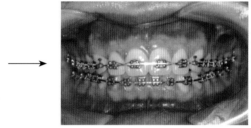

5个月

2. 上切牙轴控制良好，实现了"自动转矩"。

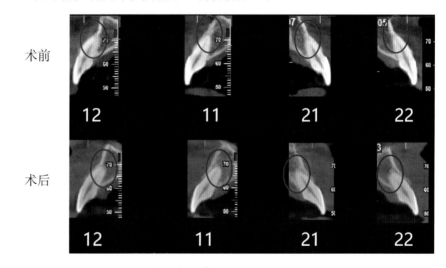

术前

术后

3. 因唇系带纤维粗壮，附着过低，建议早期关闭间隙后及时行系带成形术，手术关键是牙间纤维组织的切除。因大多数有复发趋势，建议再加嵴上韧带环切术。

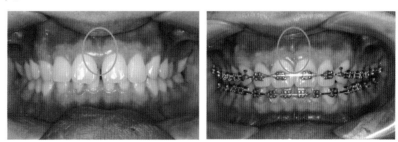

4. 为防前牙间隙复发，建议舌侧丝粘接固定长期保持。为防止舌侧丝粘接失败，可再加透明压模保持器，双重保持。

专家点评

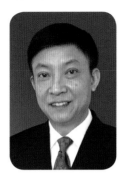

点评专家：杨四维

点评：

　　该病例为一例磨牙安氏Ⅰ类伴轻度骨性Ⅱ类的30岁成年男性患者，上前牙略前突伴少量牙列间隙，前牙Ⅱ度深覆𬌗的病例。经治医生通过检查分析和诊断，提出了3个治疗方案并最终选择方案三：拔除48后选用全同步带状弓技术矫治器Ⅱ类托槽。通过整平上下牙弓打开咬合，利用带状弓性能有效地控制上前牙根舌向转矩，使用Ⅱ类牵引内收上前牙关闭散在间隙，最终建立了较好的前牙覆盖与覆𬌗。同时，也较好地保持了磨牙Ⅰ类咬合关系。

　　该矫治病例可圈可点之处：

　　（1）患者的资料收集完整，分析仔细，诊断正确。

　　（2）矫治方案可行；选用的带状弓矫治器适配。

　　（3）深覆𬌗及深覆盖矫治效果好。

　　（4）对矫治前后进行了较全面的效果比较分析，矫治体会的总结归纳到位。

建议：

　　（1）该矫治病例尖牙托槽定位的精准度尚可提高。

　　（2）下牙弓整平后下前牙前倾的控制可以改进。

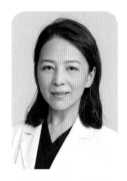

点评专家：郭泾

点评：

　　该病例为骨性Ⅱ类（下颌后缩）、趋于水平生长型并伴随前牙散在间隙，此类病例的正畸目标除了改善咬合、面型之外不能忽略关节间隙、髁突位置和上气道大小等。

　　方案设计选择不拔牙矫正是理智的。作为突破性的新一代直丝弓矫治技术，全同步带状弓系统对牙齿三维控制具有一定优势。该病例运用这个特点对前牙转矩的控制成效显著；治疗时间也大大缩短。

建议：

　　（1）下切牙唇倾虽然利于前牙覆𬌗、覆盖的改善，但对颏部的美学有碍。

　　（2）纵𬌗曲线的控制仍可优化。

　　（3）建议对横𬌗曲线、颞下颌关节的结构进行评估，会让该病例的展示变得更有意义。

病例 2
安氏 I 类、双颌前突病例一例

主诊医生　　束红蕾　福州舒蕊口腔

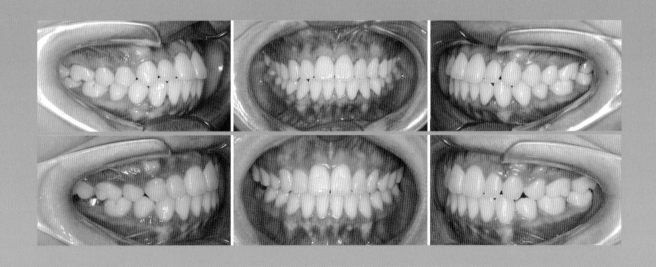

检查分析

患者：女，22 岁。
主诉：牙突、嘴突求治。
现病史：无特殊。
家族史：无。

2016.12.06 初诊：颜面照

· 侧貌突，上下唇前突。

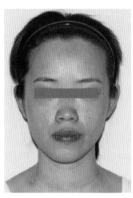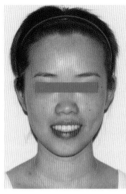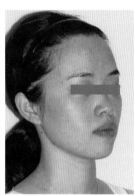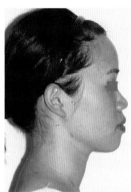

2016.12.06 初诊：口内照

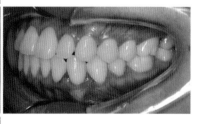
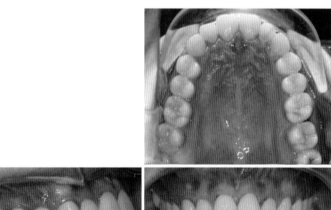
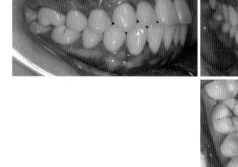

2016.12.06 初诊：全口曲面体层片

· 38、48 已在外院拔除，47 根管治疗欠完善。

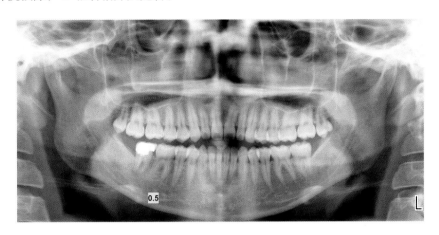

2016.12.06 初诊：X 线侧位片描绘图及头影测量数据分析

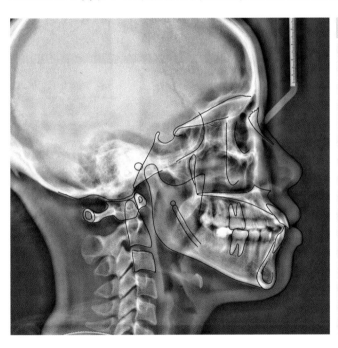

测量指标	测量值	分析
SNA（°）	81.8	
SNB（°）	81.4	
ANB（°）	0.4	骨性Ⅰ类
MP-FH（°）	26.0	均角型
NP-FH（°）	91.0	
U1-NA（°）	31.5	上前牙唇倾
U1-NA（mm）	8.5	
L1-NB（°）	32	
L1-NB（mm）	7.8	
U1-L1（°）	113.0	上下前牙前突
U1-SN（°）	119.5	
L1-MP（°）	92.3	
鼻唇角（°）	85	
Z角（°）	66.7	侧貌突

模型分析

Bolton 指数：前牙比 81.3%（78.8% ± 1.72）。
全牙比 93.4%（91.5% ± 1.51）。
前牙比偏大。

拥挤度：上颌 0mm；下颌 0.3mm。

Spee 曲线：3mm。

◉ 诊断设计

问题列表

    1. 牙齿：上下牙弓前突。

    2. 软组织：侧貌突，上下唇前突。

诊断

    1. 面型：凸面型。

    2. 骨型：骨性Ⅰ类。

    3. 牙型：安氏Ⅰ类；双牙弓前突。

    其他：47 慢性根尖周炎。

矫治计划

    1. 采用全同步带状弓矫治技术。

    2. 拔除 14、24、34、44。

    3. 内收上下前牙，改善侧貌。

    4. 47 完善根管治疗。

◉ 矫治过程

2016.12.06 初诊

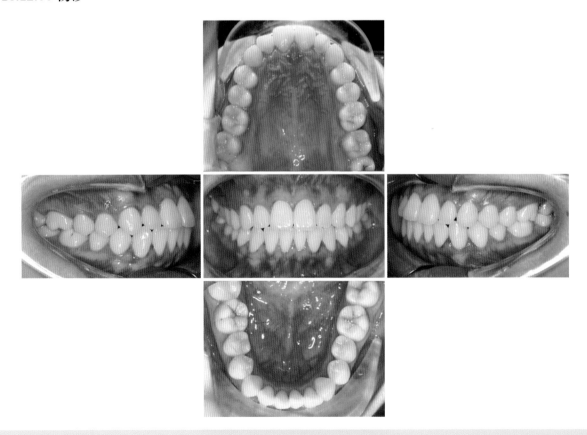

2016.12.16 初装

·上下颌均使用 0.025 英寸 × 0.017 英寸的超弹镍钛带状弓丝。

·上下颌内牵引，3/8 橡皮圈（3.5 盎司）。

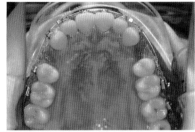

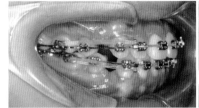 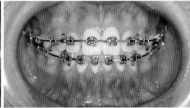 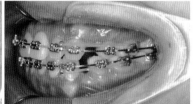

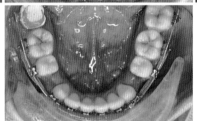

2017.03.08 复诊（3 个月）

·上下颌更换 0.025 英寸 × 0.017 英寸的不锈钢带状弓丝。

·上下颌内牵引，使用 3/8 橡皮圈（3.5 盎司）。

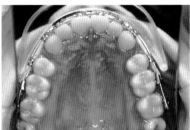

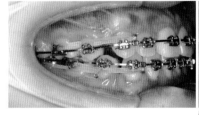 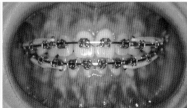 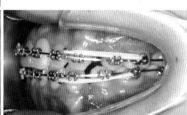

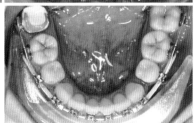

2017.03.08 复诊（3 个月）：颜面照

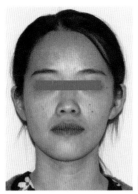 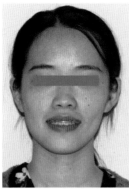 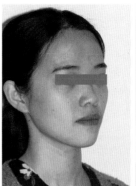 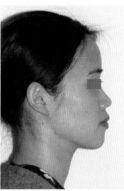

2017.06.23 复诊（6 个月）

· 无"过山车效应"发生。
· 维持在浅覆𬌗、浅覆盖。

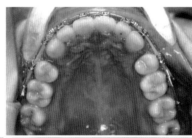

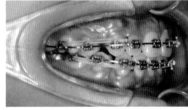 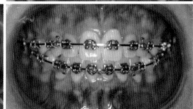 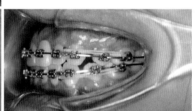

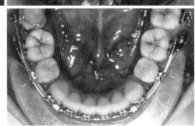

2017.09.22 复诊（9 个月）

· 上下颌更换 0.025 英寸 ×0.017
英寸的不锈钢带状弓丝。

· 上下颌内牵引，使用 3/8 橡皮圈
（3.5 盎司）。

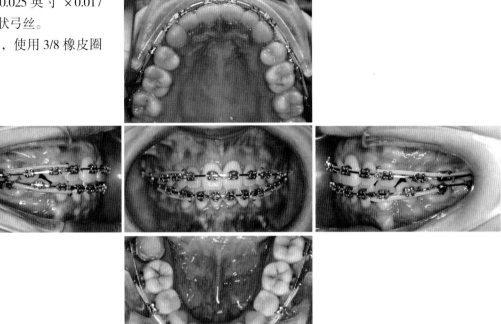

2018.02.19 结束（14 个月）：口内照

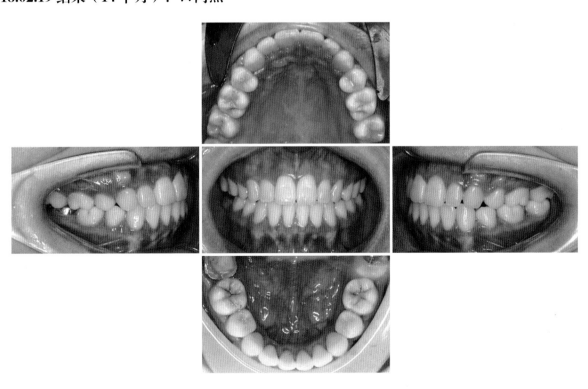

2018.02.19 结束（14个月）：颜面照

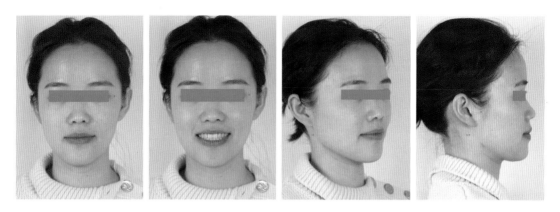

X线牙位图

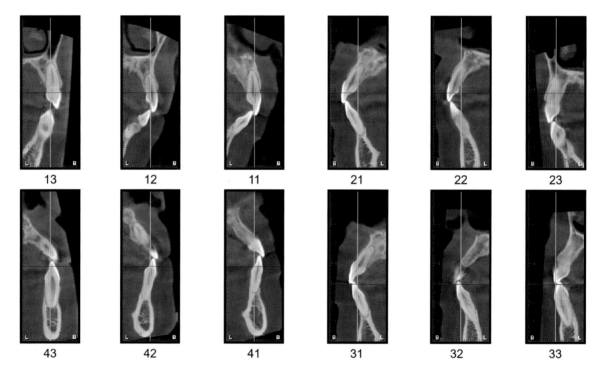

| 13 | 12 | 11 | 21 | 22 | 23 |

| 43 | 42 | 41 | 31 | 32 | 33 |

结束时右侧   结束时左侧

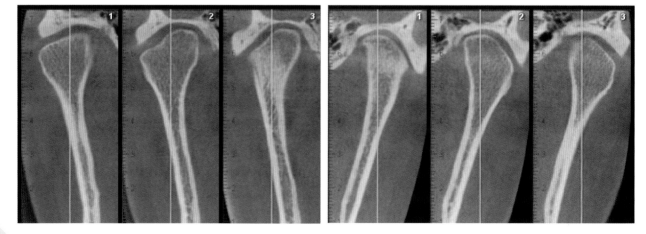

结束时右侧　　　　　　　　结束时左侧

2019.08.17 结束后 1 年半

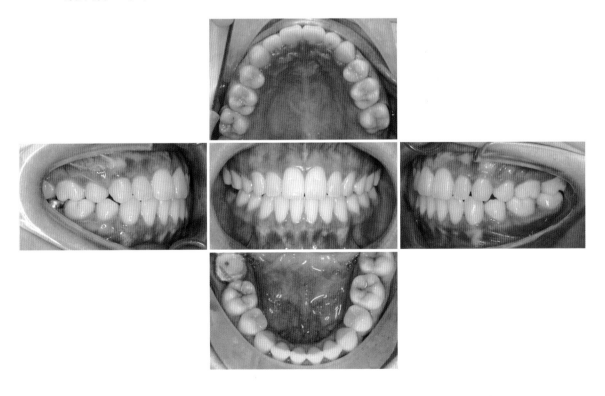

2019.08.17 结束后 1 年半：颜面照

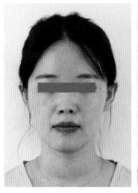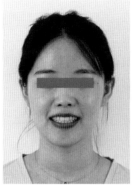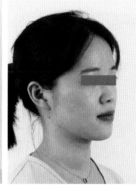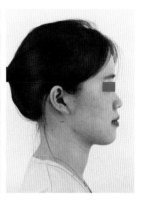

术前、术中、术后及术后 1 年半颜面照对比

2016.12.06 术前	2017.03.08 术中	2018.02.19 术后	术后 1 年半

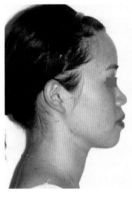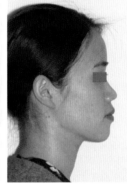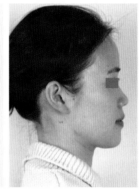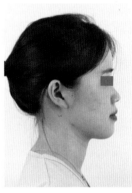

2016.12.06 术前	2017.03.08 术中	2018.02.19 术后	术后 1 年半

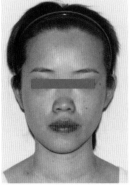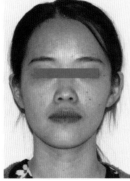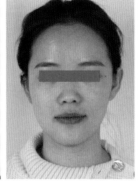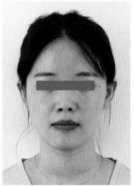

术前、术后、术后 1 年半 X 线侧位片描绘图对比

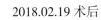

2016.12.06 术前	2018.02.19 术后	术后 1 年半
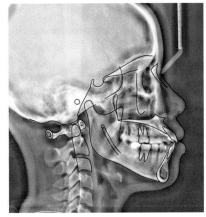	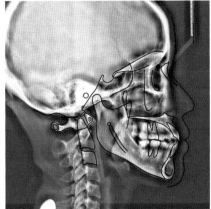	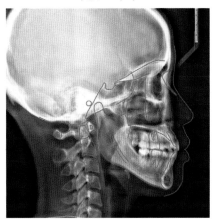

术前、术后、术后 1 年半头影测量数据分析对比

		测量指标	正常范围	均值	术前	术后	术后 1 年半	治疗前后对比的结果
骨组织及面高	矢状向	SNA（°）	78.8~86.8	82.8	81.8	81.6	81.2	
		SNB（°）	76.2~84.0	80.1	81.4	81.1	80.7	
		ANB（°）	0.7~4.7	2.7	0.4	0.5	0.5	
		面角（°）	81.7~89.1	85.4	91.0	89.3	89.4	
	垂直向	MP-FH（°）	23~33	28	26	26.6	26.5	垂直向无升高
		MP-SN（°）	27.3~37.7	32.5	36.9	36.0	36.5	
		PP-MP（°）	17~25	21	27.9	26.61	25.4	
牙及牙槽		U1-SN（°）	99.4~112	105.7	119.5	107.8	108.0	上前牙突度正常
		U1-NA（°）	17.1~28.5	22.8	31.5	27.3	27.5	
		U1-NA（mm）	2.7~7.5	5.1	8.5	6.8	7.8	
		L1-NB（°）	24.5~36.1	30.3	32.1	25.16	23.41	
		L1-NB（mm）	4.6~8.8	6.7	7.8	4.2	4.6	
		U1-L1（°）	116.0~132.4	124.2	113.4	128.26	129.54	上下前牙的夹角正常
		L1-MP（°）	90~93	90	92.3	86.52	84.64	
		FMIA（°）	48.8~61	55	59.08	66.84	68.18	
软组织		鼻唇角（°）	90~110	100	88.7	96.8	96.0	软组织侧貌改善良好
		Z角（°）	70~80	75	66.48	75.6	76.0	

术前、术后侧位描绘重叠图对比

术前 ———
术后 ———

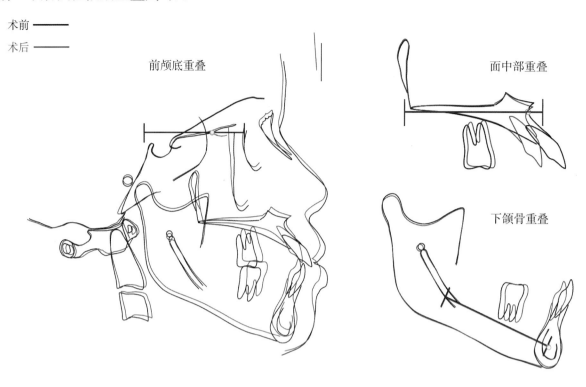

前颅底重叠

面中部重叠

下颌骨重叠

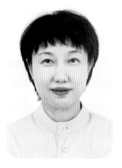

主诊医生：束红蕾

矫治体会

体会 1：第一时间的牵引，保护支抗磨牙

全同步带状弓技术一开始使用的 0.022 英寸 ×0.016 英寸或 0.025 英寸 ×0.017 英寸的超弹镍钛带状弓丝在垂直向和矢状向提供稳定的结构，第一时间开始牵引，防止支抗磨牙向前漂移，最大限度利用拔牙间隙内收前牙，该病例是强支抗需求，未使用支抗钉，就达到了非常好的内收效果，说明了带状弓技术对支抗磨牙具有良好的保护。

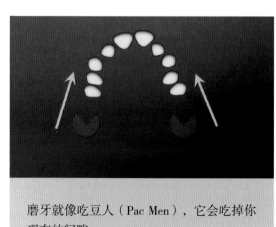

磨牙就像吃豆人（Pac Men），它会吃掉你现有的间隙。

体会2：良好的打开咬合的效果

成品弓丝预置的摇椅曲和牵引力的配合，可以很好地控制内收时"过山车效应"的发生，同时全同步带状弓良好的打开咬合的作用，在内收的过程中，不断打开咬合，上牙弓受到的最后的合力是向上向后的，下牙弓受到是向下向后的力，使得上下颌的内收相互无干扰。

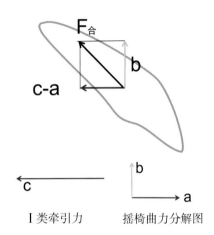

Ⅰ类牵引力　　　　摇椅曲力分解图

体会3：全同步带状弓技术不导致垂直向升高

全同步带状弓常规使用的摇椅曲，会引起前牙区的唇倾斜、后牙直立、前磨牙升高，前磨牙升高也是后牙升高，但是镍钛的带状弓垂直向的分力只有约20g，天然的咬合力可以对抗前磨牙的升高。

Ⅱ类牵引通常会引起上前牙的舌倾、磨牙的升高，如果能控制Ⅱ类牵引力量在100g以内，垂直向分力在20g，不会发生磨牙升高、上前牙舌倾。

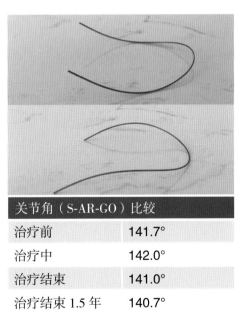

关节角（S-AR-GO）比较	
治疗前	141.7°
治疗中	142.0°
治疗结束	141.0°
治疗结束1.5年	140.7°

体会4：以内收为主的排齐，整平打开咬合，自动转矩的全同步技术

传统的方丝立起成带状弓丝的同时，它在垂直向更有利于打开咬合，矢状向早期可以进行牵引，颊舌向的弹性更加良好，有利于排齐，自动转矩的作用可以防止前牙内收时，过度的舌倾及转矩的丢失。

专家点评

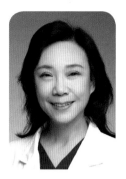

点评专家：张晓蓉

点评：

该病例诊断明确，为安氏骨性Ⅰ类，均角，双颌前突错𬌗畸形，常规拔除四颗前磨牙，较好地运用全同步带状弓丝在垂直向和矢状向提供的稳定结构，对支抗磨牙起到良好的保护作用。

病例未使用支抗钉，上下颌强支抗内收上下前牙，改善侧貌，取得了非常好的治疗效果。同时，成品弓丝预置的摇椅曲和牵引力的配合，很好地实现了整平和打开咬合，上下前牙内收时转矩也得到了控制。该病例达到了以内收为主，排齐、整平、打开咬合、自动转矩全同步进行的高效呈现。

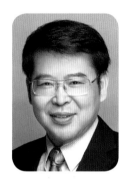

点评专家：李志华

点评：

全同步带状弓技术的托槽及预成弓丝，与普通方丝弓或直丝弓技术存在很大的不同。矫治初期即使用预制"摇椅型"的、有弹性的超弹镍钛带状弓丝（如0.022×0.016英寸或0.025×0.017英寸）获得较好的垂直向控制效果，同时可以利用弹性牵引进行牙列矢状向的控制来实现所谓的"全同步"效果，对一些轻、中度青少年Ⅱ类深覆𬌗病例有较好的矫治效能。

该病例主要问题是双牙弓前突导致凸面畸形，属于中等治疗难度。主诊医生应用全同步带状弓矫治技术，治疗方案设计拔除四颗前磨牙，在没有使用种植钉支抗而仅采用颌内支抗的前提下内收上下前牙，14个月完成矫治，并且完成质量非常高，取得良好的矫治效果。通过矫治建立Ⅰ类磨牙及尖牙关系，患者侧貌改善明显，关键是前牙咬合关系及唇齿关系控制得非常到位，上下前牙的转矩也表达得非常好。作为一名从事正畸临床工作仅6年的医生来讲，的确难能可贵，这也间接表明该医生具备了较强的病例驾驭能力，能够较熟练地运用全同步带状弓技术完成有较高技术要求的临床病例。

病例 3
安氏Ⅰ类、骨性Ⅱ类病例一例

主诊医生　　陈有俊　乌鲁木齐颜颌美口腔门诊

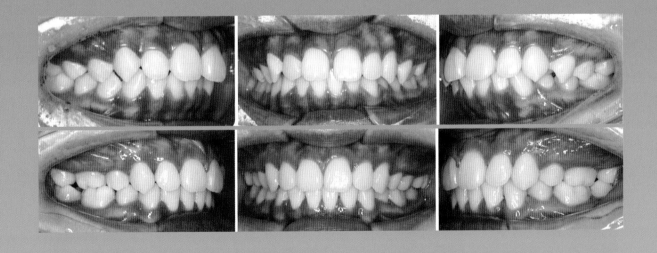

🦷 检查分析

患者：女，12岁。

出生日期：2003年4月12日。

主诉：嘴突，前牙有缝，牙齿不齐，要求矫治。

口腔医学病史：无。

家族史：无。

不良习惯：无。

正畸治疗史：无。

2015.11.18 初诊：颜面照

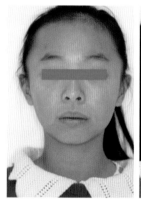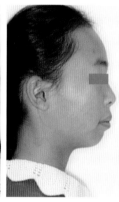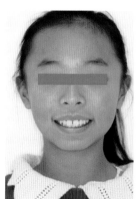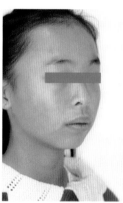

2015.11.18 初诊：口内照

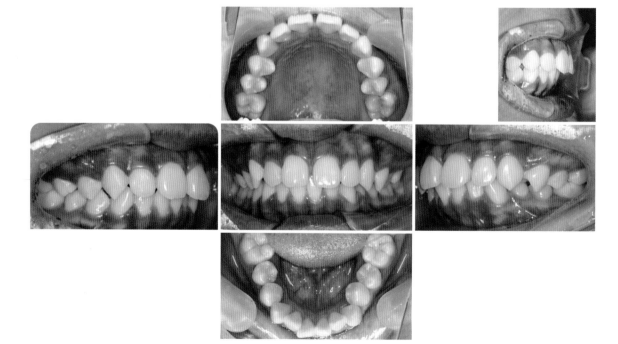

2015.11.18 初诊：患者与亲属颜面照对比

右侧 60° 闭唇　　　　　　　　　　右侧 90° 闭唇

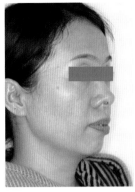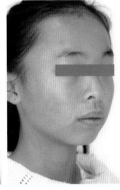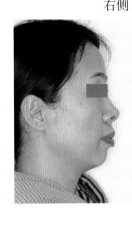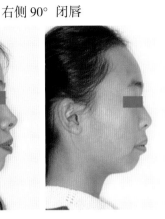

2015.11.18 初诊：患者颜面检查

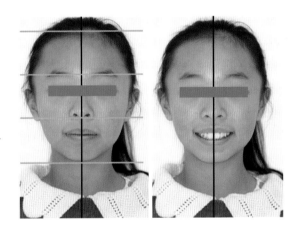

正面分析

·闭唇相　　　　　　　　　　·微笑相

正面型：均面型。　　　　　上牙弓中线：无偏斜。

对称性：基本对称。　　　　牙龈暴露量：无露龈。

下面高：正常。　　　　　　笑弧：正常。

颏位：居中。

软组织：唇肌、颏肌紧张。

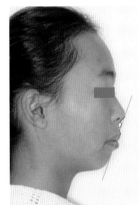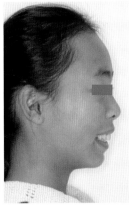

侧面分析

·侧貌　　　　　　　　　　　·功能检查

侧面型：凸面型。　　　　　TMJ：无弹响、无不适感。

鼻唇角：偏大。

唇位：上下唇均位于 E 线前。　·口腔不良习惯

颏位：靠后。　　　　　　　口呼吸：无。

颏唇沟：较浅。

2015.11.18 初诊：口内常规检查

恒牙列：16~26，37~47。

牙列健康检查：无缺损、无龋坏。

11、12 散在间隙。24、33、43 颊向异位扭转。34 舌倾。

口腔健康检查：口腔卫生尚可，牙周状况良好。

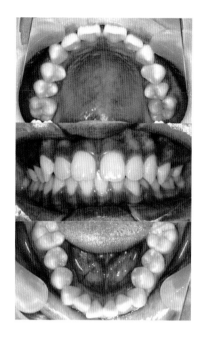

2015.11.18 初诊：全口曲面体层片

牙齿：无多生牙、埋伏牙；17、27、38、48 未萌出；14、24 扭转。

关节：骨皮质连续，未见明显吸收，下颌升支等长。

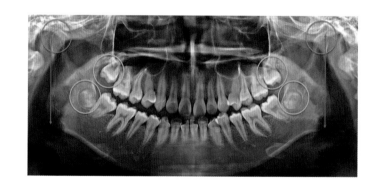

2015.11.18 初诊：气道及颞下颌关节检查

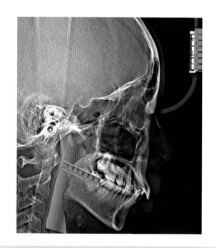

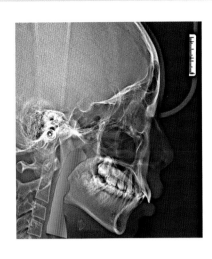

气道

气道略微狭窄，无异常吞咽、口呼吸等口腔不良习惯。

颞下颌关节

开口度、开口型正常、双侧颞下关节无弹响、无疼痛。

生长高峰期

颈椎影像提示正值生长发育期高峰前期。

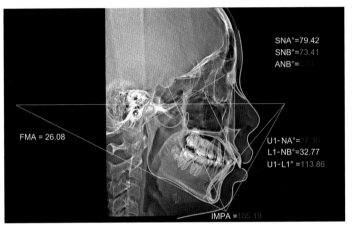

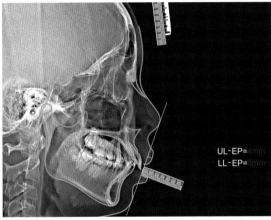

2015.11.18 初诊：X 线侧位片及头影测量数据分析

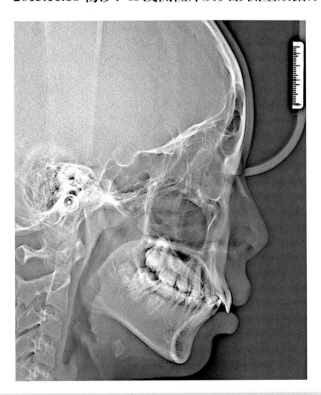

测量指标	恒牙期	术前
SNA（°）	82.8 ± 4.0	79.42
SNB（°）	80.1 ± 3.9	73.41
ANB（°）	2.7 ± 2.0	6.01
NP-FH（°）	85.4 ± 3.7	80.63
NA-PA（°）	6.0 ± 4.4	16.94
U1-NA（mm）	5.1 ± 2.4	9.3
U1-NA（°）	22.8 ± 5.7	27.36
L1-NB（mm）	6.7 ± 2.1	7.5
L1-NB（°）	30.3 ± 5.8	32.77
U1-L1（°）	125.4 ± 7.9	113.86
U1-SN（°）	105.7 ± 6.3	106.78
MP-SN（°）	32.5 ± 5.2	34.17
FH-MP（°）	31.1 ± 5.6	26.08
L1-MP（°）	92.6 ± 7.0	105.19
Y 轴角（°）	66.3 ± 7.1	67.55
PO-NB（mm）	1.0 ± 1.5	1.7

矫治过程一

2016.01 功能性矫治：中位头帽牵引肌激动器一年

正面　　　　　　右侧 45°　　　　　右侧 90°

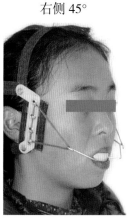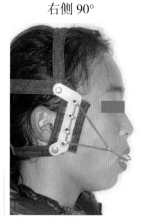

2016.07.19 功能性矫治复诊

正面闭唇　　　　正面微笑　　　　右侧 60° 闭唇　　　　右侧 90° 闭唇

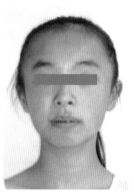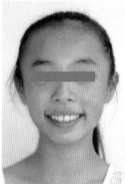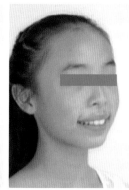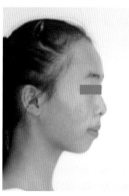

2017.02.04 功能性矫治复诊

正面放松　　　　正面微笑　　　　右侧 60° 放松　　　　右侧 90° 放松

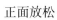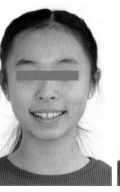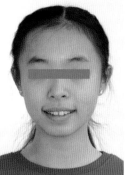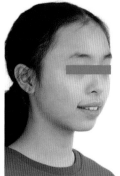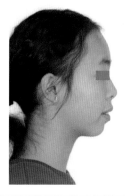

功能性矫治：术前、术后 X 线侧位片对比

术前

术后

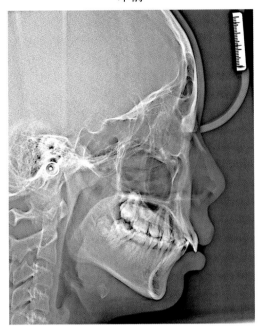
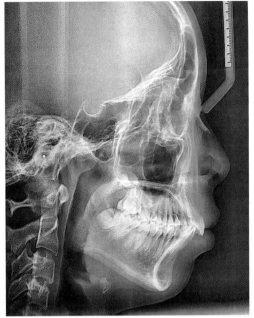

术前

术后

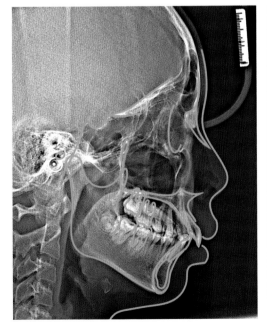
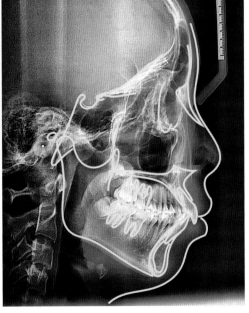

术前	术后

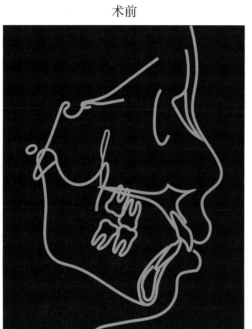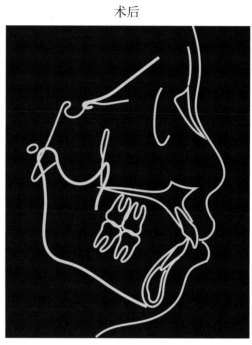

功能性矫治：术前、术后头影测量数据分析对比

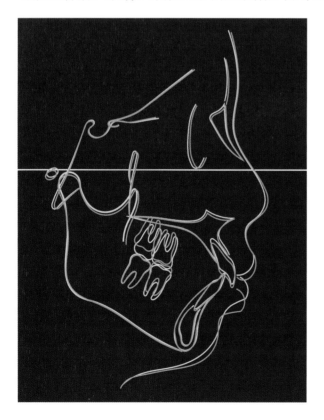

测量指标	恒牙期	术前	功能性矫治后
SNA（°）	82.8 ± 4.0	79.42	81.18
SNB（°）	80.1 ± 3.9	73.41	75.15
ANB（°）	2.7 ± 2.0	6.01	6.03
NP-FH（°）	85.4 ± 3.7	80.63	81.86
NA-PA（°）	6.0 ± 4.4	16.94	17.61
U1-NA（mm）	5.1 ± 2.4	9.3	5.2
U1-NA（°）	22.8 ± 5.7	27.36	26.77
L1-NB（mm）	6.7 ± 2.1	7.5	8.9
L1-NB（°）	30.3 ± 5.8	32.77	37.82
U1-L1（°）	125.4 ± 7.9	113.86	109.38
U1-SN（°）	105.7 ± 6.3	106.78	107.96
MP-SN（°）	32.5 ± 5.2	34.17	34.71
FH-MP（°）	31.1 ± 5.6	26.08	26.92
L1-MP（°）	92.6 ± 7.0	105.19	107.96
Y轴角（°）	66.3 ± 7.1	67.55	67.16
PO-NB（mm）	1.0 ± 1.5	1.7	2.1

功能性矫治器结束小结

·从头影测量结果显示，未能达到功能性矫治器预期矫正效果，即计划拔牙矫正。

功能性矫治：术前、术后气道对比

术前   术后

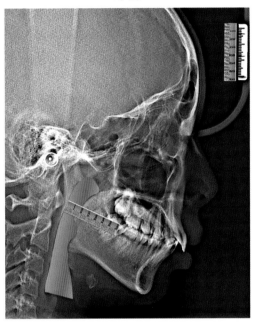 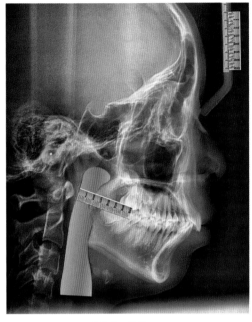

后气道间隙（PAS）：7.3mm   PAS：8.5mm

功能性矫治：X 线头影测量数据分析

测量指标	恒牙期	功能性矫治后
SNA（°）	82.8 ± 4.0	81.18
SNB（°）	80.1 ± 3.9	75.15
ANB（°）	2.7 ± 2.0	6.03
NP-FH（°）	85.4 ± 3.7	81.86
NA-PA（°）	6.0 ± 4.4	17.61
U1-NA（mm）	5.1 ± 2.4	5.2
U1-NA（°）	22.8 ± 5.7	26.77
L1-NB（mm）	6.7 ± 2.1	8.9
L1-NB（°）	30.3 ± 5.8	37.82
U1-L1（°）	125.4 ± 7.9	109.38
U1-SN（°）	105.7 ± 6.3	107.96
MP-SN（°）	32.5 ± 5.2	34.71
FH-MP（°）	29.72 ± 5.6	26.92
L1-MP（°）	92.6 ± 7.0	107.96
Y 轴角（°）	66.3 ± 7.1	67.16
PO-NB（mm）	1.0 ± 1.5	2.1

·颌骨关系：Ⅱ类骨型。
                 下颌后缩。

·垂直骨面型：均角型。

·牙位分析：上下前牙唇倾。

已过生长发育高峰期。

2017.02.04 复诊：模型分析

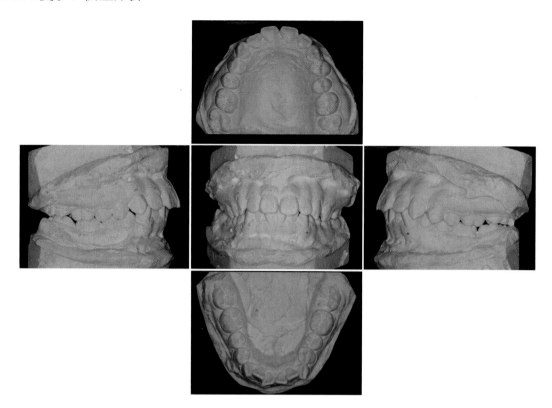

诊断设计

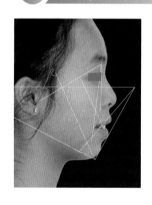

诊断

1. 面型：凸面型。
2. 骨型：骨性 II 类（下颌后缩）。
   均角型。
3. 牙型：安氏 I 类。
   前牙唇倾。

问题列表

1. 面型：凸面畸形。
2. 牙列：下前牙轻度拥挤，上下前牙唇倾。
3. 矢状向：两侧尖牙 II 类、前牙深覆盖。
4. 水平向：无明显宽度不调。
5. 垂直向：下颌前牙升长。
6. 中线：正常。

治疗目标

1. 面型：改善凸面畸形。
2. 牙列：排齐整平牙列。
3. 矢状向：内收前牙，建立磨牙尖牙中性关系及正常覆盖关系。
4. 水平向：维持牙弓形态。
5. 垂直向：压低下前牙。
6. 中线：正常。

治疗计划

1. 拔除 14、24、34、44，充分内收上下前牙，改善侧貌。
2. 使用全同步带状弓矫治技术排齐整平牙列，同时关闭间隙。
3. 牵引过程中注意使用轻力。
   关闭间隙过程中，建立磨牙、尖牙中性关系及前牙正常覆𬌗、覆盖关系。

矫治过程二

2017.02.04 复诊

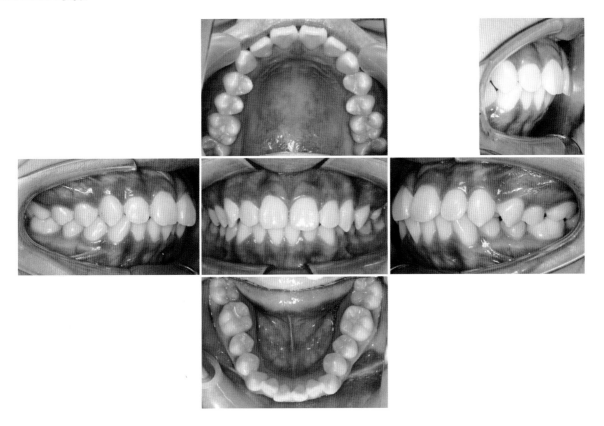

2017.02.04 复诊：VTO

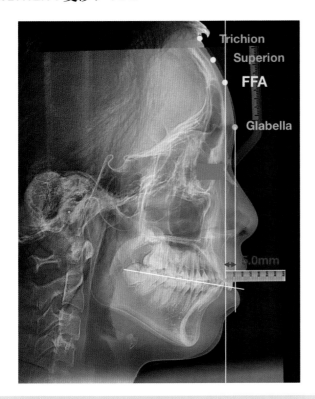

· 上颌：
减数获得间隙 14mm，上颌拥挤度 0，前牙内收 5mm，需要 10mm 间隙，剩余 4mm 间隙，通过双侧磨牙前移关闭。

· 下颌：
减数获得间隙 14mm，下颌拥挤度为 4mm，前牙内收了 3mm，需要 6mm 间隙，剩余 4mm 间隙，通过双侧磨牙前移关闭。

2017.02.19 复诊

·上下颌使用 0.022 英寸 ×0.016 英寸热激活带状弓丝，即刻Ⅱ类牵引（力量 60~80g）。

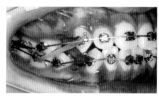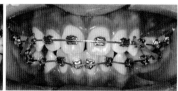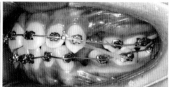

2017.03.29 复诊

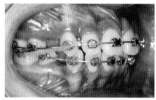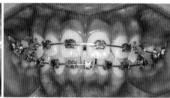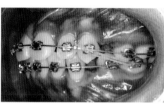

2017.05.05 复诊

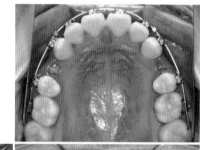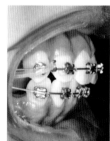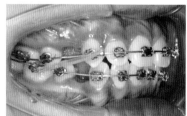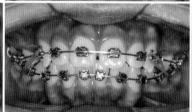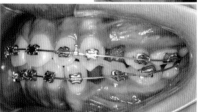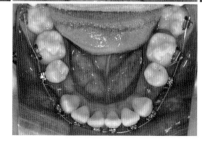

2017.06.21 复诊

· 上下颌更换 0.025 英寸 × 0.017 英寸超弹镍钛带状弓丝。
· Ⅱ类牵引及颌间牵引（力量 60~80g）。

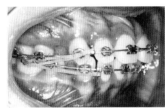 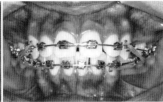 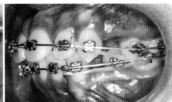 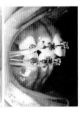

2017.07.17 复诊

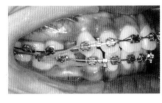 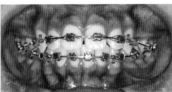 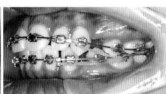 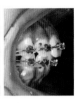

2017.08.18 复诊

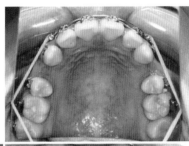 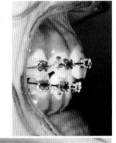

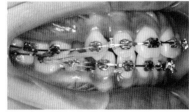 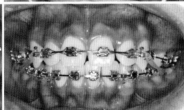 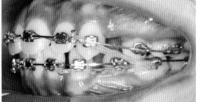

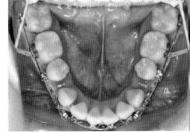

2017.09.11 复诊

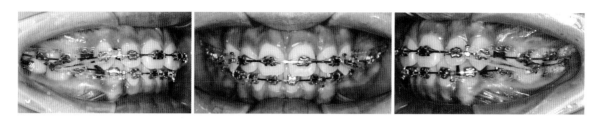

2017.11.13 复诊

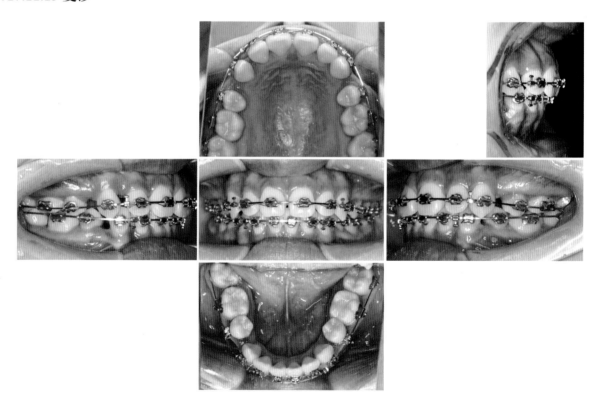

2018.01.07 复诊

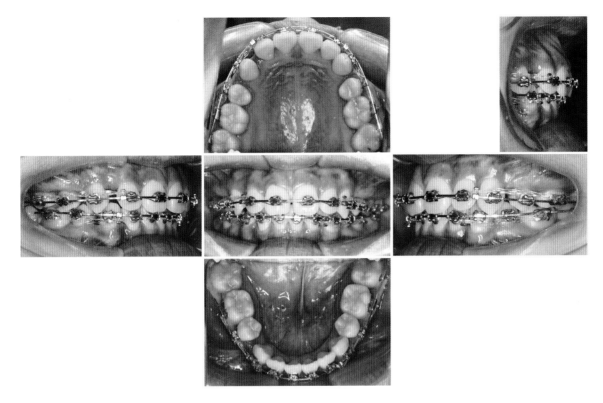

2018.03.27 复诊

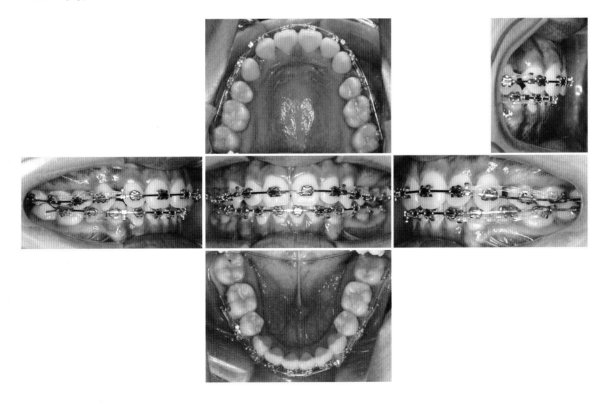

2018.05.20 复诊

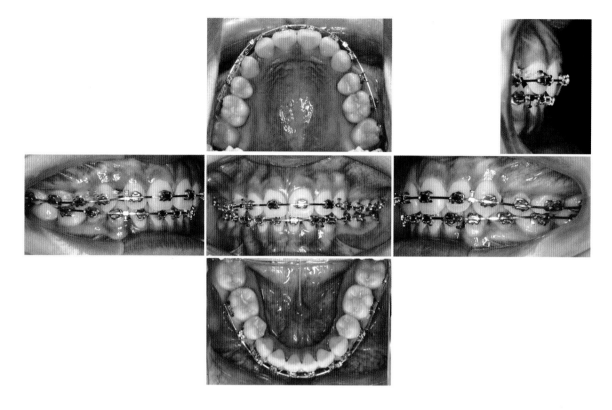

2018.07.04 复诊

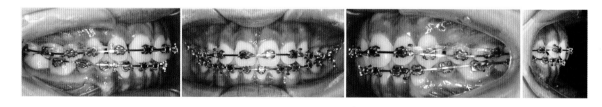

2018.08.15 复诊

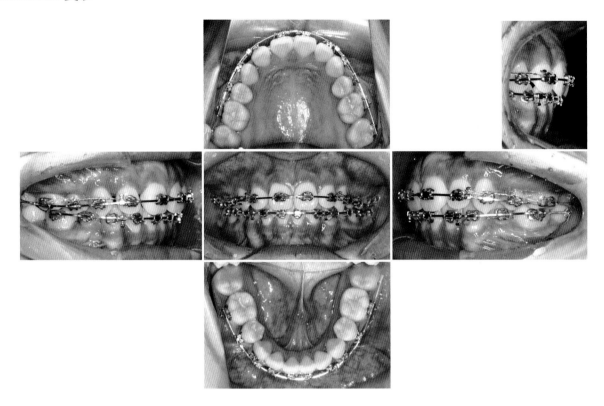

2019.01.23 复诊

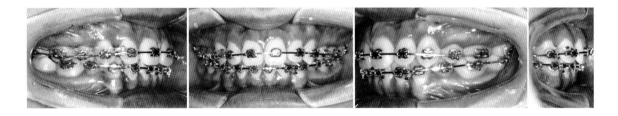

2019.08.07 结束

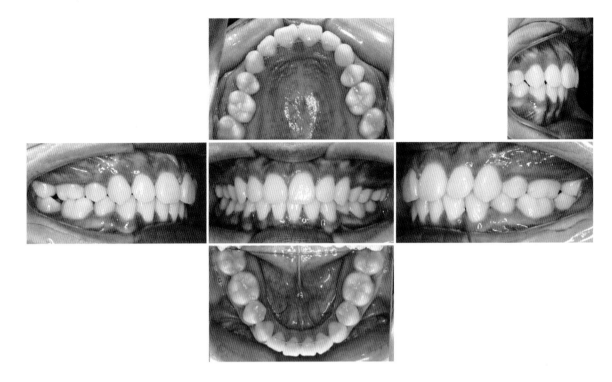

术前、功能性矫治后、固定矫治末期 X 线侧位片对比

| 术前 | 功能性矫治后 | 固定矫治末期 |

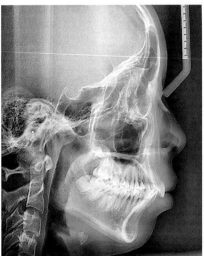

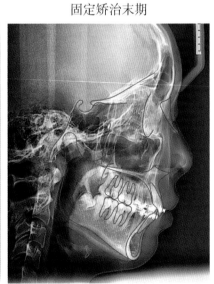

术前、矫治末期 X 线侧位描绘图对比

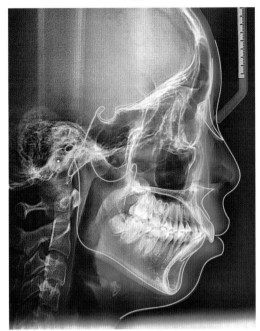

术前

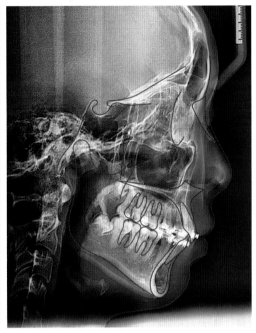

矫治末期

术前、矫治末期 X 线侧位描绘重叠图对比

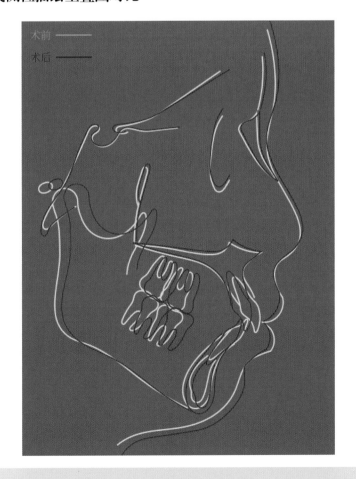

VTO 五项重叠

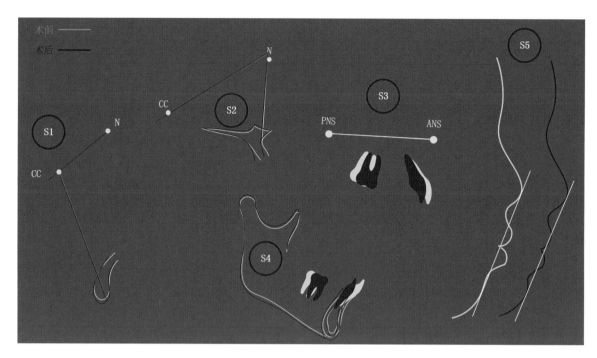

术前、功能性矫治后、固定矫治后头影测量数据对比

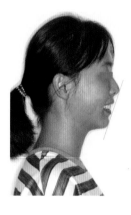

测量指标	恒牙期	术前	功能性矫治后	固定矫治后
SNA（°）	82.8 ± 4.0	79.42	81.18	79.63
SNB（°）	80.1 ± 3.9	73.41	75.15	75.69
ANB（°）	2.7 ± 2.0	6.01	6.03	3.93
NP-FH（°）	85.4 ± 3.7	80.63	81.86	85.50
NA-PA（°）	6.0 ± 4.4	16.94	17.61	8.3
U1-NA（mm）	5.1 ± 2.4	9.3	5.2	2.2
U1-NA（°）	22.8 ± 5.7	27.36	26.77	20.64
L1-NB（mm）	6.7 ± 2.1	7.5	8.9	3.3
L1-NB（°）	30.3 ± 5.8	32.77	37.82	27.94
U1-L1（°）	125.4 ± 7.9	113.86	109.38	127.49
U1-SN（°）	105.7 ± 6.3	106.78	107.96	100.27
MP-SN（°）	32.5 ± 5.2	34.17	34.71	32.52
FH-MP（°）	31.1 ± 5.6	26.08	26.92	22.89
L1-MP（°）	92.6 ± 7.0	105.19	107.96	99.72
Y 轴角（°）	66.3 ± 7.1	67.55	67.16	64.85
PO-NB（mm）	1.0 ± 1.5	1.7	2.1	0.2

2023.08.20 术后复查（保持四年后）

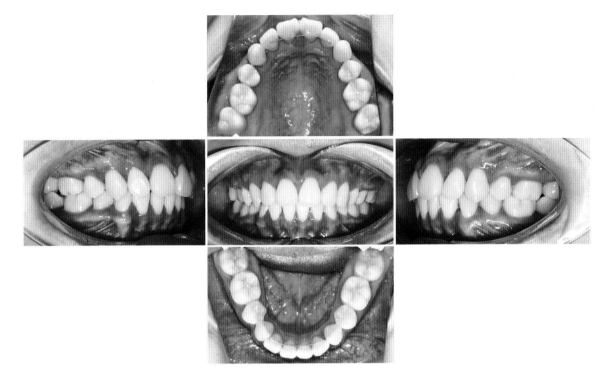

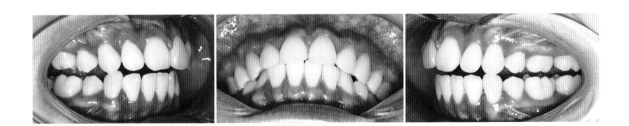

术前、术中、术后、术后复查侧貌对比

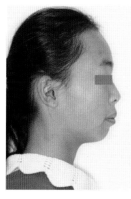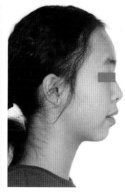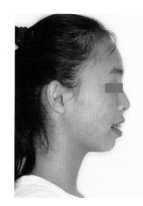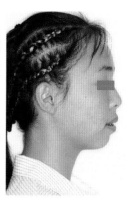

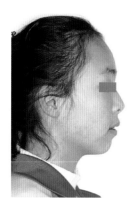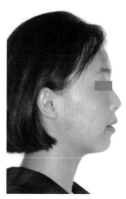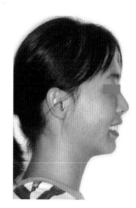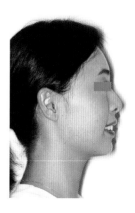

术前　　　　功能治疗后　　　正畸结束　　　正畸结束 4 年后

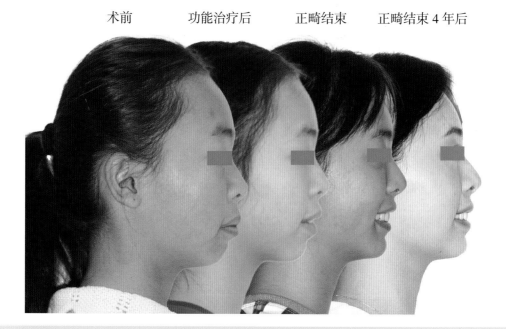

术前、功能性矫治后、固定矫治后口内照对比

2015.11.18 术前

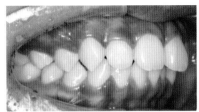 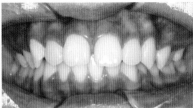 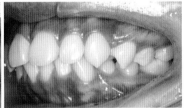

2017.02.04 功能性矫治后

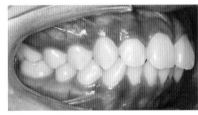 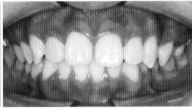 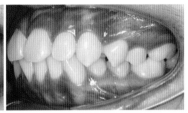

2019.08.07 固定矫治后

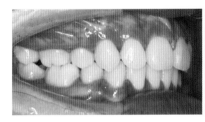 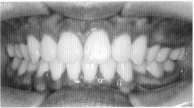 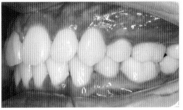

| 2015.11.18 术前 | 2017.02.04 功能性矫治后 | 2019.08.07 固定矫治后 |

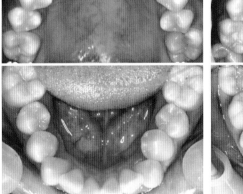 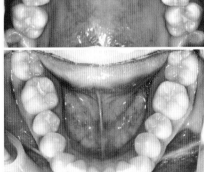 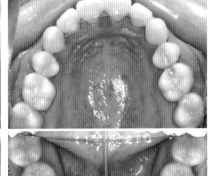

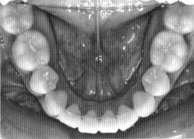

🦷 矫治体会

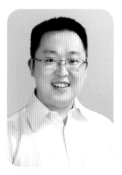

主诊医生：陈有俊

1. 针对有改善面容美观需求的患者，术前软硬组织的评估与沟通很重要。

2. 全同步带状弓矫治器能够在矫治过程中通过对托槽的紧结扎，达到自动转矩的效果，轻微的转矩力量也未造成牙根吸收，更符合健康矫治的理念。

🦷 专家点评

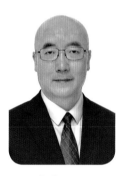

点评专家：张端强

点评：

该病例为骨性Ⅱ类、牙性Ⅰ类的病例，面部侧貌表现为凸面型，由于过了生长发育高峰期，早期的功能性引导效果不佳，甚至会导致Ⅱ类面型更加严重，所以对没有生长发育潜力的患者进行下颌引导要慎重，以免导致牙齿位置的代偿性移动。

对于Ⅰ类咬合关系的前突拥挤病例一般采取对称拔牙的方案，矫正重点在于后牙支抗的控制，以保证前牙的内收量，同时要保持磨牙的中性咬合关系。

从矫正前后头影测量数据对比可以看出，上下前牙都有明显的内收，下颌平面也得到良好的控制，这对面部侧貌的改善起到决定性的作用。

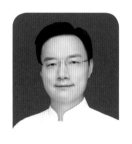

点评专家：武俊杰

点评：

本病例为双期矫治病例，但一期功能矫治效果不佳，可能与矫治开始时间较晚，错过生长高峰期有关。二期采用全同步带状弓行拔牙矫治，检查资料翔实全面，分析及治疗过程规范，治疗明显改善了咬合关系，改善了侧貌。

建议：

（1）该病例在开始二期拔牙矫治时进行了VTO分析，建设广大读者学习并应用，有助于做到心中有数。

（2）该病例有中切牙中缝，建议早期即关闭以利于美观。

（3）治疗前、中、后建议关注牙根长度及颊舌侧骨板厚度，用以指导牙齿安全移动的边界，及时发现牙根吸收情况并采取补救措施。

（4）瑕不掩瑜，本病例堪称全同步带状弓矫治器在骨性Ⅱ类下颌后缩病例中的应用范本，有助于读者理解全同步带状弓技术的优势及应用步骤。

病例 4
安氏Ⅰ类、拥挤拔牙病例一例

主诊医生　　杜秦琴　宜昌咿呀水悦口腔门诊部

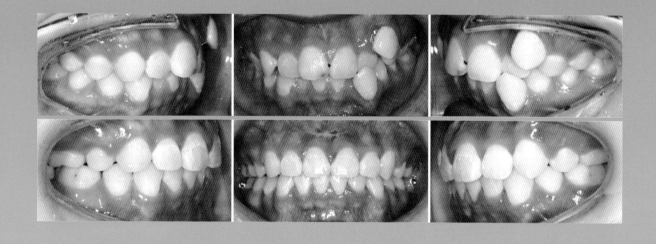

🦷 检查分析

患者：女，14 岁。
主诉：牙齿不齐要求矫正。

2016.08.27 初诊：颜面照

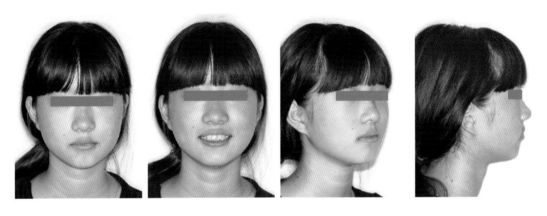

2016.08.27 初诊：口内照

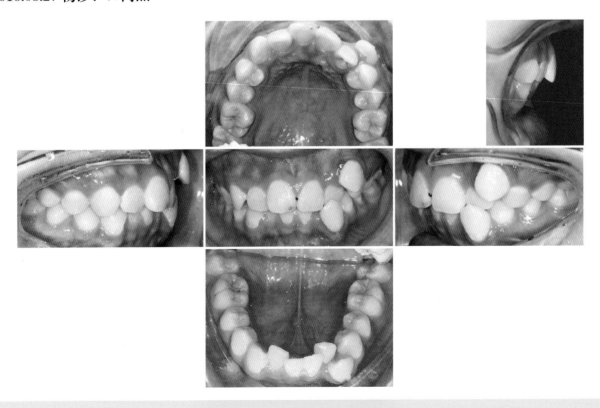

2016.08.27 初诊：全口曲面体层片、X 线侧位片

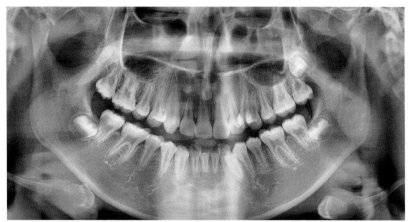 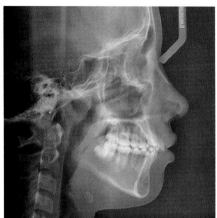

诊断设计

问题列表

1. 牙列拥挤，上颌拥挤约 9mm，下颌拥挤约 9mm。

2. B3 唇侧低位萌出，C3 唇侧低位萌出，C2 舌侧萌出。

3. 前牙覆盖 Ⅱ 度。

4. 直面型。

5. 全景片显示牙齿数目正常，根尖发育未见异常。

6. 腺样体肥大。

7. A1、B2 浅龋。

诊断

安氏 I 类错𬌗畸形，牙列拥挤。

矫治方案

减数矫治，拔除 14、24、34、45，采用全同步带状弓矫治技术。

矫治思路

排齐、整平、内收、转矩同步进行。

🦷 矫治过程

2016.08.27 初诊

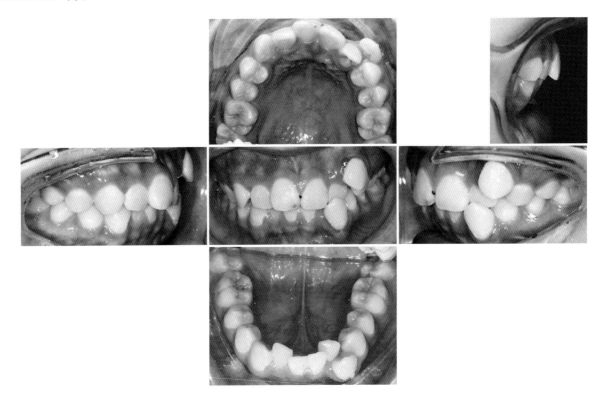

2016.10.01 初装

·上下颌均使用 0.022 英寸 ×0.016
英寸热激活带状弓丝，紧结扎。
·23 悬吊结扎，Ⅱ 类牵引加下颌
颌内牵引，力量约 80g。

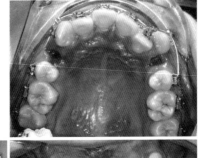

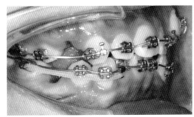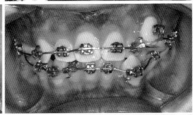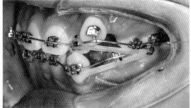

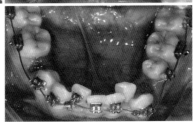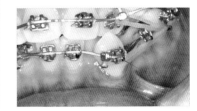

2016.11.12 复诊

· 排齐、整平、内收、转矩同步
进行中。
· 继续 II 类牵引加下颌颌内牵引，
力量约 80g。

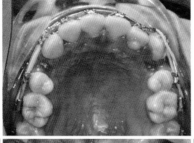
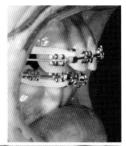

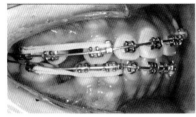
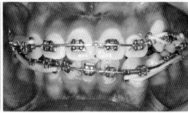
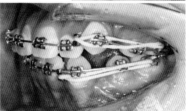

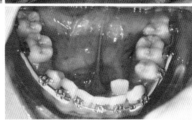

2017.01.08 复诊

· 上颌基本排齐。
· 上下颌拔牙间隙继续关闭中。
· 粘接 32 托槽，悬吊结扎。
· 上颌换 0.025 英寸 × 0.017 英寸不
锈钢带状弓丝。
· 继续 II 类牵引加下颌颌内牵引，
力量约 80g。

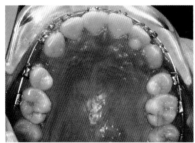
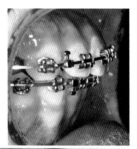

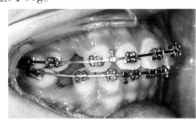
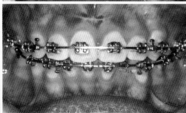
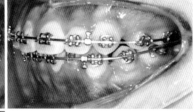

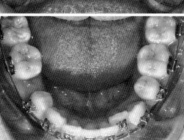

2017.03.19 复诊

· 上颌拔牙间隙左侧 1mm，右侧 3mm。
· 下颌拔牙间隙左侧关闭，右侧 3mm。
· 上下颌内牵引力量约 80g。

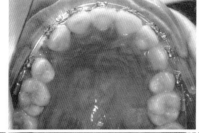
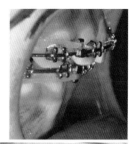
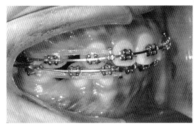
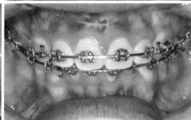
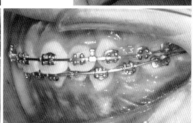
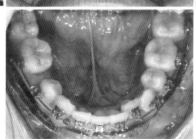

2017.04.23 复诊

· 斜方牵引。
· 调整中线。

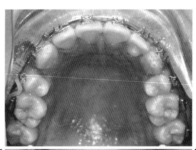
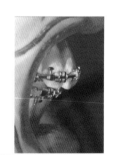
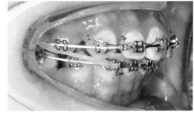
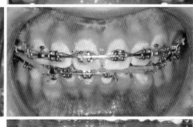
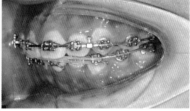
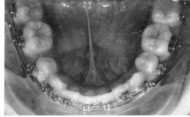

2017.05.30 复诊

· 右下间隙约 2mm。

· 右上间隙约 2.5mm。

· 上颌颌内牵引，右侧力量约
120g。

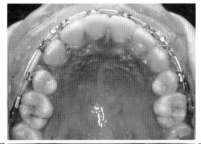
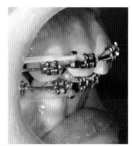
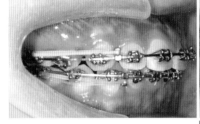
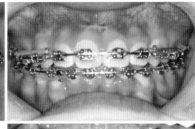
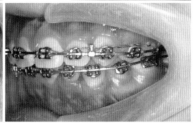
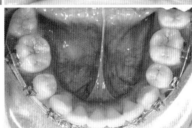

2017.08.19 复诊

· 14 托槽脱落。

· 下颌更换 0.025 英寸 ×0.017 英
寸不锈钢带状弓丝。

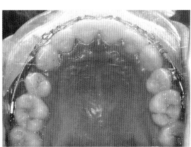
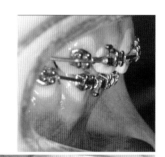
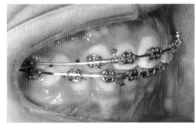
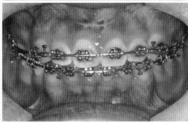
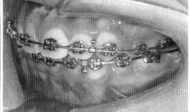
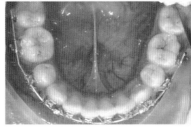

2017.12.29 结束（维持 4 个多月后）

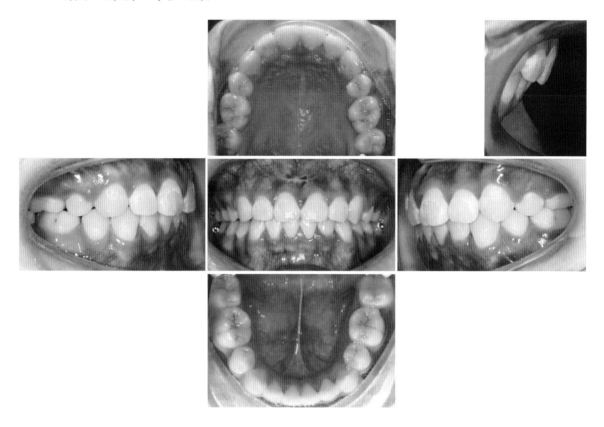

术前、术后全口曲面体层片对比

2016.10.01 术前　　　　　　　　　　　　　　2017.12.29 术后

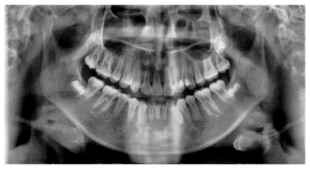

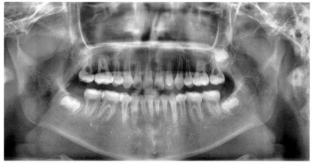

术前、术后 X 线侧位片对比

2016.10.01 术前   2017.12.29 术后

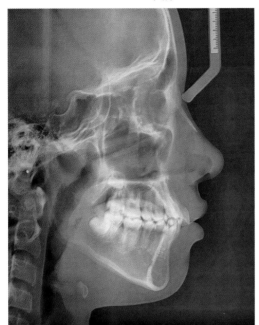 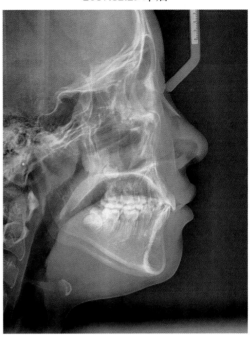

术前、术后口内照对比

2016.10.01 术前

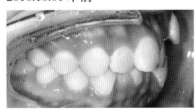 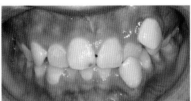 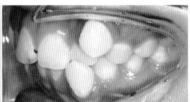

2017.12.29 术后

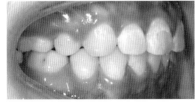 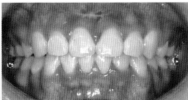 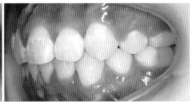

术前、术后颜面照对比

2016.10.01 术前

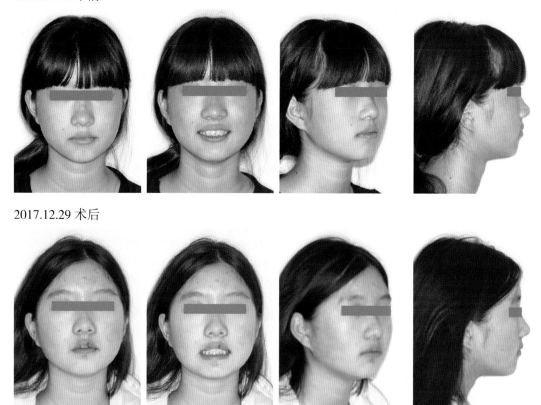

2017.12.29 术后

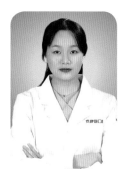

主诊医生：杜秦琴

🦷 矫治体会

1. 对于正畸经验不丰富的医生，使用全同步带状弓矫治技术，会避免很多牙齿移动中不可控性的风险，对于正畸医生常遇到的困扰：转矩、关闭间隙，能够得到更安全的控制。有利于新手对牙齿的控制。

2. 采用全同步带状弓丝保持了𬌗平面的稳定，在垂直向的控制更加安全可靠。为拔牙病例增加了垂直向的支抗需求。

3. 全同步带状弓的结扎讲究紧结扎，从而能够更充分地表达转矩，本病例中的上前牙，突出表现了这一特点。

全同步带状弓技术全程应用轻力，真正做到了牙齿稳定安全的移动，力量控制在正常范围，牙齿移动朝着理想的方向，让支抗丢失的困扰降到最低化。

专家点评

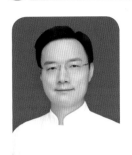

点评专家：武俊杰

点评：

　　该病例完成后，上下牙列排列整齐，咬合关系良好，覆𬌗、覆盖正常，局部反𬌗得以解除。该病例的优点在于所使用的全同步带状弓矫治器具有可以早期牵引的优势，排齐、内收同步进行，缩短矫治时间，并且在关闭间隙时能够有效地控制转矩。

建议：

　　（1）该病例牙齿脱矿风险较大，必须高度重视口腔健康宣教。

　　（2）上前牙有些直立。建议拍摄 CBCT 观察患者的牙根情况及牙槽骨情况。

　　（3）没有具体头影测量数据，建议补充完整。

　　（4）该病例拔除 45 的理由不明确，考虑到上下中线的调整，拔除 4 颗第一前磨牙或能更加有利。

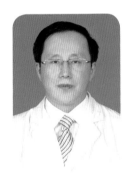

点评专家：鲁明星

点评：

　　该病例通过拔牙很好地解决了牙齿拥挤的问题。口内检查中颜面照及口内照收集较为完整，能够反映患者的基本情况；影像资料收集较为全面，能够较好地观察到患者侧貌情况及全口牙齿情况；问题列表中也较为详细地展现了牙齿及软组织存在的问题。

　　矫治方案及矫治思路较为明确，通过拔除四颗牙齿排齐牙列，使用全同步托槽更加高效地实现了垂直向控制，整个矫治过程全程使用轻力，较好地控制支抗。矫治结束后牙列拥挤问题已完全解决，口内上下颌中线对齐，双侧尖牙及磨牙咬合关系达到中性关系，病例完成度较高。

建议：

　　（1）颞下颌关节的检查逐渐成为正畸治疗前的常规检查，应完善该检查记录。

　　（2）应完善头影测量的具体测量数据，可以更加直观地看清畸形的特征与严重程度；问题列表中若结合头影测量数据列出骨性问题会使病例更加完善。该病例中，牙位描述方式前后文不统一。

　　（3）在矫治设计时需要思考的一点是：选择下颌不对称拔牙的原因够不够明确。矫治过程中发现未粘接 32 托槽时，上下颌口内中线维持较好，32 托槽粘接后，中线发生偏斜，在此时应加强对中线的控制防止此情况的发生，该病例结束时口内上下颌中线对齐，但缺少上下颌中线与面部中线的对比，中线调整应贯穿正畸治疗的始终。

病例 5
安氏 I 类、高角凸面型病例一例

主诊医生　　倪辉　深圳市光明区人民医院

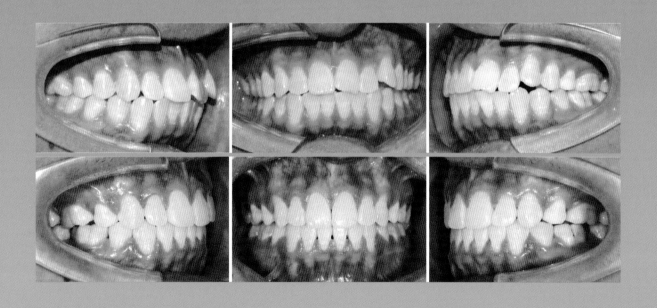

🦷 检查分析

患者：男，17 岁。

主诉：牙齿前突、不齐。

迫切愿望：解决开唇露齿。

既往史：无特殊。

不良习惯：口呼吸。

面部检查：

· 面部左右基本对称，面上、中、下 1/3 比例协调。

· 凸面型，中度开唇露齿。

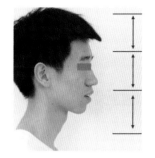

2018.04.30 初诊：颜面照

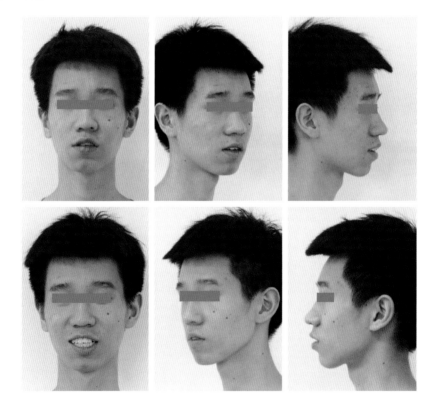

2018.04.30 初诊：口内照

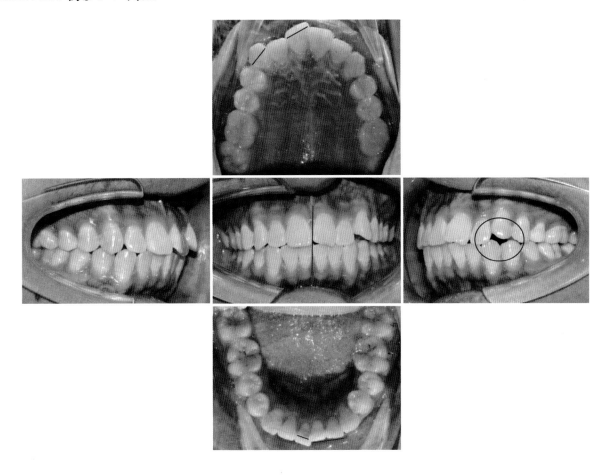

2018.04.30 初诊：口内检查

1. 恒牙期，牙齿数量正常。双侧磨牙、尖牙中性，前牙浅覆殆、浅覆盖，左侧尖牙区局部小开殆。
2. 上下颌牙弓对称、协调。中线居中、对齐。
3. 上下颌轻度拥挤，前牙唇倾。

模型分析

1. 上颌拥挤度：2.0mm。
2. 下颌拥挤度：2.5mm。
3. Bolton 比：75.26%。
4. 全牙比：91.93%。

2018.04.30 初诊：全口曲面体层片（可见阻生）、X 线侧位片

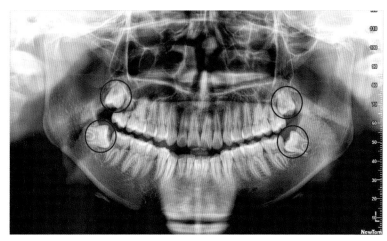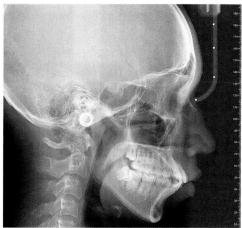

2018.04.30 初诊：头影测量数据分析

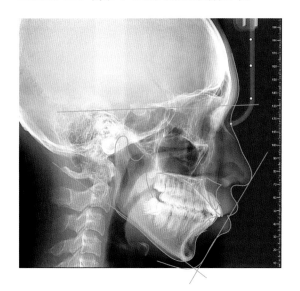

测量指标	参考值	术前
SNA（°）	82.8 ± 4.0	81.8
SNB（°）	80.1 ± 3.9	78
ANB（°）	2.7 ± 2.0	3.7
MP-SN（°）	32.5 ± 5.2	36.7
Pog-NB（mm）	1.0 ± 1.5	0.4
L1-MP（°）	82.6 ± 7.0	103.8
U1-SN（°）	105.7 ± 6.3	121.29
U1-L1（°）	125.4 ± 7.9	97.6
UE-Plane（mm）	−0.46 ± 1.92	2.5
LE-Plane（mm）	1.31 ± 1.92	6.2

◉ 诊断设计

检查汇总

1. 矢状向　磨牙：双侧中性。

　　　　　尖牙：双侧中性。

　　　　　前牙：浅覆盖，上下前牙前突明显。

　　　　　侧貌：凸面型。

2. 横向　　面部：左右对称。

　　　　　中线：上下颌居中对齐。

　　　　　上颌拥挤度：2.0mm。

　　　　　下颌拥挤度：2.5mm。

3. 垂直向　前牙：浅覆殆，左侧尖牙区局部小开殆。

　　　　　Spee 曲线：约 1.5mm。

　　　　　侧貌：高角型。

4. 关节　　关节：无弹响，双侧关节活动度一致。

　　　　　X 线：双侧髁突骨白线清晰光滑完整。

问题列表

1. 上下前牙前突明显。

2. 高角、下颌后旋。

3. 开唇露齿。

诊断

1. 牙性Ⅰ类。

2. 骨性Ⅰ类。

3. 高角。

矫治目标

1. 维持双侧磨牙尖牙Ⅰ类关系。内收上下前牙，改善面部突度，建立正常上下切牙交角。建立正常前牙覆殆、覆盖。

2. 维持前牙高度，减小后牙垂直向高度，促进下颌骨逆时针旋转，改善面部突度，协调面型。

3. 维持上下颌中线，维持上下颌牙弓宽度。

矫治计划

    1. 采用全同步带状弓矫治技术。拔除 14、24、34、44。选择 I 类托槽。

    2. 前期排齐、整平、内收同步进行，后期精细调整，表达转矩。

    3. 矫治结束前，拔除 4 颗第三恒磨牙。

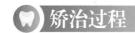 **矫治过程**

2018.04.30 初诊

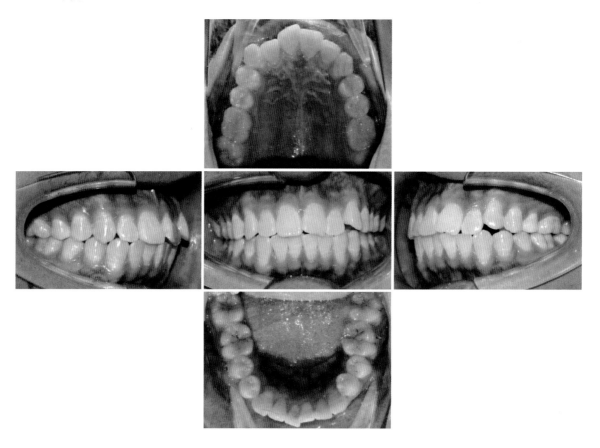

2018.05.13 初装

· 初装全口Ⅰ类全同步带状弓矫治器。

· 上下颌均使用 0.022 英寸 ×0.016 英寸热激活带状弓丝。

· 上下颌双侧颌内牵引，3/8 橡皮圈（3.5 盎司），力量约为 80g。

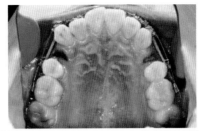

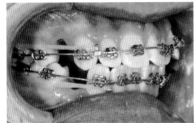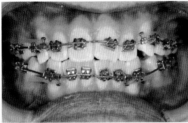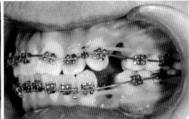

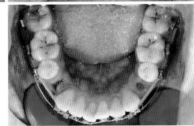

2018.06.24 复诊（第 1 次）

· 上下颌维持原弓丝调整。

· 继续颌内牵引。

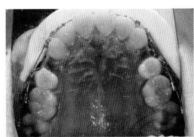

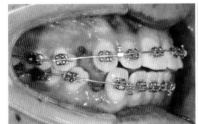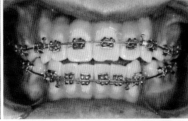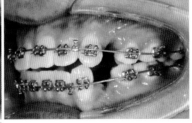

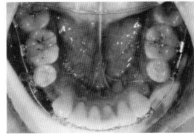

2018.07.22 复诊（第 2 次）

·上下颌更换 0.025 英寸 × 0.017 英寸超弹镍钛带状弓丝，减小摇椅，继续颌内牵引。

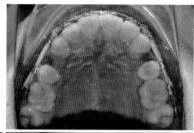

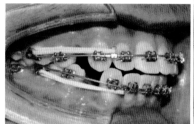 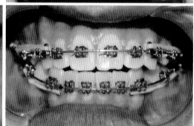 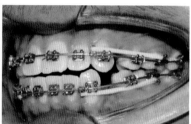

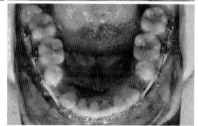

2018.09.02 复诊（第 3 次）

·上下颌维持原弓丝调整，继续颌内牵引。

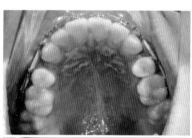

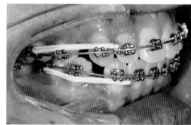 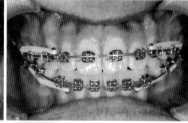 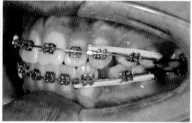

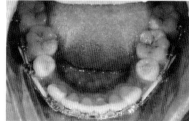

2018.10.14 复诊（第 4 次）

·上下颌更换 0.025 英寸 ×0.017 英寸不锈钢带状弓丝，继续颌内牵引，更换 1/4 橡皮圈（3.5 盎司）。

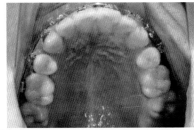

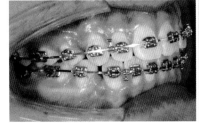 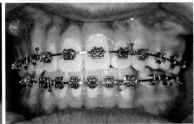 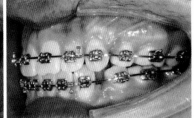

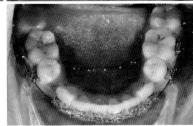

2018.12.02 复诊（第 5 次）

·上下颌原弓丝调整，继续颌内牵引。

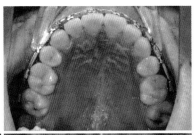

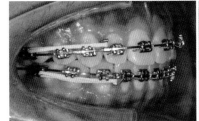 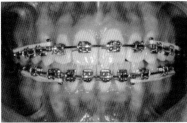 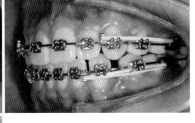

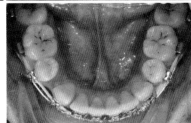

2019.01.16 复诊（第 6 次）

· 上下颌原弓丝调整，继续颌内牵引，更换 3/16 橡皮圈（3.5 盎司）。

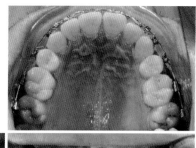

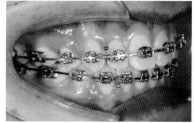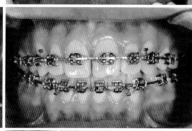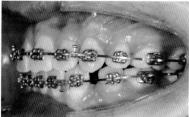

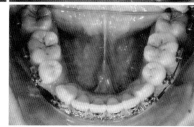

2019.02.25 复诊（第 7 次）

· 上颌间隙关闭，被动结扎。
· 下颌继续颌内牵引。

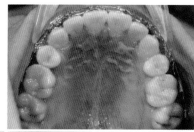

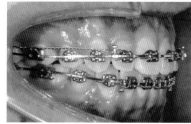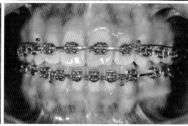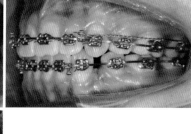

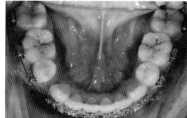

2019.02.25 复诊（第 7 次）:CBCT

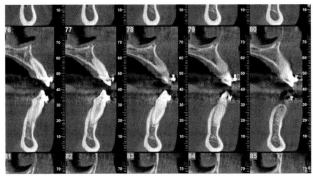 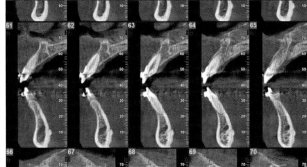

右侧尖牙　　　　　　　　　　　　左侧尖牙

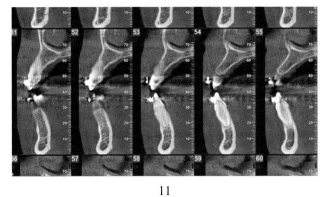 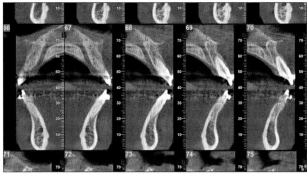

11　　　　　　　　　　　　　　21

2019.04.10 复诊（第 8 次）

· 上颌被动结扎。
· 下颌原弓丝调整，继续颌内牵引。

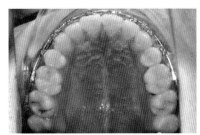

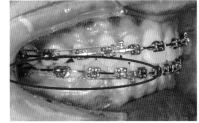 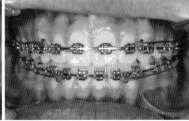 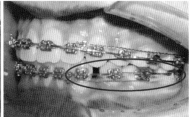

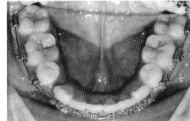

2019.05.06 复诊（第9次）

· 上颌被动结扎。
· 下颌原弓丝调整，继续颌内牵引，使用3/16橡皮圈（3.5盎司）。
· 左侧后牙区调𬌗。

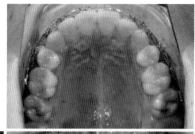

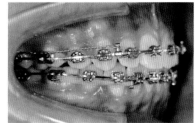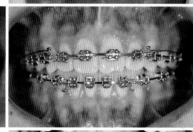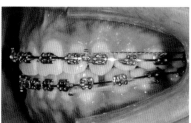

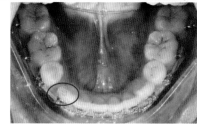

2019.06.05 复诊（第10次）

· 上颌被动结扎。
· 下颌间隙基本关闭，继续颌内牵引。

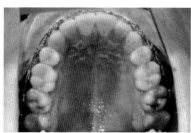

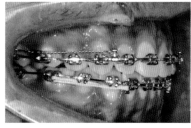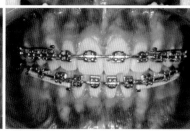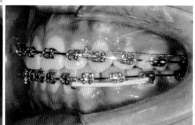

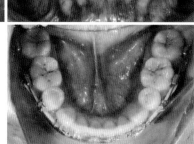

2019.07.04 复诊（第 11 次）

· 上颌被动结扎。

· 下颌原弓丝调整，继续颌内牵引。

· 左侧配合Ⅱ类牵引。

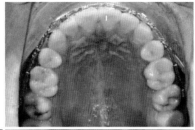

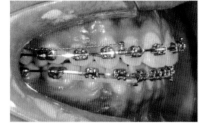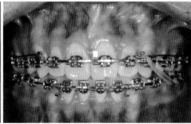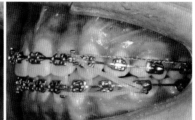

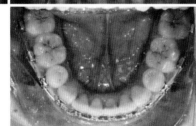

2019.09.01 结束（第 12 次）

· 矫治结束。矫治时间为 1 年 4 个月。

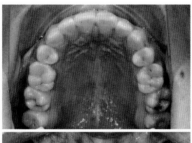

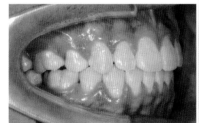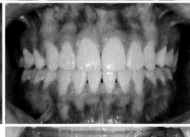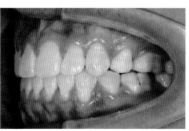

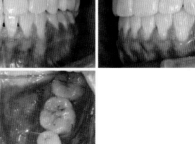

2019.09.01 结束（第 12 次）：颜面照

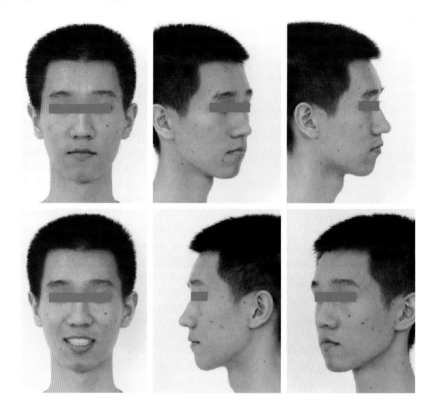

2019.09.01 结束（第 12 次）： 全口曲面体层片、X 线侧位片

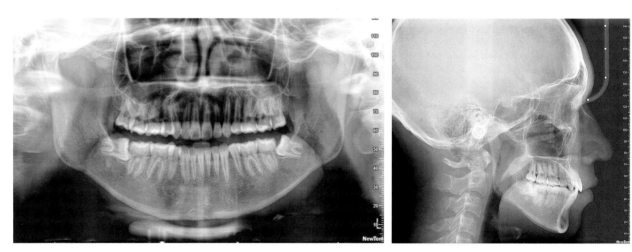

术前、术后口内照对比

2018.04.30 术前

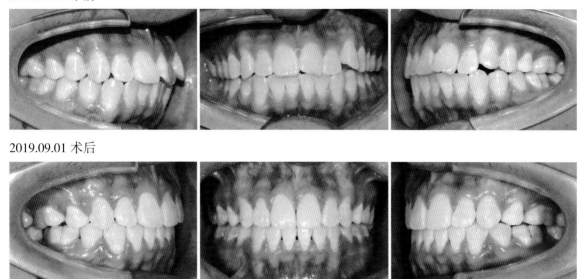

2019.09.01 术后

2018.04.30 术前	2019.09.01 术后

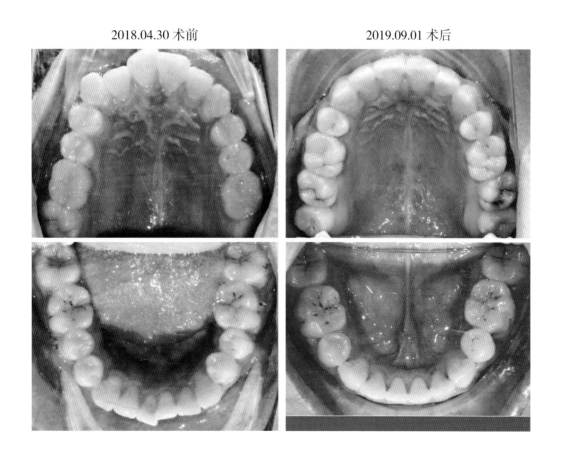

术前、术后颜面照对比

2018.04.30 术前

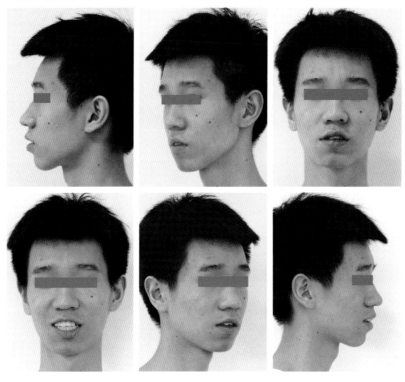

2019.09.01 术后

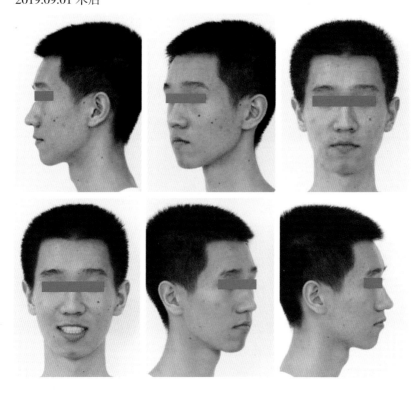

术前、术后头影测量数据分析对比

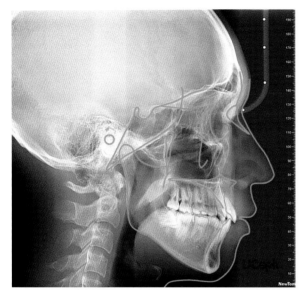

测量指标	参考值	术前	术后
SNA（°）	82.8 ± 4.0	81.8	82.4
SNB（°）	80.1 ± 3.9	78	79
ANB（°）	2.7 ± 2.0	3.7	3.3
MP-SN（°）	32.5 ± 5.2	36.7	35.6
Pog-NB（mm）	1.0 ± 1.5	0.4	1
L1-MP（°）	82.6 ± 7.0	103.8	88.4
U1-SN（°）	105.7 ± 6.3	121.29	106.1
U1-L1（°）	125.4 ± 7.9	97.6	129.9
UE-Plane（mm）	−0.46 ± 1.92	2.5	0.3
LE-Plane（mm）	1.31 ± 1.92	6.2	2.4

术前
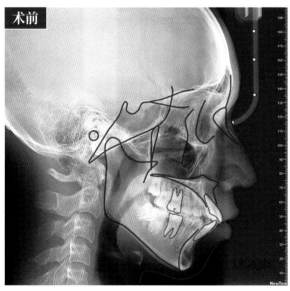

术后
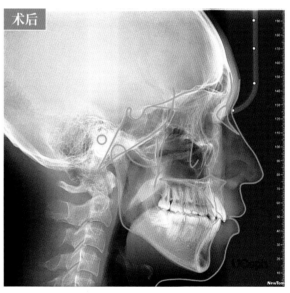

术前 ——
术后 ——

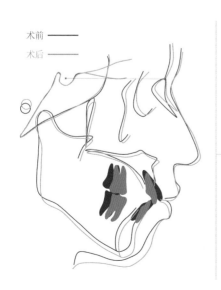
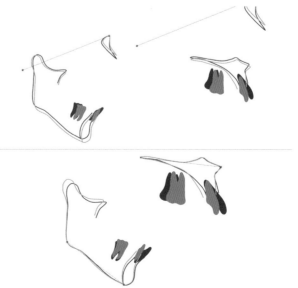

🦷 矫治体会

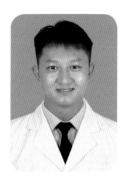

主诊医生：倪辉

1.排齐、整平、内收直接朝向目标一体化进行，最大限度减少矫治副作用，使矫治快速高效、效果可视化。

2.相较于传统矫治技术，全同步带状弓矫治技术对附加装置依赖少，将支抗需求糅合于自身矫治力学体系内，真正做到能"简而不繁，简而不凡"。

3.不利用其他支抗装置的情况下，也能实现少量的下颌骨逆时针旋转。

🦷 专家点评

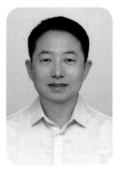

点评专家：樊永杰

点评：

该病例完成度高，患者面型有较大的改变。本病例是骨性前突病例，在正畸治疗中，未使用种植体支抗却获得比较理想的正畸治疗效果。

正畸治疗中，经治医生巧妙利用了全同步带状弓在拔牙病例中对前牙内收的转矩控制，同时排齐牙齿，保存了后牙的生理性支抗，充分发挥了全同步带状弓的技术优势。

该病例上下颌在内收过程中，磨牙采用中等支抗，在磨牙前移过程中利用全同步带状弓的转矩优势，避免了磨牙近移时近中倾斜，使治疗结束后磨牙维持直立，获得比较理想的治疗结果。

建议：

治疗结束后拔除智齿。

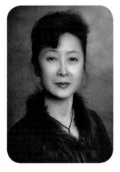

点评专家：戚仁才

点评：

该病例正畸疗效比较理想。突度解除，覆𬌗、覆盖、后牙咬合、中线均达到正常标准。虽然是拔牙病例，但是完成时间较短，充分体现出全同步带状弓的技术优势。

全口曲面体层片显示根尖未见吸收，侧位片显示前牙均在颏轴内。上下前牙内收，转矩控制良好，矫正后牙根直立于牙槽骨中间，侧貌得到改善。

建议：

（1）在后期精细调整中应在上颌两侧尖牙的近中不锈钢带状弓丝上加外展，上颌两侧第一磨牙近中倾斜，远中尖下垂，咬合不紧密。若咬合紧密，病例会更完美。

（2）拔除阻生智齿。

病例 6
安氏Ⅰ类、双颌前突、开𬌗病例一例

主诊医生　　谢宾宾　福州市鼓楼区晶美口腔门诊部

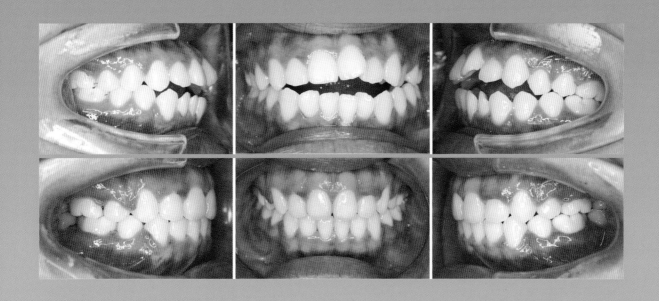

🦷 检查分析

患者：女，20岁。

主诉：牙齿咬不上，嘴突。

既往史：

· 否认全身系统性疾病病史。

· 否认牙齿或颌骨外伤史。

· 否认乳牙或恒牙拔牙史。

不良习惯：伸舌吞咽，舌位置异常。

社会行为史：正常。

对畸形在意程度：强烈。

治疗要求：改变突度。

心理状态：渴望。

2018.08.07 初诊：颜面照

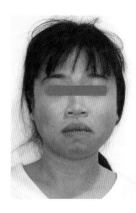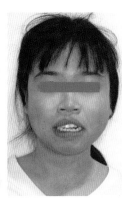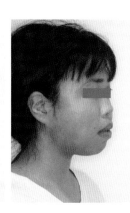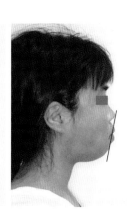

2018.08.07 初诊：口内照

口内检查：

· Ⅰ类错𬌗。

· 上下牙列轻度拥挤。

· 前牙开𬌗。

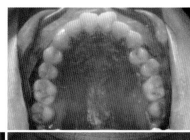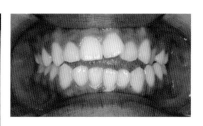

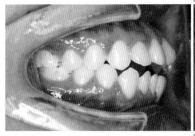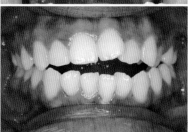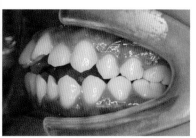

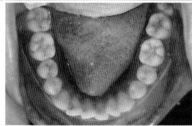

模型分析

1. 拥挤度：上颌 3mm；下颌 2.5mm。

2. 覆𬌗、覆盖：前牙开𬌗 4.5mm。

3. Bolton 指数：正常。

2018.08.07 初诊：全口曲面体层片、X 线侧位片

·两侧关节髁状突形态不对称，关节无疼痛，无不适。

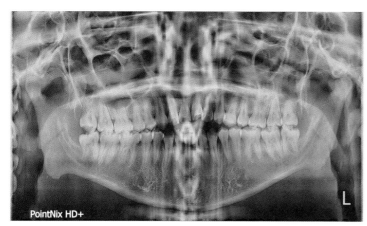 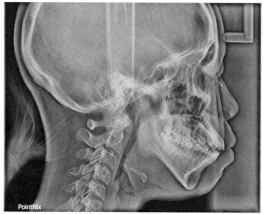

诊断设计

诊断

1. 安氏 I 类错𬌗。

2. 双颌前突。

3. 前牙开𬌗。

矫治设计

1. 改变不良口腔习惯，训练正常的吞咽方式及舌头放置于正常位置。

2. 拔除 14、24、34、44。

🦷 矫治过程

2018.08.07 初诊

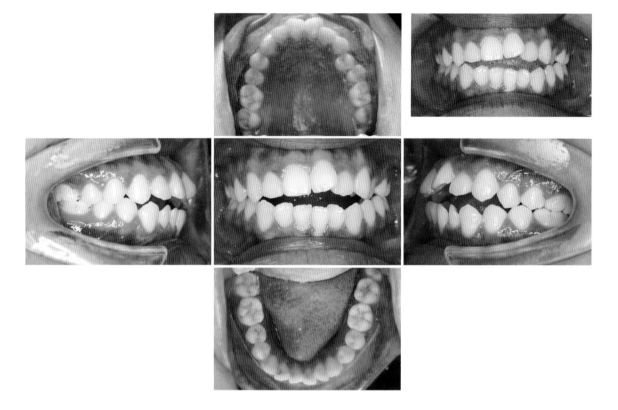

2018.09.18 初装

· 上下牙列粘接全同步带状弓托槽（Ⅱ类托槽）。

· 上下颌使用 0.022 英寸 × 0.016 英寸热激活带状弓丝，结扎。

· Ⅱ类牵引，3/8 橡皮圈（3.5 盎司），力量约 80g。

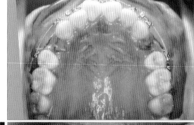
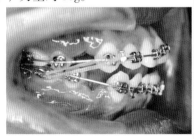
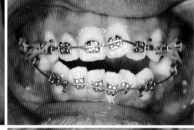
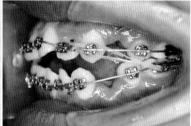
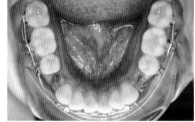

2018.10.27 复诊

· 上下弓丝重新结扎。
· 上下颌颌内牵引，5/16 橡皮圈，
力量约 80g。

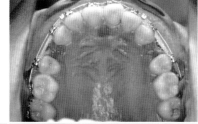

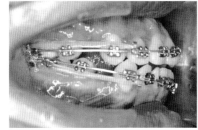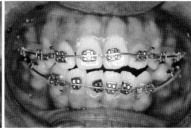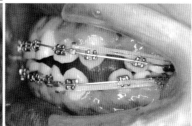

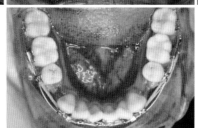

2018.12.01 复诊

· 上颌更换 0.025 英寸 × 0.017 英
寸超弹镍钛带状弓丝（摇椅调平）。
· 下牙列重新扎紧。
· 继续上下颌颌内牵引，力量约
80g。

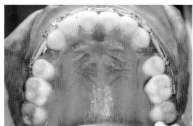

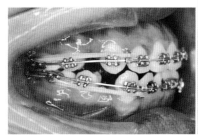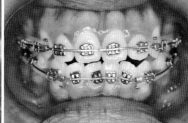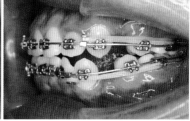

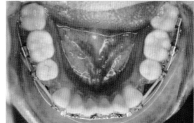

2019.01.05 复诊

· 上下颌弓丝紧结扎。
· 上下颌颌内牵引，力量约 80g。

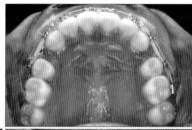

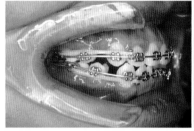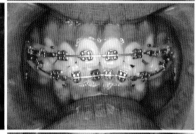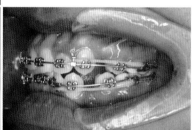

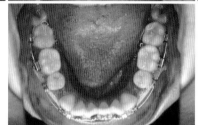

2019.02.23 复诊

· 右上后牙弓丝折断。
· 上颌更换 0.022 英寸 ×0.016 英寸热激活带状弓丝。
· 下颌换 0.025 英寸 ×0.017 英寸超弹镍钛带状弓丝。
· 上下颌颌内牵引，力量约 80g。

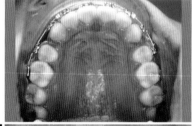

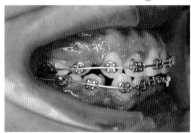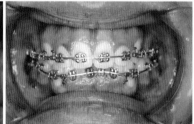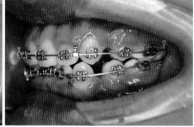

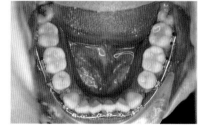

2019.03.23 复诊

· 上颌更换 0.025 英寸 ×0.017 英寸不锈钢带状弓丝。

· 下颌超弹镍钛带状弓丝继续扎紧。

· 上下颌颌内牵引，力量约为80g。

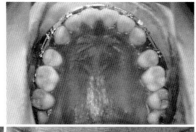

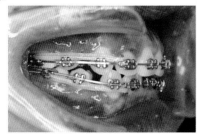
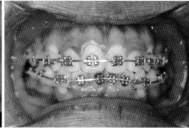
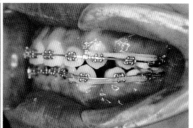

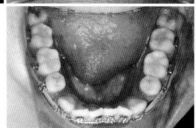

2019.03.23 复诊：全口曲面体层片、X 线侧位片

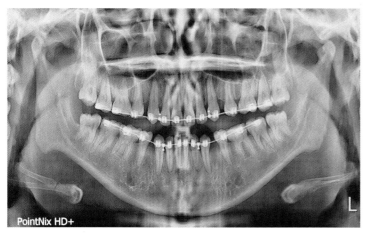
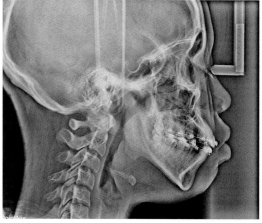

2019.06.02 复诊

· 覆盖变大。
· 处理：Ⅱ类牵引，力量约 80g。

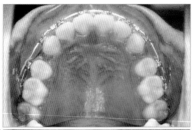
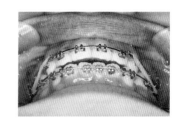

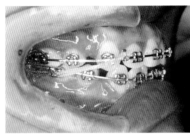
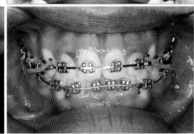
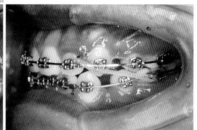

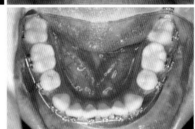

2019.07.13 复诊

· 上下颌颌内牵引，力量约 100g。

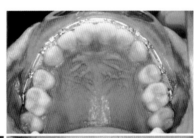

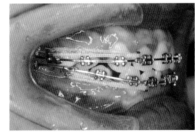
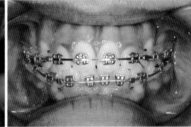
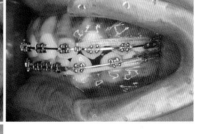

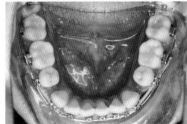

2019.08.13 复诊

·上下颌颌内牵引，力量约 100g。

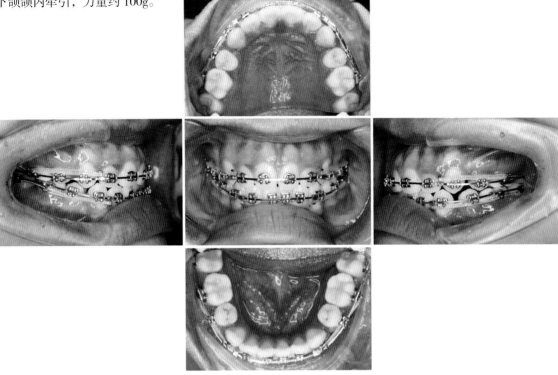

2019.09.02 复诊

·上下颌颌内牵引，力量约 100g。

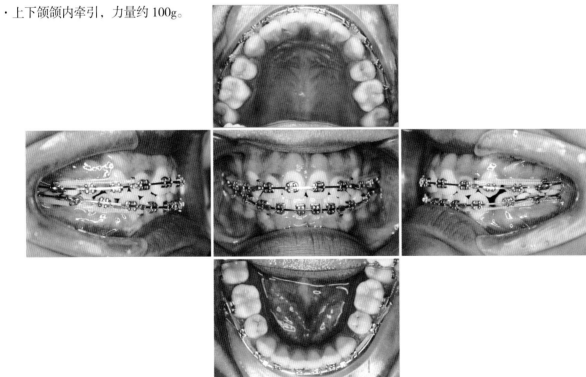

2019.10.12 复诊

·上下颌颌内牵引，力量约 100g。

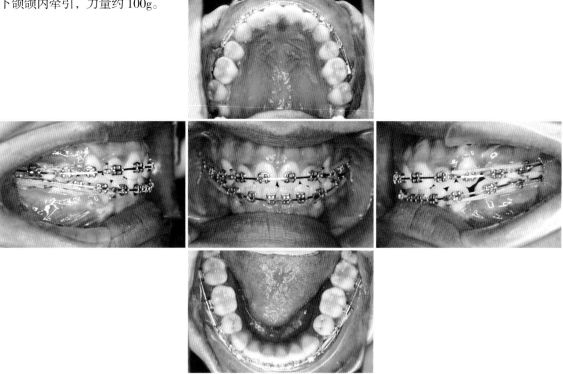

2019.11.19 复诊

·继续上下颌内牵引，力量约 100g。

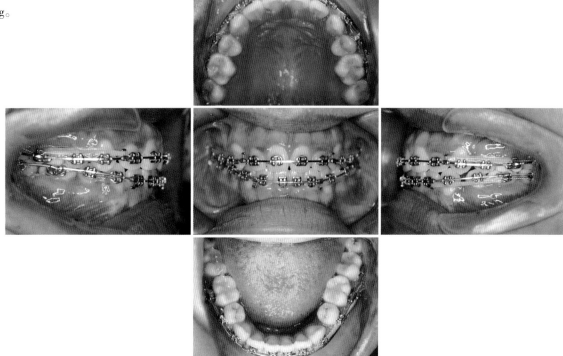

2019.12.21 复诊

· 上下间隙均关闭，牙列重新结扎，持续观察。

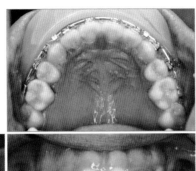

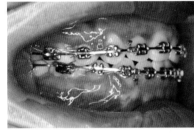 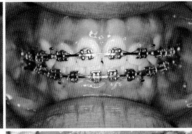 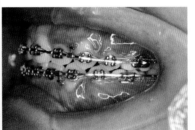

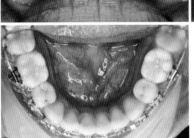

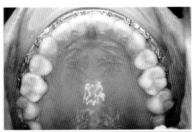

2020.04.12 复诊

· 因疫情防控，延至 2020.4.12 复诊，个别牙位托槽脱落重新粘接，持续观察。

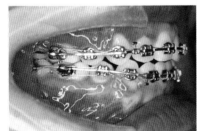 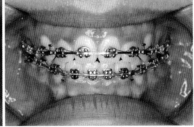 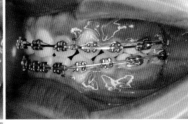

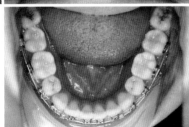

2020.06.08 复诊

·因疫情防控,延至2020.6.8复诊,咬合良好, 持续观察。

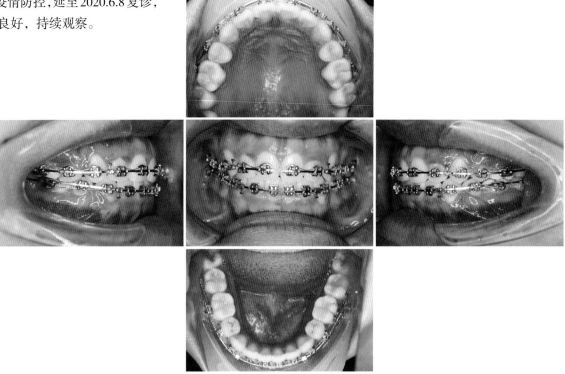

2020.08.05 结束

·拆除全口托槽。

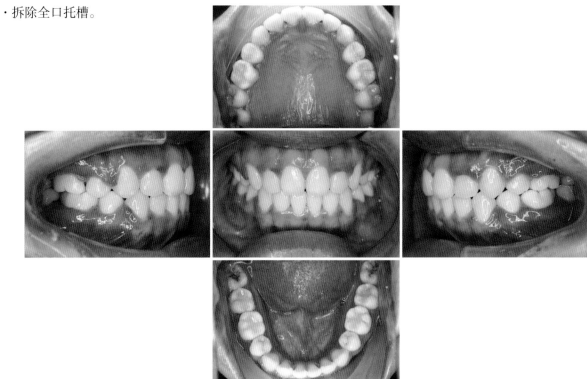

2020.08.05 结束：颜面照

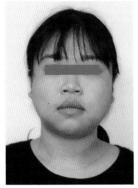 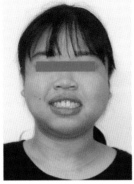 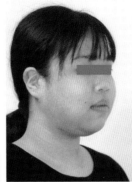 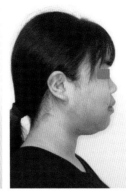

2020.08.05 结束：全口曲面体层片、X 线侧位片

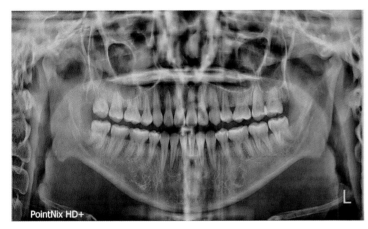 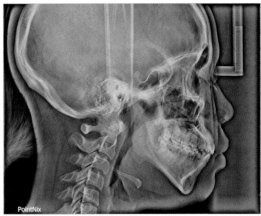

术前、术后颜面照对比

2018.08.07 术前	2020.08.05 术后	2018.08.07 术前	2020.08.05 术后

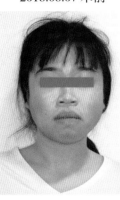 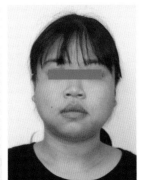 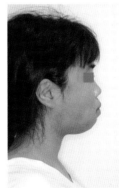 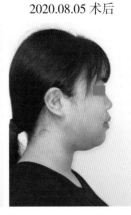

术前、术后口内照对比

2018.08.07 术前

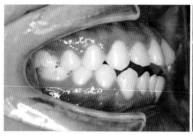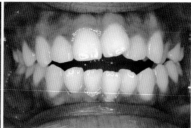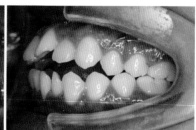

2020.08.05 术后

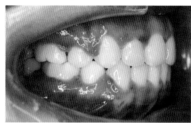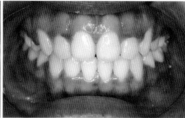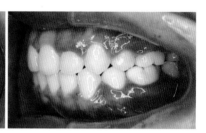

术前、术后 X 线侧位描绘图对比

| 2018.08.07 术前 | 2020.08.05 术后 |

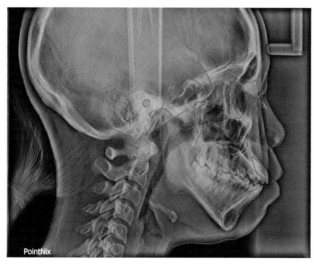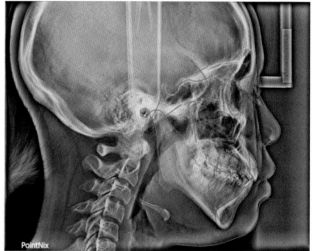

术前、术后 X 线侧位重叠描绘图对比

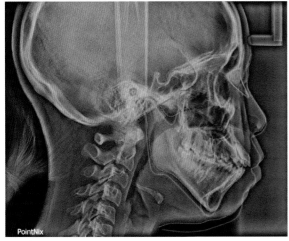

术前 ————
术后 ————

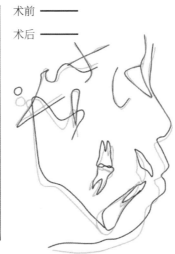

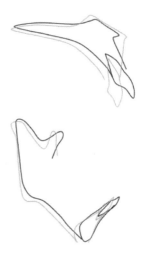

术前、术后头影测量数据分析对比

测量指标	参考值	术前	术后
SNA（°）	83.77 ± 2.8	77.75	78.14
SNB（°）	79.98 ± 2.98	76.81	74.06
ANB（°）	3.79 ± 1.88	0.94	4
FMA（FH-MP）（°）	26.0 ± 4.0	33.15	33.86
Y 轴角（°）	65.03 ± 3.89	61.16	63.92
S-Go/N-Me（FHI）（%）	67.02 ± 3.97	61.03	60.96
ANS-Me/N-Me（%）	53.05 ± 1.83	58.11	58.14
U1-L1（°）	120.62 ± 9.12	98.26	126.58
U1-SN（°）	107.46 ± 5.89	115.08	97.12
L1-MP（°）	95.42 ± 4.69	99.16	90.52
UL-EP（mm）	1.75 ± 1.87	6.01	2.64
LL-EP（mm）	2.74 ± 2.21	8.34	4.53
Z 角（°）	69.46 ± 4.84	75.46	75.13
Wits（mm）	0.0 ± 2.0	−6.23	2.61

术后 6 个月复查：口内照

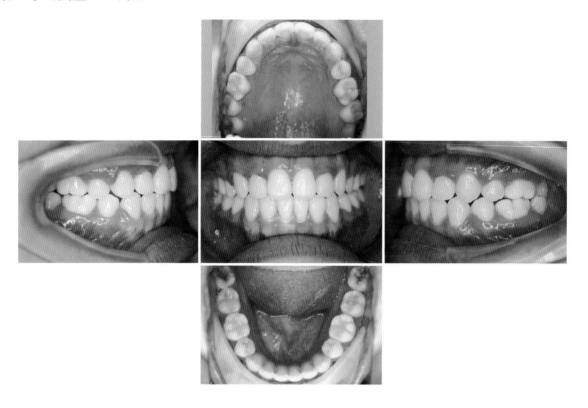

术后 6 个月复查：颜面照

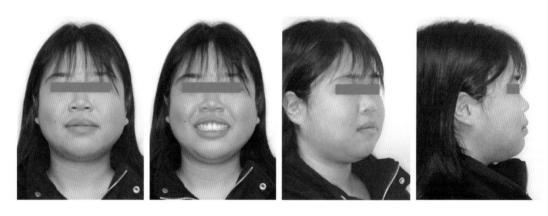

矫治体会

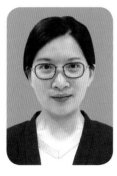

　　1. 全同步带状弓矫治技术可以早期牵引，排齐、内收同步进行，尽快减小覆盖，改善突度，建立患者的自信。

　　2. 全同步带状弓在前牙内收的过程，对前牙的转矩控制良好。

　　3. 操作简单，无需频繁更换弓丝，减轻医生的临床操作负担。

主诊医生：谢宾宾

专家点评

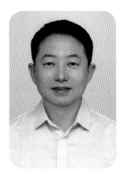

点评专家：樊永杰

点评：

该病例巧妙地利用了全同步带状弓控制前牙切牙转矩的优势，伴随着"钟摆效应"在关闭前牙开殆的同时，良好地控制了切牙转矩，患者治疗结束后面型明显改善。

该病例患者角形切迹明显，提示患者有骨关节病，应尽量少使用 II 类牵引，若采用种植钉支抗，更有利于前牙的内收、磨牙的压低，有利于减少患者关节症状的出现。

该病例垂直向及下颌平面控制良好，在治疗过程中未出现下颌平面的顺时针旋转，这也是该病例治疗成功的关键因素。

建议：

下切牙若能更加直立一些，面型可进一步改善。

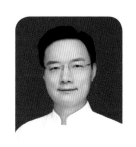

点评专家：武俊杰

点评：

该病例是一例安氏 I 类、双颌前突伴开殆的病例，通过带状弓矫治 2 年后，患者软硬组织侧貌得到明显改善，由凸面型变成直面型，开殆得以解除，上下牙列排列整齐，咬合关系良好。

该病例的亮点在于发挥了全同步带状弓矫治器可早期牵引的优势，排齐和内收同步进行，缩短了矫治时间。另外，此病例也充分利用了全同步带状弓技术控制转矩的天然优势，达到了牙齿自动转矩移动的目标。

建议：

（1）建议治疗前后拍摄 CBCT，观察患者的牙根情况及牙槽骨情况，以指导正畸方案、规避风险。

（2）为了使后牙尽量不近移，使前牙充分后移内收，建议可适当使用种植钉等加强支抗。

（3）对于开殆患者，建议根据 ODI 与 APDI 指数判断开殆属于牙性还是骨性。牙性开殆，单纯的正畸治疗即可解除；轻度骨性开殆，可以进行掩饰性治疗；中重度骨性开殆，则需要配合正颌手术。舌肌训练必须贯穿矫治的始终。

病例 7
安氏Ⅱ类1分类、骨性Ⅱ类、高角病例一例

主诊医生　　万建英　江西德安刘冠馥牙科

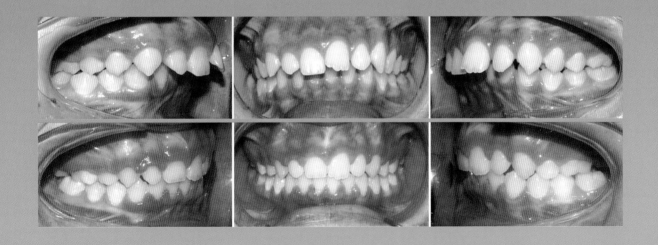

🦷 **检查分析**

患者：女，13 岁。

主诉：牙突要求治疗。

现病史：患者身体健康，无药物过敏史。

不良习惯：有张口呼吸，不闭唇咀嚼习惯。

颞下颌关节检查：开口末闭口初有弹响、无压痛。

E-line   TVL-Line

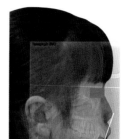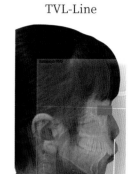

2017.01.02 初诊：颜面照

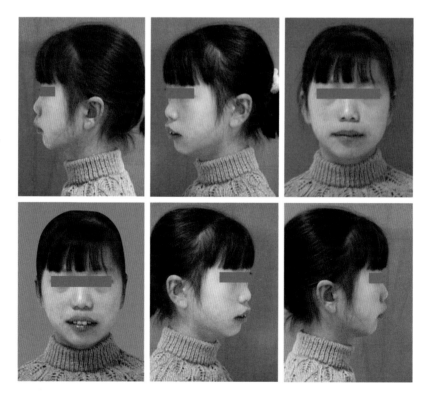

2017.01.02 初诊：口内照

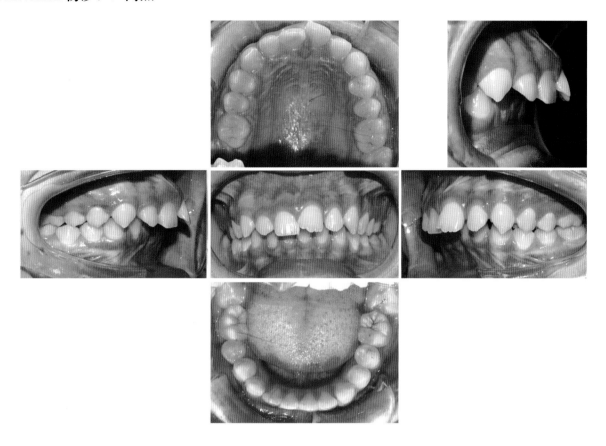

2017.01.02 初诊：全口曲面体层片、X线侧位片及描绘图

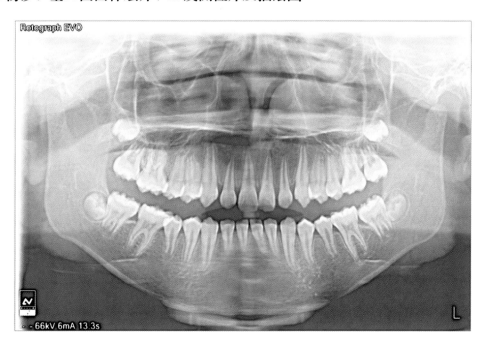

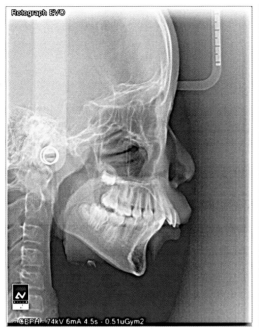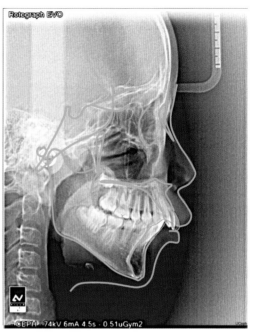

颈椎骨龄处在过渡期，还有部分生长潜力。

2017.01.02 初诊：头影测量数据分析

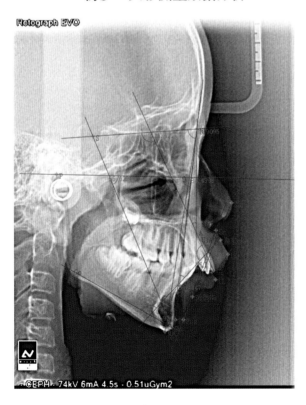

测量指标	术前	均值	标准差
SNA（°）	84.8	82.8	±4.0
SNB（°）	76.9	80.1	±3.9
ANB（°）	7.8	2.7	±2
U1-SN（°）	116	105.7	±6.3
L1-MP（°）	101	92.6	±7.0
U1-L1（°）	106	125	±8.54
SN-MP（°）	37	32.5	±5.2
FMA（°）	32	31.3	±5.0
IMPA（°）	101	92.6	±7.0
FMIA（°）	47	55	±6.1
Y轴角（°）	67	66.3	±7.1
E-LINE（mm）	UL=6	1.75	±1.87
E-LINE（mm）	LL=5	2.74	±2.21

诊断设计

问题列表

1. 牙齿:

① 拥挤度:上颌 2mm,下颌 2mm。

② 下颌中线右侧偏斜 2mm。

③ 上下前牙唇倾;45 反殆。

④ 覆殆:4mm;覆盖:8.5mm。

⑤ 磨牙关系: 左侧远中;右侧完全远中。

⑥ 尖牙关系:左侧尖对尖,右侧完全远中。

⑦ Spee 曲线:4mm。

2. 骨骼:

① SNA=84.8°、SNB=76.9°、ANB=7.8°,上颌骨前突,下颌骨后缩,骨性 II 类。

② 高角,下颌垂直生长型,颏部顺时针旋转。

3. 凸面型。

诊断

1. 安氏 II 类 1 分类,3° 深覆盖,2° 深覆殆。

2. 骨性 II 类,高角。

3. 毛氏 II^2,第 V 类。

4. 上颌前突,下颌后缩。

矫治方案

方案一:成年后正畸 – 正颌联合治疗。

方案二:掩饰性治疗。

1. 唇肌训练,闭嘴跳绳锻炼呼吸通道。

2. 采用全同步带状弓 II 类托槽,拔除 14、24,内收前牙,尖牙走中性,磨牙走完全远中关系。

3. Hawley 保持器。

患者采用方案二。

矫治过程

2017.01.02 初诊

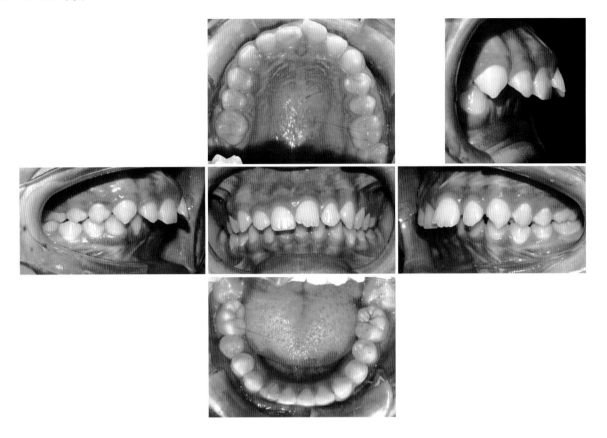

2017.03.19 初装

· 上下颌使用 0.022 英寸 × 0.016 英寸热激活带状弓丝，Ⅱ类牵引，力量约为 50g。

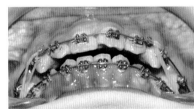

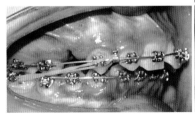 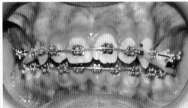 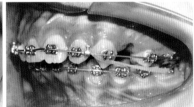

2017.08.17 复诊（中间两个周期未复诊）

· 上颌颌内牵引（力量约为 80g），
Ⅲ类牵引（力量约为 60g）。

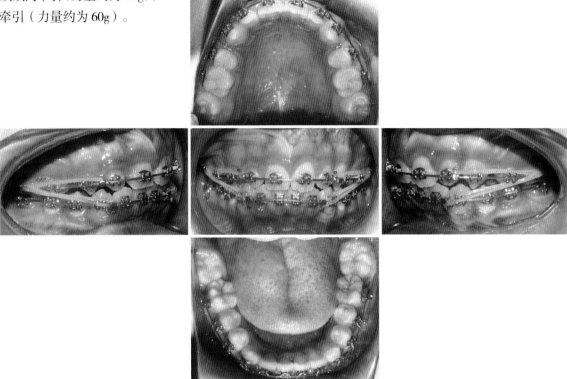

2017.08.17 复诊：颜面照

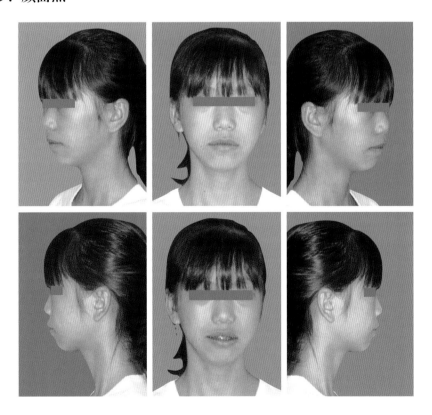

2017.09.24 复诊

· 停止Ⅲ类牵引, 维持颌内牵引。

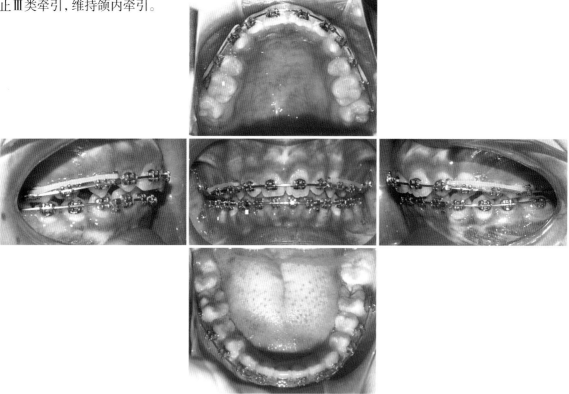

2017.10.28 复诊

· 更换 0.025 英寸 × 0.017 英寸超弹镍钛带状弓丝。
· 前斜牵引调整中线。
· 上颌颌内牵引。

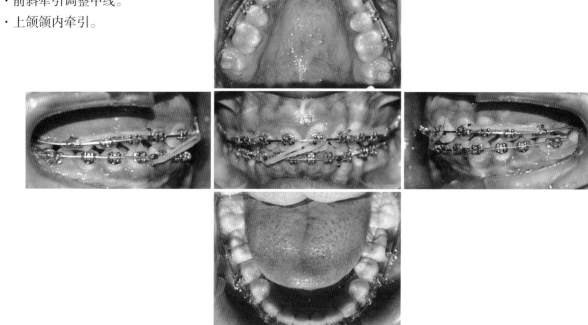

2017.11.25 复诊

· 维持前斜牵。

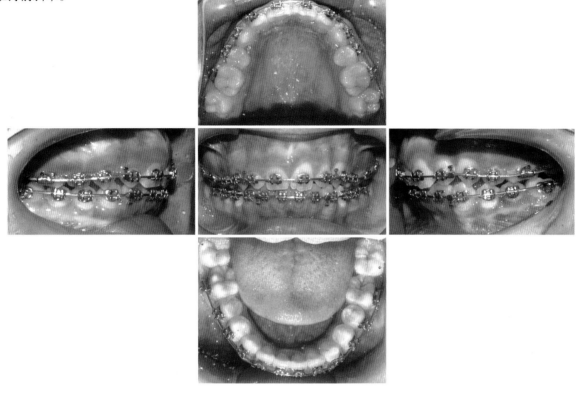

2018.06.02 复诊

· 精细调整，上前牙利用橡皮链关闭散在间隙，三角牵引。

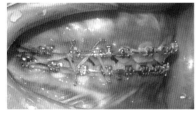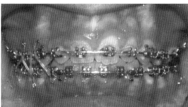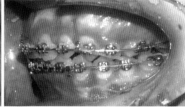

2018.07.15 结束

· 因患者自身原因提前拆除，未
放置 0.025 英寸 × 0.017 英寸不锈
钢带状弓丝，前牙转矩欠佳，甚
是遗憾，已告知家属。

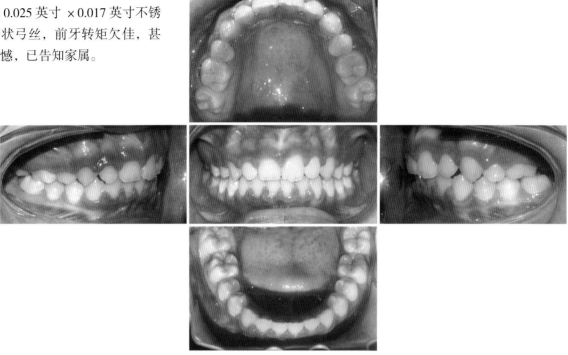

2018.07.15 结束：颜面照

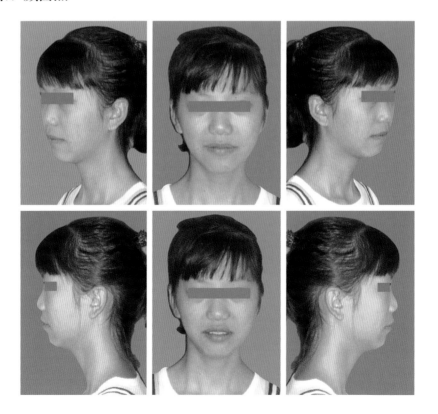

安氏Ⅱ类1分类错殆畸形

Ⅱ类1分类

术前、术后头影测量对比

术前	术后
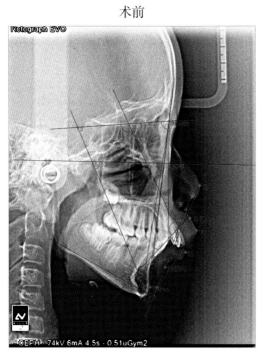	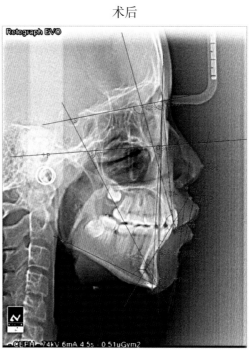

术前、术后头影测量数据分析对比

测量指标	术前	术后	均值	标准差
SNA（°）	84.8	83.2	82.8	±4.0
SNB（°）	76.9	76.6	80.1	±3.9
ANB（°）	7.9	6.5	2.7	±2
U1-SN（°）	116	96.9	105.7	±6.3
L1-MP（°）	101	96	92.6	±7.0
U1-L1（°）	106	124.6	125	±8.54
SN-MP（°）	37	39.8	32.5	±5.2
FMA（°）	32	37	31.3	±5.0
IMPA（°）	101	96	92.6	±7.0
FMIA（°）	47	47	55	±6.1
Y轴角（°）	67	67	66.3	±7.1
E-LINE（mm）	UL=6	3.7	1.75	±1.87
E-LINE（mm）	LL=5	3.7	2.74	±2.21

术前、术后全口曲面体层片对比

术前   术后

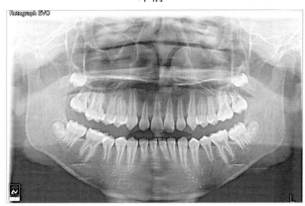 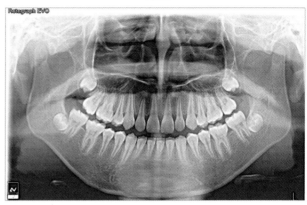

术前、术中、术后 X 线侧位片对比

2017.01.02 术前   2017.08.17 术中   2018.07.15 术后

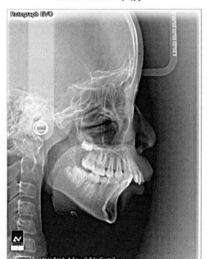 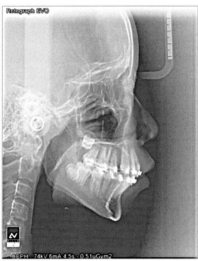 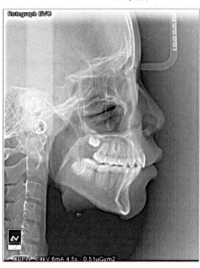

术前、术中、术后 X 线侧位片描绘图对比

2017.01.02 术前   2017.08.17 术中   2018.07.15 术后

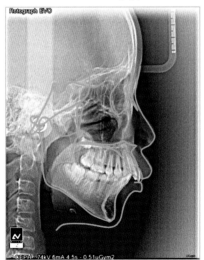 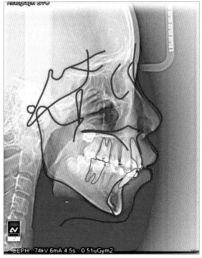 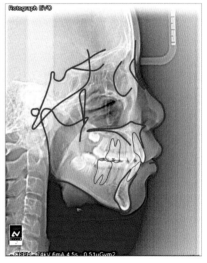

术前、术中、术后头影测量描绘重叠图对比

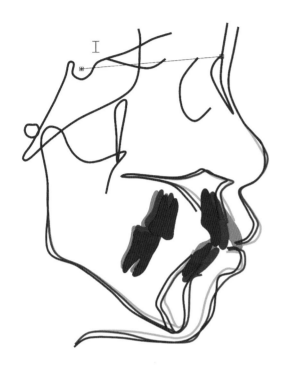
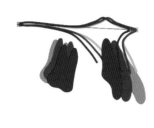
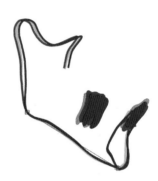

UCeph

术前、术后口内照对比

2017.01.02 术前

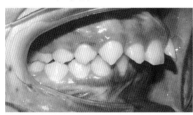
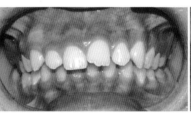
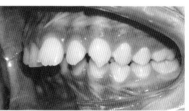

2018.07.15 术后

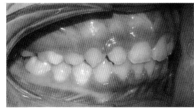
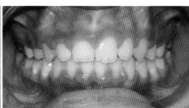
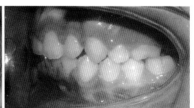

术前、术后颜面照对比

2017.01.02 术前

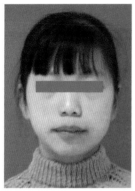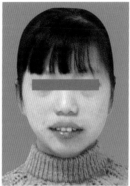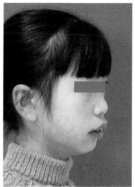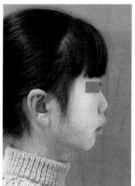

2018.07.15 术后

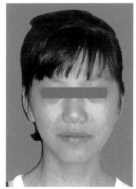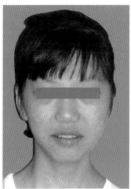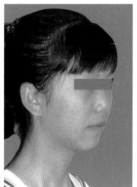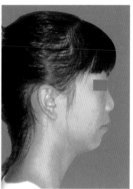

术前、术中、术后侧面相对比

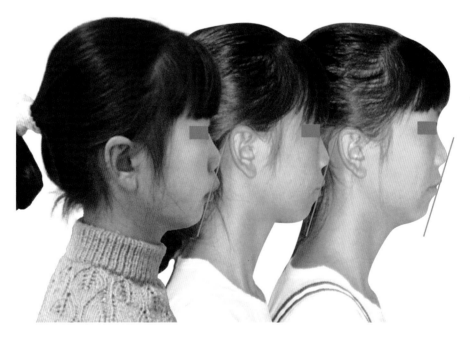

拆除半年后复查

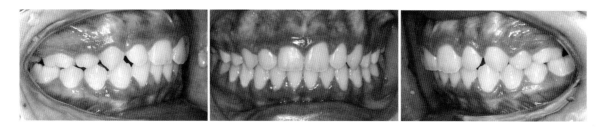

拆除 1 年后复查

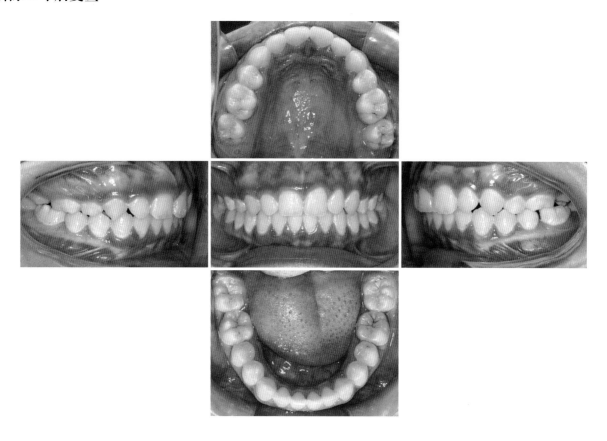

拆除 1 年后复查：颜面照

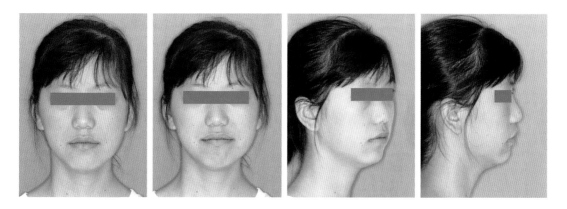

矫治体会

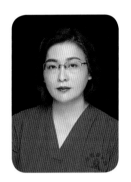

主诊医生：万建英

1. 早期轻力Ⅱ类牵引内收为主导的全同步牙移动，节省关闭间隙时间，减少支抗牙近中漂移机会，有效地保护了后牙的支抗并未添加辅助支抗。
2. 转矩设计于托槽底部，与全同步带状弓丝配合有利于转矩的表达。
3. 操作简单，牵引结扎实现各种移动，无需频繁更换弓丝，节约椅旁时间。
4. 疗程短，患者满意度较高。

专家点评

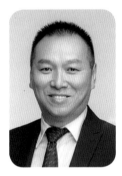

点评专家：米丛波

点评：

这是一例上颌前突、下颌后缩合并双牙弓前突的患者。拒绝成年后正颌手术治疗而单纯使用全同步矫治技术，具有相当大的挑战！治疗后面型和咬合关系改善明显，病例完成度高，面型突度改善很大，前牙的唇舌倾斜度和tip控制很好，展现了主诊医生的专业功底。

建议：

（1）错𬌗畸形的病因既有后天获得性因素，也有遗传因素。可在病史中描述一下父母及亲属的颜面、牙𬌗情况，有利于部分错𬌗畸形的早期干预。

（2）在患者病史资料中有张口呼吸，不闭唇咀嚼等不良习惯，从曲面体层片中也可见疑似鼻甲肥大（病例资料中未提及耳鼻喉科的会诊，如手术、药物、洗鼻、过敏原的排查等耳鼻喉科意见），术后结果可见体质锻炼（如跳绳）、针对张口呼吸的多学科处理等有助于颜面的改善和身心的健康。张口呼吸的唇舌肌训练应该在治疗前中后及保持期间一直强调，舌低位不利于正畸治疗后的长期保持。

（3）从治疗前中后的重叠图可以看到垂直向控制非常好，请长期关注前牙临床冠长宽的美学比例。

（4）在治疗方案里可建议：若治疗后对颏部不满意，可在成年后选择医美手段或水平截骨颏成型，既进一步改善美观，也可改善通气功能。

（5）应思考：16牙存在一定扭转，是否影响下颌运动？是否影响颞下颌关节（正畸治疗前有开口末闭口初弹响）？正畸术后以及保持追踪时，有无变化？如果提供这些信息的完整记录也许病例展示会更加完善。

（6）病例展示的文字需准确。治疗方案中"尖牙走中性，磨牙走完全远中关系"的"走"应按规范使用"维持或达到"。

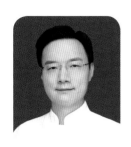

点评专家：武俊杰

点评：

　　该病例为骨性Ⅱ类伴深覆𬌗、深覆盖病例，采用全同步带状弓矫治技术代偿性矫治，发挥带状弓在矢状向及垂直向控制的优势，实现牙齿的"三维"移动，有效防止𬌗平面顺时针旋转等不利矫治效果因素的产生。病例通过增强矢状向及垂直向支抗，尽可能最大限度地使上下前牙区内收同时调整覆𬌗、覆盖关系，令整体侧面软组织形态较正畸前得到很大改善，尤其以面下1/3改变较为突出，为该患者带来较好的软组织美学改变，解决了患者主要诉求。

　　在正畸治疗中，三维方向的把控一直以来都是医生关注的重点，就早期的牙列排齐和前牙内收效率而言，全同步技术排齐和牵引可同期进行，提高了矫治效率，缩短了矫治时间，且通过术前、术中、术后的X线片检查对比可以发现，患者的侧貌有很大的改善。

　　本病例整个正畸治疗过程中，通过多次进行X线拍摄以及数码相片的记录，有效地记录患者在矫治过程中的变化，增加患者对于医生和当前正畸治疗的信心，有效提高配合度。主诊医生也能通过采集的病例资料，及时发现矫治过程中可能会出现的问题，马上采取相应措施进行细微调整，避免问题恶化。

建议：

　　（1）根据颈椎骨龄分析，该患者尚有一定生长发育潜力，若双侧髁突处于后退位，则可以尝试导下颌向前，再拔除4颗第一前磨牙纠正前突，这样可增进软组织侧貌美观，且有利于气道健康。

　　（2）上前牙若过于直立，会导致下颌颏部无法出来。

　　（3）可告知患者及家长，成年后可行颏成形手术。

　　（4）Ⅱ类患者建议要常规拍摄关节CBCT。

病例 8
安氏Ⅱ类1分类、垂直生长型、多龋坏病例一例

主诊医生　　肖超　品识口腔连锁

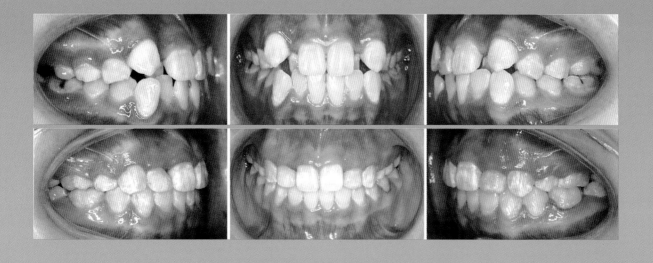

检查分析

患者：女，15 岁。

主诉：牙列不齐要求矫正。

检查：

· 上唇张力不足。

· 唇齿关系基本正常，患者有严重露龈笑。

· 凸面型，颏部紧张。

2017.02.01 初诊：颜面照

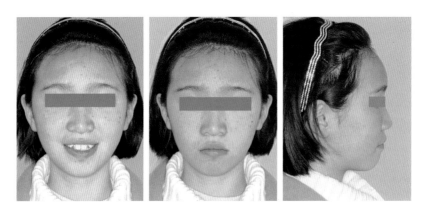

2017.02.01 初诊：口内照

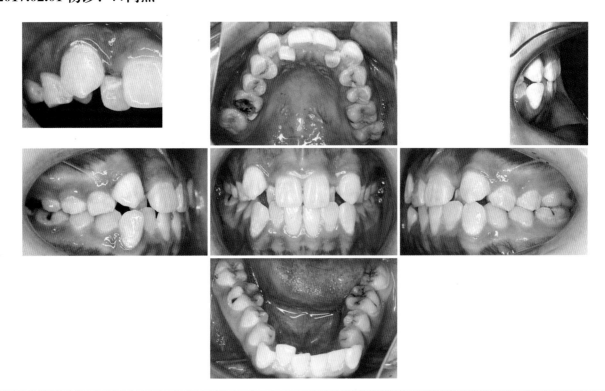

2017.02.01 初诊：全口曲面体层片、侧位片

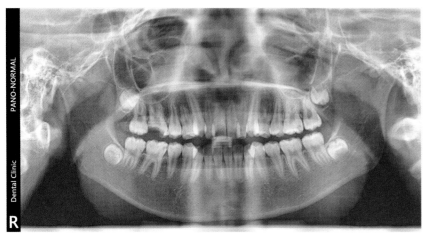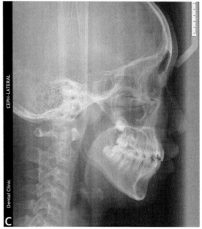

2017.02.01 初诊：头影测量数据分析

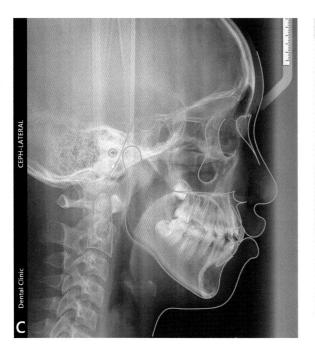

	测量指标	参考值	治疗前
骨组织及面高	SNA（°）	83.77 ± 2.8	76.47
	SNB（°）	79.98 ± 2.98	74.42
	ANB（°）	3.79 ± 1.88	2.05
	SN-MP（°）	34.85 ± 4.09	43.46
	Y 轴角（°）	65.03 ± 3.89	63.74
	S-Go/N-Me（%）	67.02 ± 3.97	61.33
	ANS-Me/N-Me（%）	53.05 ± 1.83	53.22
牙及牙槽	U1-L1（°）	120.62 ± 9.12	123.79
	U1-SN（°）	107.46 ± 5.89	100.3
	L1-MP（°）	59.42 ± 4.69	92.45
软组织	UL-EP（mm）	1.75 ± 1.87	1.68
	LL-EP（mm）	2.74 ± 2.21	4.36
	Z 角（°）	69.46 ± 4.84	68.06

诊断设计

1. 牙性Ⅱ类。
2. 骨性Ⅰ类垂直生长型。
3. 18、28、38、48 阻生。
4. 多处龋坏。
5. 全同步带状弓矫治技术矫治，拔除 14、24、35、45。

矫治过程

2017.02.01 初诊

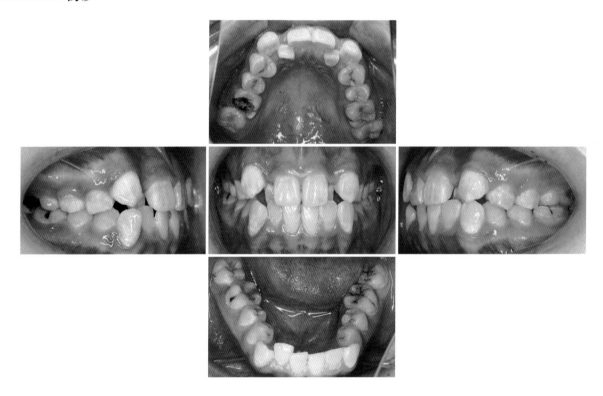

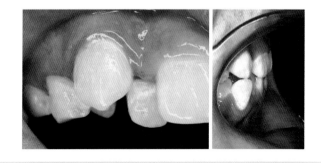

2017.05.29 初装（1个月）

· 开始肌功能锻炼。

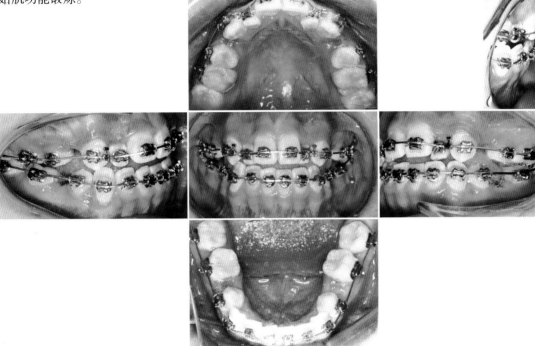

2017.07.14 复诊（3个月）

· 上颌使用 0.022 英寸 × 0.016 英寸热激活带状弓丝。

· 下颌使用 0.022 英寸 × 0.017 英寸超弹镍钛带状弓丝。

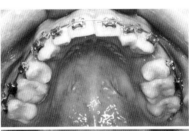
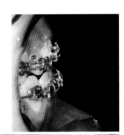
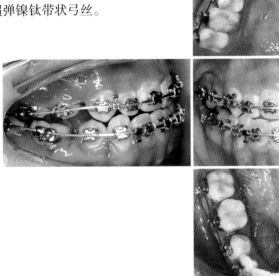
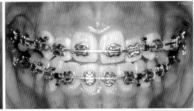
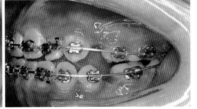
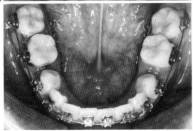
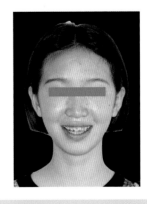

2017.10.15 复诊（6 个月）

· 上下颌使用 0.022 英寸 ×0.017 英寸超弹镍钛带状弓丝。

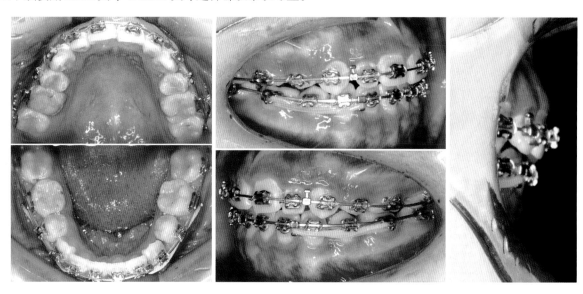

2017.11.18 复诊（7 个月）

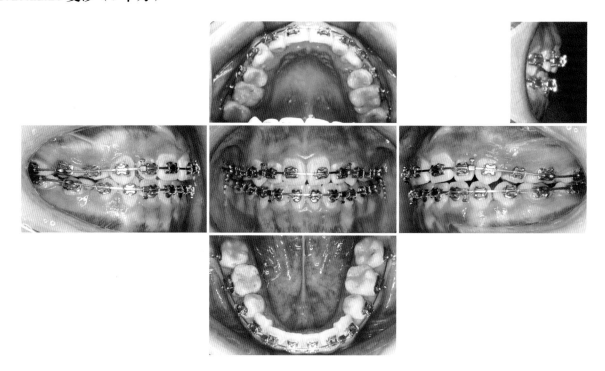

2018.01.08 复诊（8 个月）

· 腾出间隙。

· 后期修复 12、22。

· 并牵引使尖牙关系达到中性。

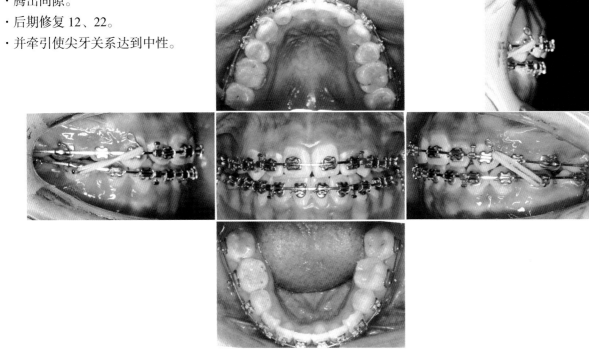

2018.03.18 复诊（10 个月）

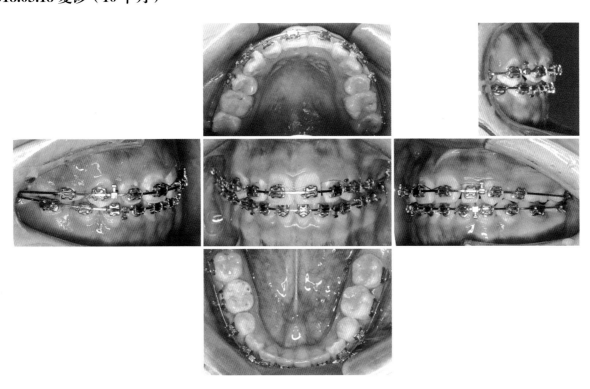

2018.04.18 复诊（11 个月）

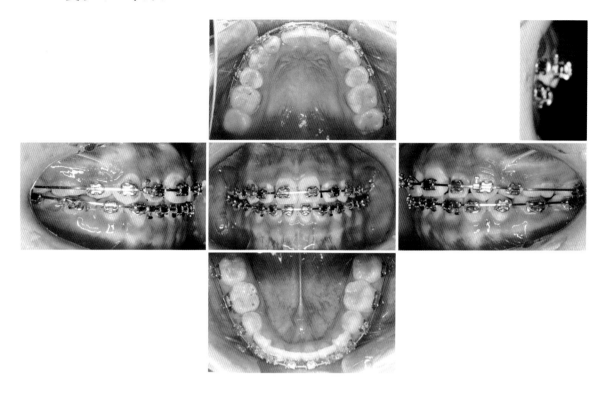

2018.08.08 结束（15 个月）

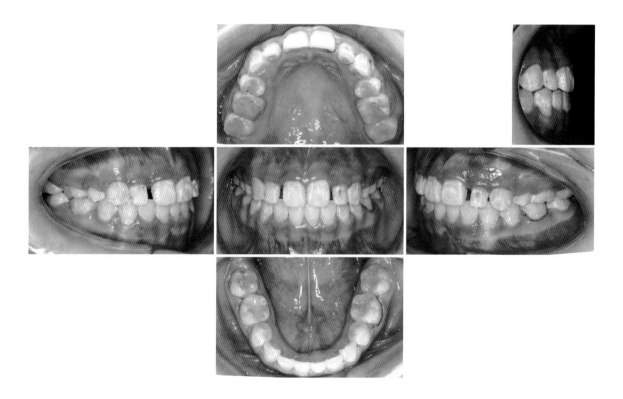

2018.08.08 结束后治疗

· 患者要求即刻树脂充填。

· 医嘱：2 个月复诊一次。

· 使用含氟泡沫。

· 坚持肌功能锻炼 2 年以上。

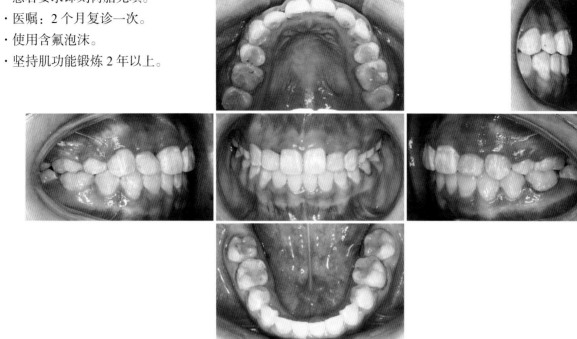

2018.08.08 结束：颜面照

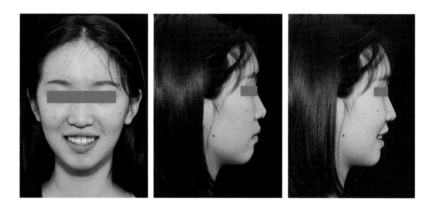

术前、术中、术后侧面相对比

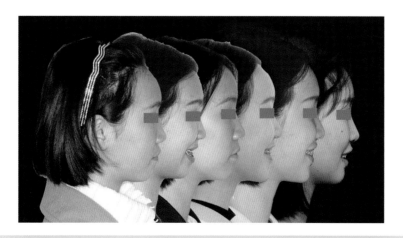

术前、术后全口曲面体层片对比

2017.02.01 术前	2018.08.08 术后
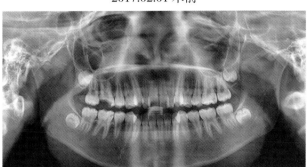	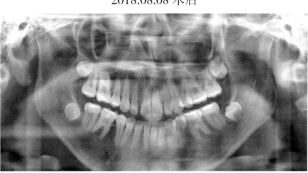

术前、术中 X 线侧位片及描绘图对比

2017.02.01 术前	2018.08.08 术后
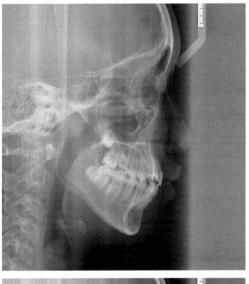	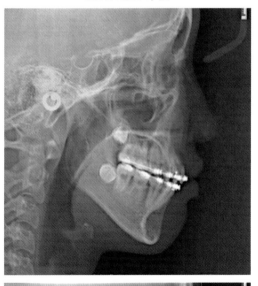
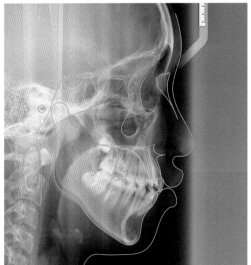	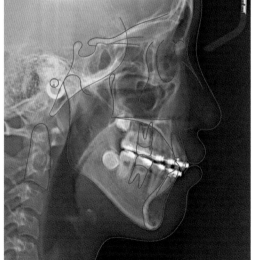

术前、术后头影测量数据分析对比

术前 ———
术后 ———

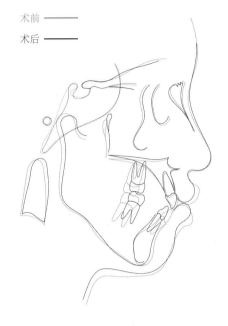

	测量指标	参考值	术前	术后
骨组织及面高	SNA（°）	83.77 ± 2.8	76.47	76.51
	SNB（°）	79.98 ± 2.98	74.42	74.4
	ANB（°）	3.79 ± 1.88	2.05	2.11
	SN-MP（°）	34.85 ± 4.09	43.46	44.28
	Y轴角（°）	65.03 ± 3.89	63.74	62.1
	S-Go/N-Me（%）	67.02 ± 3.97	61.33	61.46
	ANS-Me/N-Me（%）	53.05 ± 1.83	53.22	53.2
牙及牙槽软组织	U1-L1（°）	120.62 ± 9.12	123.79	134.63
	U1-SN（°）	107.46 ± 5.89	100.3	96.79
	L1-MP（°）	59.42 ± 4.69	92.45	89.77
	UL-EP（mm）	1.75 ± 1.87	1.68	−1.12
	LL-EP（mm）	2.74 ± 2.21	4.36	1.23
	Z角（°）	69.46 ± 4.84	68.06	70.28

矫治体会

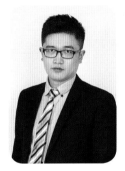

1. 坚持肌功能锻炼一年以上，上唇张力可改善。

2. 患者的配合十分重要。

3. 全同步带状弓在速度上给了患者信心，在垂直向的控制上给了医生信心，是病例成功的关键。

主诊医生：肖超

专家点评

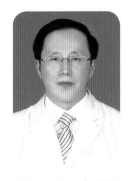

点评：

　　本病例通过拔牙后使用全同步带状弓矫治技术很好地解决了牙齿拥挤的问题。病例资料收集较为完整，口内检查中颌面照及口内照拍摄质量较高；整个矫治过程记录较为完整，矫治思路较为清晰。

　　本病例通过拔除四颗第一前磨牙排齐、整平牙列，使用全同步带状弓托槽更加高效地实现了垂直向控制，整个矫治过程仅用时15个月即实现了较为理想的矫治结果。矫治结束后牙列拥挤问题已完全解决，双侧尖牙及磨牙咬合关系达到中性，患者侧貌有很大改善，病例完成度较高。

点评专家：鲁明星

建议：

（1）病例中未体现既往史、遗传史、不良习惯等，同时缺少对口外检查的描述，该部分应给予完善；若该病例完善骨性、牙性、软组织等问题三维方向的具体分析，会使病例展示更加完整。

（2）矫治一个月时前牙出现了开𬌗，前期应加强垂直向的分析。

（3）矫治过程中前三个月牙齿已基本排齐，但过程中并未使用加强支抗的装置，此时左侧间隙已关闭约 1/2，右侧间隙已关闭约 3/4，应加强支抗的控制。

（4）矫治过程中全程使用镍钛丝配合 I 类牵引关闭间隙，未使用不锈钢丝，矫治结束后全景片可见 15、16、25、26、35、36、45、46 根平行度稍差，提示关闭间隙时应使用不锈钢带状弓丝。

（5）矫治前后头影测量分析图对比可见，拔牙间隙的关闭主要是通过磨牙前移，前移量是否与矫治前计划一致有待考量；矫治结束后上颌前牙较矫治前更加舌倾，且仍存在露龈笑，此问题在矫治时应更加注意转矩。

（6）矫治后 SN-MP 值增大，矫治过程中应注意垂直向控制调整。

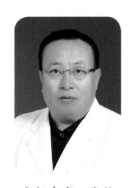

点评专家：张佐

点评：

该病例患者处于生长发育高峰期后期，上下牙弓前段重度拥挤、前牙 Bolton 比不调，已错过上颌快速扩弓的最佳时机，考虑到患者属于垂直生长凸面型、颏部紧张，若使用传统矫治程序，其矫治时间相对较长。

本病例应用全同步带状弓矫治技术，矫治初始利用弓丝的超弹性，以及全同步热激活带状弓丝的窄面弹性、宽面刚性的性能，使全部牙齿产生三维方向的全同步移动，配合颌间牵引、肌功能训练，大幅度缩短了治疗周期。

治疗结束后患者两侧磨牙、尖牙为中性关系，覆𬌗、覆盖正常，上唇张力改善，获得了较好的矫治效果。

建议：

肖医生可从外貌、牙列、矢状向、水平向、垂直向、生长发育等维度对患者进行全面的专科检查，细化患者的问题列表，针对问题列表设计出个性化、系统化的矫治方案，使该病例展示更加完美。

病例 9

安氏II类1分类、前牙拥挤、牙弓狭窄病例一例

主诊医生   陈有俊   乌鲁木齐颜颌美口腔门诊

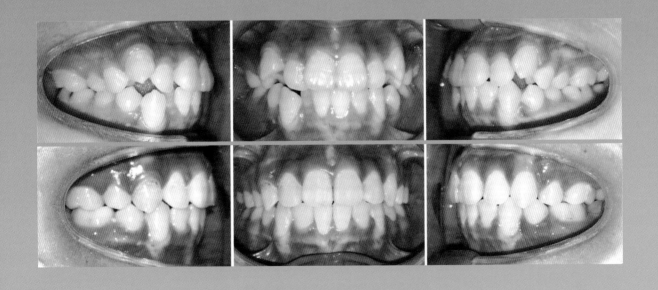

🦷 检查分析

患者：女。

主诉：牙列不齐，上下牙无法咬合。

诊断：前牙拥挤、牙弓狭窄、Ⅱ类病例。

初诊：颜面照

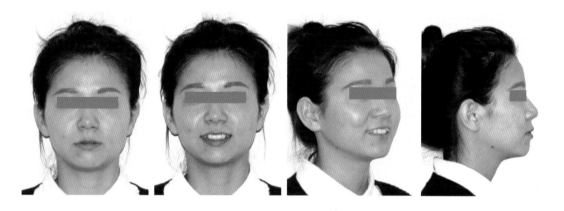

初诊：口内照

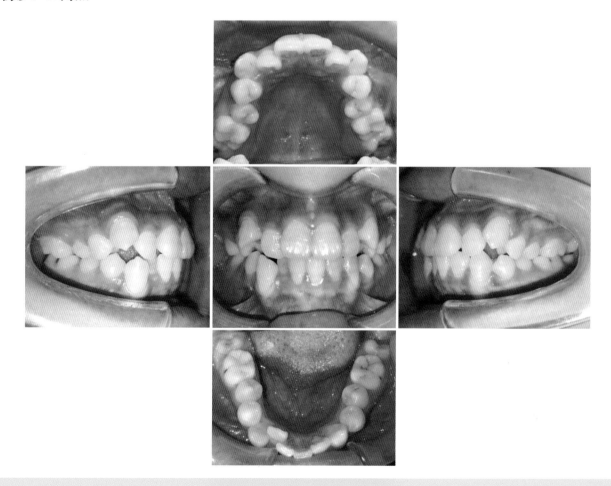

初诊：模型分析

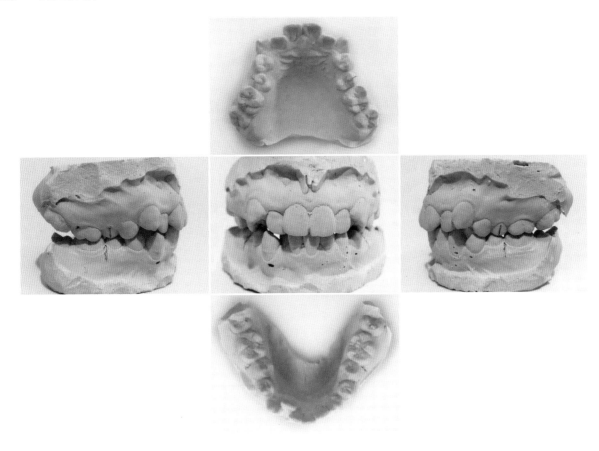

初诊：全口曲面体层片、X线侧位片

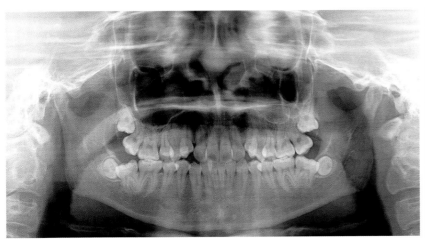 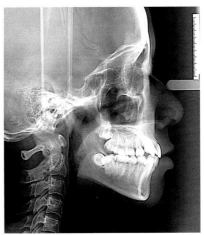

初诊：X 线侧位片头影测量及描绘图

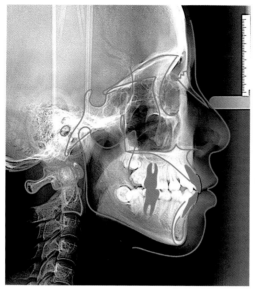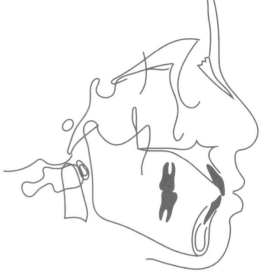

初诊：头影测量数据分析

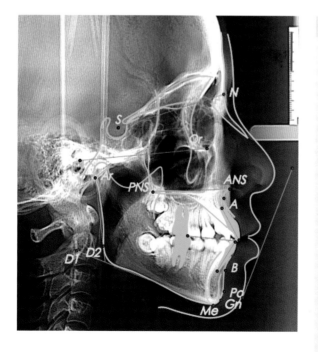

测量指标	恒牙期	术前
SNA（°）	82.8 ± 4.0	73.29
SNB（°）	80.1 ± 3.9	73.78
ANB（°）	2.7 ± 2.0	−0.50
NP-FH（°）	85.4 ± 3.7	84.96
NA-PA（°）	6.0 ± 4.4	−0.04
U1-NA（mm）	5.1 ± 2.4	0.84
U1-NA（°）	22.8 ± 5.7	28.99
L1-NB（mm）	6.7 ± 2.1	0.55
L1-NB（°）	30.3 ± 5.8	33.33
U1-L1（°）	125.4 ± 7.9	118.17
U1-SN（°）	105.7 ± 6.3	102.28
MP-SN（°）	32.5 ± 5.2	37.87
FH-MP（°）	31.1 ± 5.6	26.22
L1-MP（°）	92.6 ± 7.0	101.68
Y 轴角（°）	66.3 ± 7.1	63.34
Po-NB（mm）	1.0 ± 1.5	0.09

矫治过程

初诊

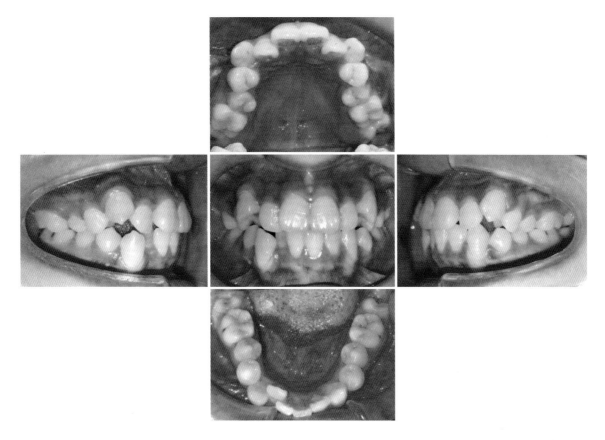

2017.01.07 初装

· 上下颌使用 0.022 英寸 × 0.016
英寸热激活带状弓丝，即刻Ⅱ类
牵引（力量为 60~80g）。

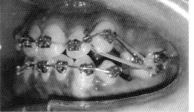

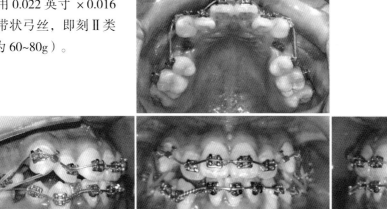

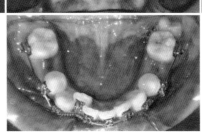

2017.02.17 复诊

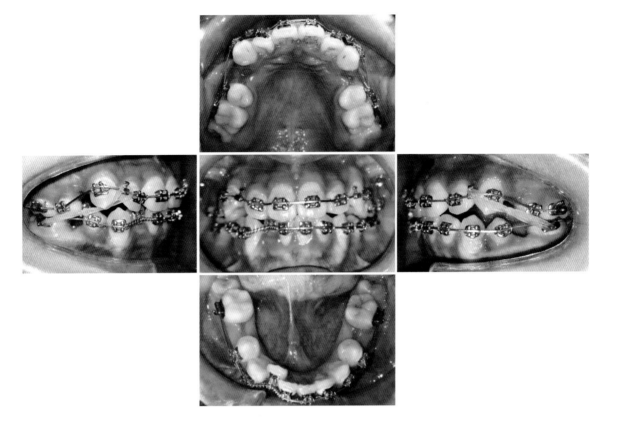

2017.03.30 复诊

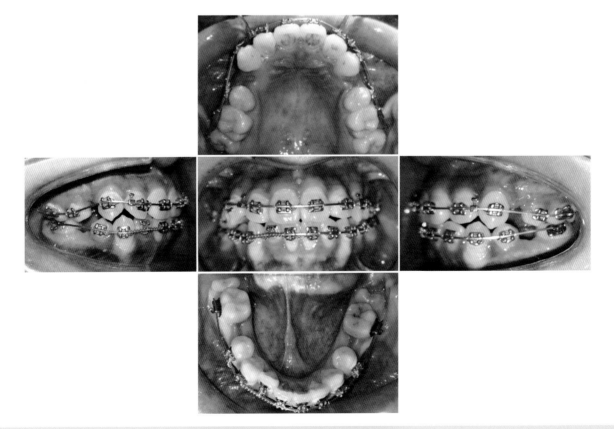

2017.04.24 复诊

· 上下更换 0.025 英寸 × 0.017
英寸超弹镍钛带状弓丝，Ⅱ类
牵引加下颌颌内牵引（力量为
100~150g）。

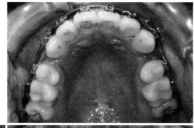

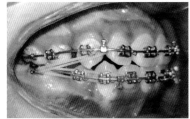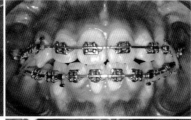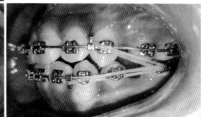

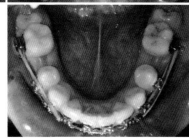

2017.05.07 复诊

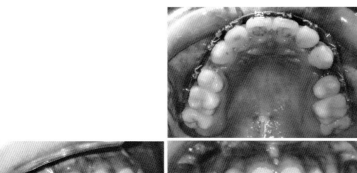

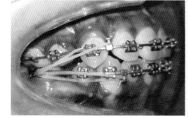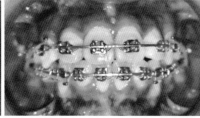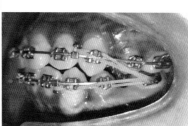

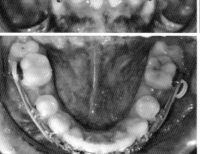

2017.10.08 复诊

·维持原 0.025 英寸 ×0.017 英寸超弹镍钛带状弓丝，Ⅱ类牵引加下颌颌内牵引（力量为100~150g）。

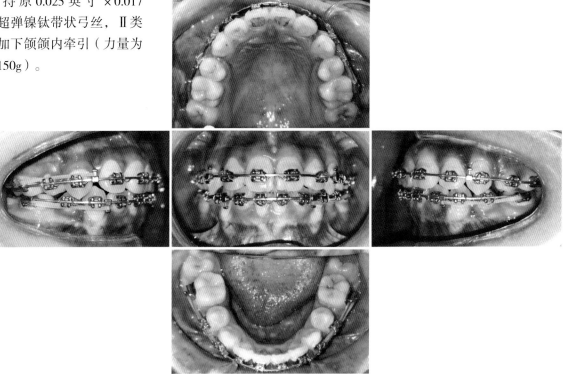

2018.07.31 结束

·牙齿排齐，间隙关闭，覆𬌗、覆盖关系较好，拆除矫治器。

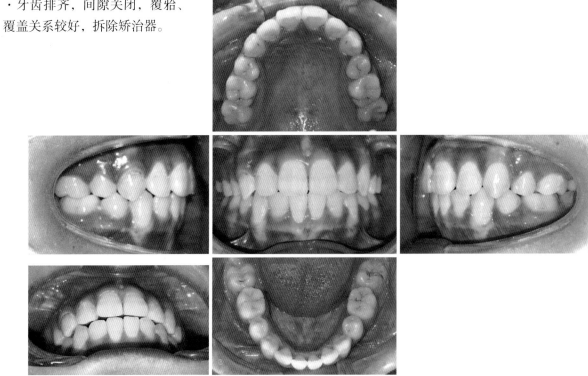

2018.07.31 结束：全口曲面体层片、X 线侧位片

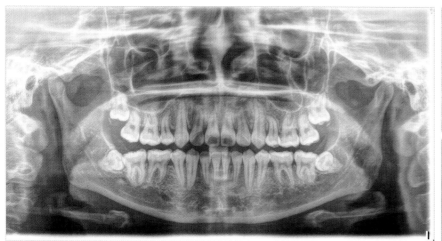
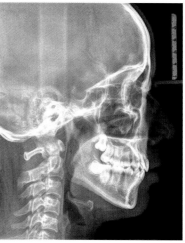

2018.07.31 结束：X 线侧位片描绘图

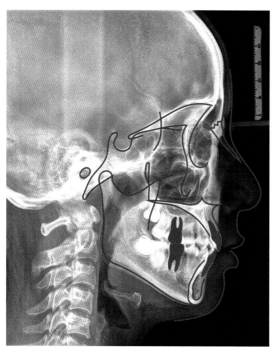
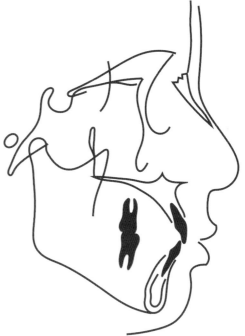

术前、术后头影测量数据分析对比

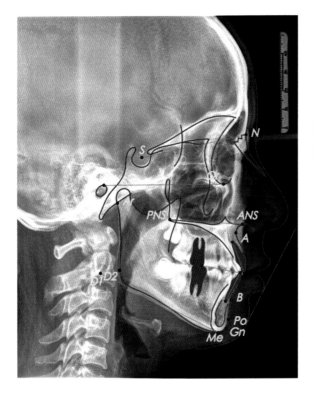

测量指标	恒牙期	术前	术后
SNA（°）	82.8 ± 4.0	73.29	72.34
SNB（°）	80.1 ± 3.9	73.78	73.11
ANB（°）	2.7 ± 2.0	−0.50	−0.77
NP-FH（°）	85.4 ± 3.7	84.96	84.01
NA-PA（°）	6.0 ± 4.4	−0.04	−0.84
U1-NA（mm）	5.1 ± 2.4	0.84	0.74
U1-NA（°）	22.8 ± 5.7	28.99	27.52
L1-NB（mm）	6.7 ± 2.1	0.55	0.38
L1-NB（°）	30.3 ± 5.8	33.33	23.19
U1-L1（°）	125.4 ± 7.9	118.17	130.06
U1-SN（°）	105.7 ± 6.3	102.28	99.85
MP-SN（°）	32.5 ± 5.2	37.87	37.55
FH-MP（°）	31.1 ± 5.6	26.22	26.27
L1-MP（°）	92.6 ± 7.0	101.68	92.54
Y 轴角（°）	66.3 ± 7.1	63.34	63.23
Po-NB（mm）	1.0 ± 1.5	0.09	0.07

术前、术后描绘重叠图

术前 ————
术后 ————

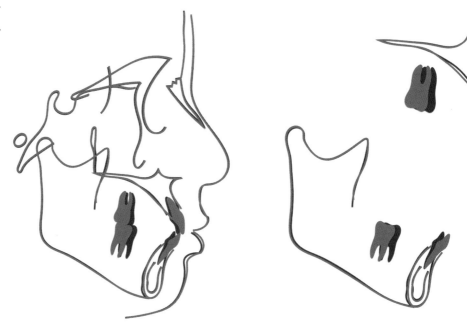

术前、术后颜面照对比

2016.10.01 术前

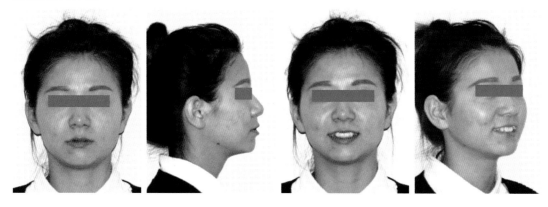

2018.07.31 术后

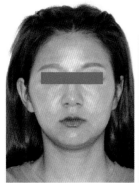 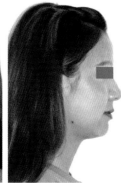 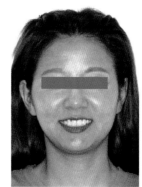 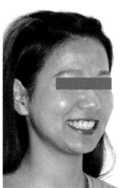

矫治体会

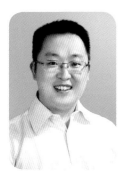

主诊医生：陈有俊

　　1. 全同步带状弓矫治技术在初装时就施加了轻力牵引，显著缩短了矫正时间。

　　2. 全同步带状弓矫治技术在转矩能力上具有很好的优势，且轻微的转矩力量也未造成牙根吸收。

术前　　　　　　　　　　　术后

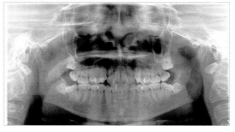 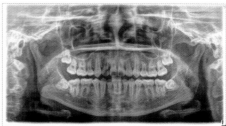

3.该患者整体矫正时间为一年零六个月。

实际患者的复诊次数不足八次，配合度不高，本病例为本人初次使用全同步带状弓矫治技术，还需继续学习熟练掌握此技术，同时加强与患者的配合，用全同步带状弓矫治技术造福更多的患者。

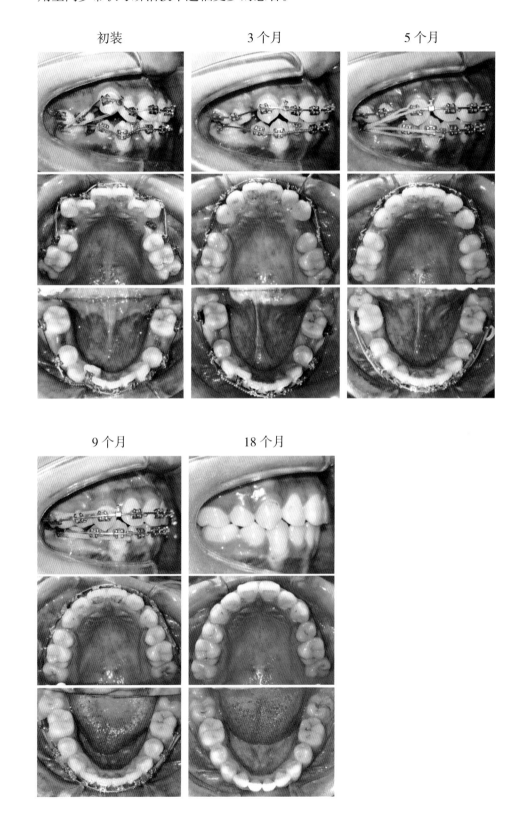

专家点评

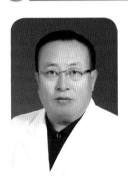

点评专家：张佐

点评：

本病例属于成年Ⅱ类病例伴前牙拥挤、牙弓狭窄，应用全同步带状弓矫治技术进行矫治。在初始排齐阶段关闭拔牙间隙，早期实行轻Ⅱ类颌间牵引，充分利用拔牙创的骨改建优势，在关闭间隙的过程中自动排齐、整平，有利于维持牙弓的对称和稳定，缩短前牙牙列排齐时间，避免牙齿的往返移动。

全同步带状弓初始弓丝为热激活丝，具有形状记忆的特点，在矫治早期可以提供柔和、持续的维持力，有利于整平曲线，使上下磨牙后倾以保护支抗不丢失。

全同步带状弓矫治器在没有附加支抗的情况下更好地保护支抗，实现了以牵引内收为主导，同时进行排齐、转矩、打开咬合等牙列三维方向的全同步牙齿移动，大大缩短了矫正时间。治疗结束后患者两侧磨牙、尖牙为中性关系，覆𬌗、覆盖正常，获得了较好的矫治效果。

建议：

陈医生可从外貌、牙列、矢状向、水平向、垂直向、生长发育等维度对患者进行全面的专科检查，完善患者的问题列表，针对问题列表设计出个性化、系统化的矫治方案，使该病例展示更加完美。

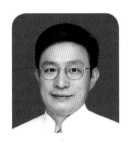

点评专家：曹猛

点评：

本病例诊断清晰、计划得当、治疗规范、效果良好。对于这样一例临床比较常见的Ⅱ类拥挤病例，陈医生拔牙后利用全同步带状弓矫治技术牙齿三维方向同步移动的优势，充分利用了间隙，在矢状向解除拥挤、调整磨牙关系；横向扩大牙弓、匹配上下颌弓形；垂直向防止咬合加深，促进下颌适当向前调位中，都发挥了积极的作用。

治疗周期的缩短是建立在正确诊断，有效实施的基础上的，但全同步技术的特点也有鲜明的体现，使得治疗流畅顺利，符合健康矫治的目标。针对全同步带状弓托槽在唇舌向排齐时的性能，陈医生通过精准的托槽粘接处理得当，上下前牙排齐效果好，取得了良好的尖窝锁结关系，矫治效果好，中长期的稳定性也可以预见。

建议：

主诊医生应坚持追踪，为这例患者的长期效果提供更有利的佐证。

病例 10
安氏 II 类 1 分类、骨性 II 类、拥挤拔牙病例一例

主诊医生　　林世辉　福州市鼓楼区林世辉口腔诊所

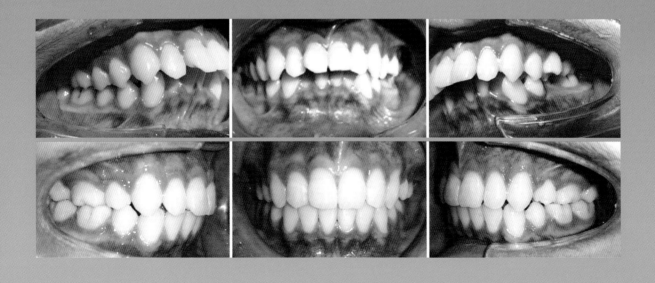

🦷 检查分析

患者：男，16 岁。

身高：180cm。

体重：65kg。

主诉：牙齿前突，要求矫正。

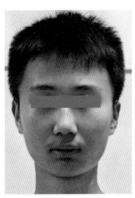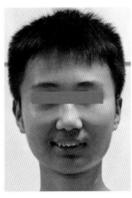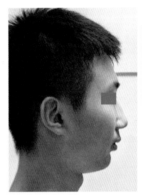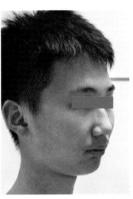

正面相及微笑相：

· 左右对称。

· 颏部正中。

· 面高比例基本正常。

· 唇齿关系基本正常。

侧面相及 45°相：

· 上唇突。

· 鼻唇沟较浅。

· 颏唇沟深。

· 下颌后缩。

既往史：否认牙齿或颌骨外伤史；无恒牙拔牙史；有张口呼吸习惯；幼时患鼻炎，已治愈；否认药物过敏史和遗传史。

对畸形在意程度：比较在意。

治疗要求：较高。

心理状态：良好。

现病史：18、28、38、48 存在；16、26、36、46 已做窝沟封闭。

2016.08.20 初诊：口内照

·口腔卫生一般。

·25 正锁𬌗。

·Spee 曲线：2.5mm。

·覆𬌗：6mm。

·覆盖：10mm。

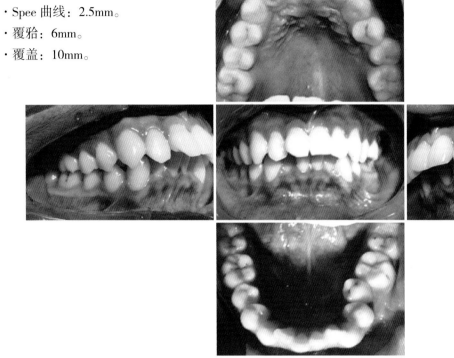

2016.08.20 初诊：模型分析

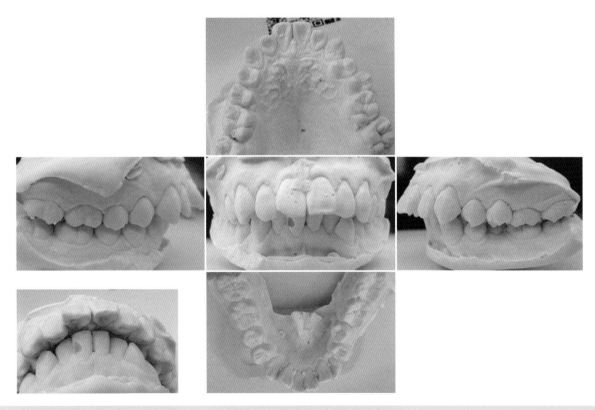

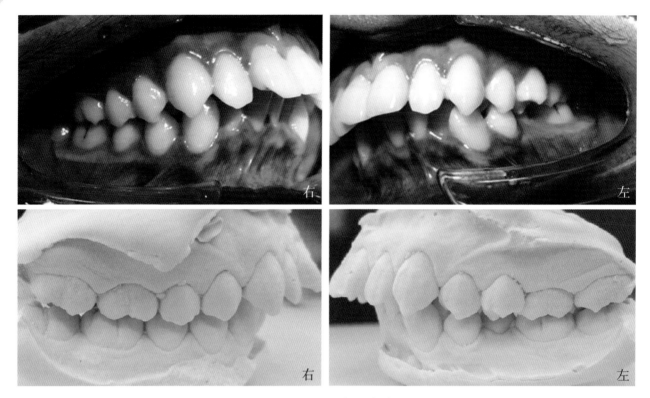

右侧咬合关系：

·磨牙远中关系。

·尖牙远中关系。

左侧咬合关系：

·磨牙远中关系。

·尖牙远中关系。

·25 正锁𬌗关系。

上颌应有长度：103.5mm；上颌现有长度：101.5mm。

下颌应有长度：96mm；下颌现有长度：90mm。

拥挤度：上颌 2mm；下颌 6mm。

前牙覆𬌗：6mm；覆盖：10mm。

后牙覆𬌗、覆盖：25 正锁𬌗。

Spee 曲线：2.5mm。

前牙 Bolton 比：81.1%（78.36 ± 2.18）。

全牙 Bolton 比：90.9%（90.99 ± 1.70）。

颞下颌关节功能检查：

·功能基本正常。

·无弹响。

·关节区无压痛。

·开口型和开口度正常。

2016.08.20 初诊：全口曲面体层片

· 18、28、38、48 存在，牙槽骨水平基本正常。

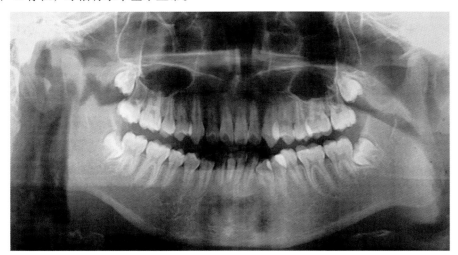

2016.08.20 初诊：X 线侧位片及头影测量数据分析

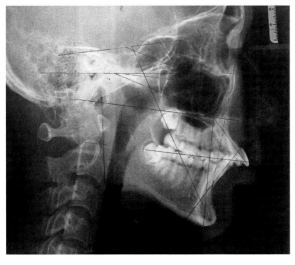

· 上下颌骨相对颅骨发育不够。

· 低角。

· 上下前牙唇倾明显。

	测量指标	参考值	测量值
骨组织及面高	SNA（°）	84±3	77.5 ↓
	SNB（°）	80±3	71 ↓
	ANB（°）	4±2	6.5
	SN-MP（°）	35±4	29 ↓
	S-Go/N-Me（%）	67±4	70
	ANS-Me/N-Me（%）	53±2	56 ↑
	Y 轴角（°）	65±3	65
牙及牙槽软组织	U1-L1（°）	121±9	105 ↓
	U1-SN（°）	73±6	62 ↓
	L1-MP（°）	95.42±4.69	105 ↑
	UL-EP（mm）	2±2	0.7
	LL-EP（mm）	3±3	3.2
	Z 角（°）	69±5	60 ↓

🦷 诊断设计

诊断

1. 安氏Ⅱ类。
2. 骨性Ⅱ类。
3. 深覆𬌗、深覆盖。

矫治计划

1. 采用全同步带状弓矫治技术治疗。
2. 拔除 14、24、35、45。
3. 内收并压低上前牙。
4. 排齐下前牙。
5. 尽量做到正常的覆𬌗、覆盖。

🦷 矫治过程

2016.08.20 初诊

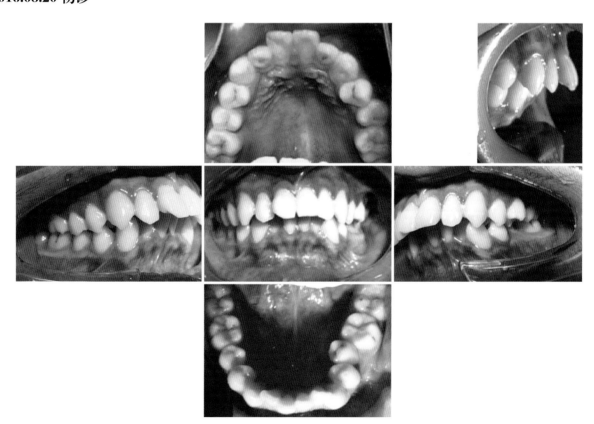

2016.08.28 初装

· 上下颌使用 0.022 英寸 × 0.016
英寸热激活带状弓丝。
· 用 3/8 橡皮圈进行Ⅱ类牵引。

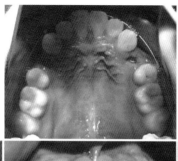

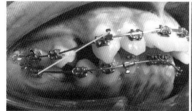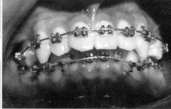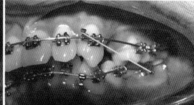

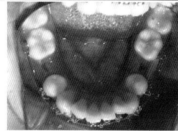

2016.09.24 复诊（第 1 次）

· 原热激活带状弓丝，扎紧。
· 用 3/8 橡皮圈进行Ⅱ类牵引。

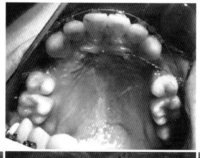

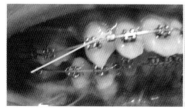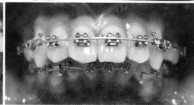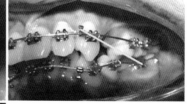

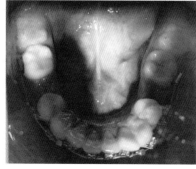

2016.11.13 复诊（第 2 次）

· 上下更换 0.025 英寸 ×0.017 英寸超弹镍钛带状弓丝。

· 用 3/8 橡皮圈进行 II 类牵引。

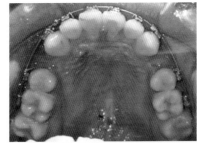

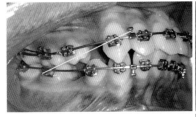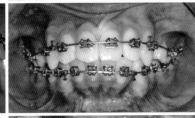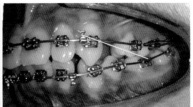

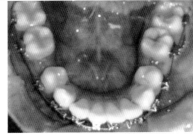

2017.01.24 复诊（第 3 次）

· 上下更换 0.025 英寸 ×0.017 英寸不锈钢带状弓丝。

· 加大摇椅曲。

· 用 3/8 橡皮圈进行颌内牵引。

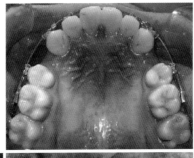

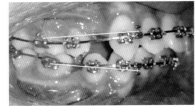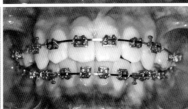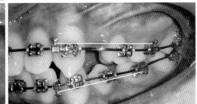

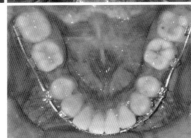

2017.03.11 复诊（第 4 次）

· 原不锈钢带状弓丝，扎紧。
· 用 3/8 橡皮圈进行颌内牵引。

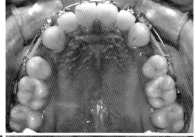

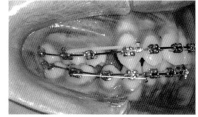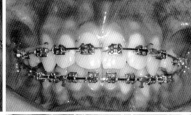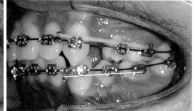

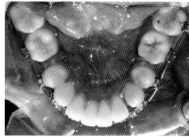

2017.05.13 复诊（第 5 次）

· 原弓丝，扎紧。
· 继续用 3/8 橡皮圈进行颌内牵引。

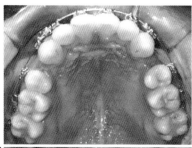

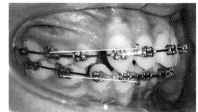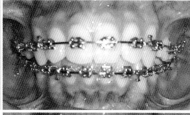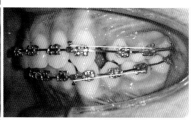

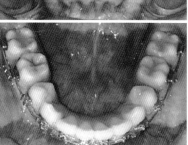

2017.07.02 复诊（第 6 次）

· 上下用不锈钢带状弓丝弯制理想弓。

· 用 3/8 橡皮圈进行颌内牵引及前牙斜牵引。

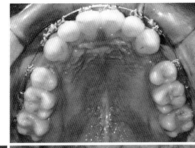

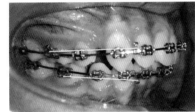 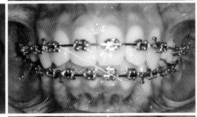 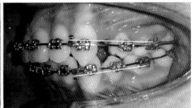

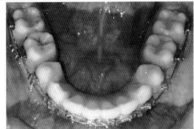

2017.09.02 复诊（第 7 次）

· 原弓丝，扎紧，继续用 3/8 橡皮圈进行颌内牵引，斜牵引（每两天一换）。

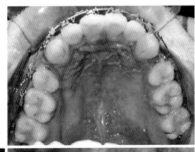

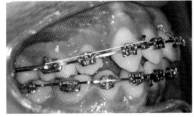 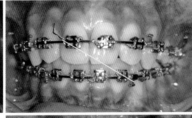 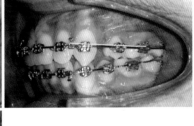

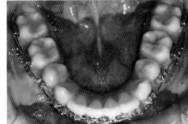

2017.10.01 复诊（第8次）

· 原弓丝，扎紧，用 3/8 橡皮圈
进行颌内牵引，分别在 15、16，
25、26 之间植入支抗钉，将 15、
25 分别与同侧支抗钉结扎在一
起。

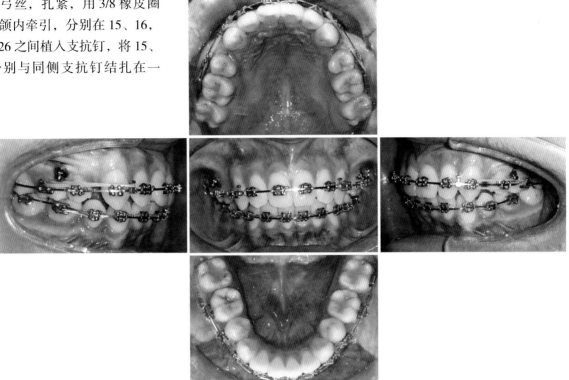

2017.10.01 复诊：全口曲面体层片、X 线侧位片

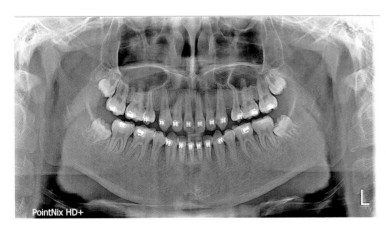
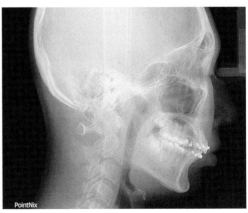

2017.12.16 复诊（第 9 次）

- 原弓丝，扎紧。
- 加用 1/4 橡皮圈进行颌内牵引。

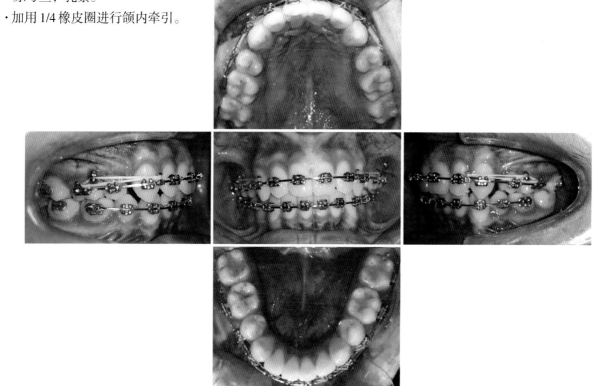

2018.06.09 结束（第 10 次）

- 拆除矫治器。

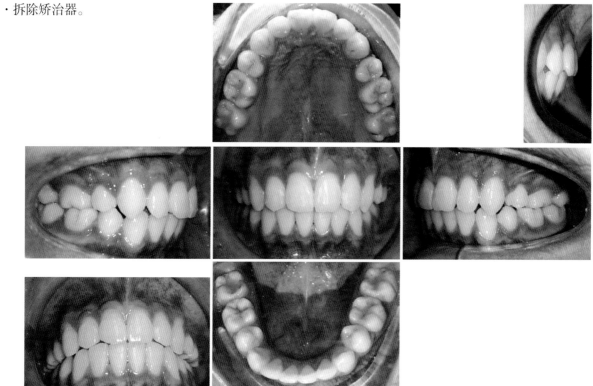

术前、术后全口曲面体层片对比

2016.08.20 术前　　　　　　　　　　　　2018.06.09 术后

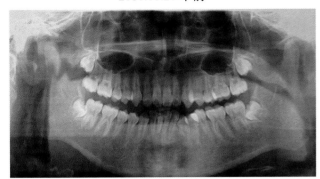 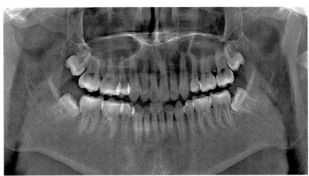

术前、术后 X 线侧位片对比

2016.08.20 术前　　　　　　　　　　　　2018.06.09 术后

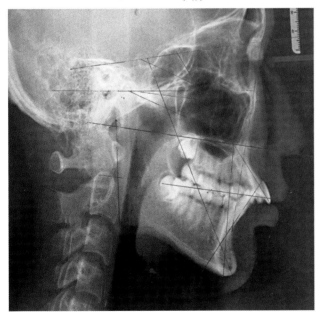 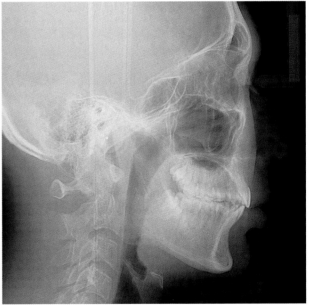

矫治过程颜面照对比

| 2016.08.20 初诊 | 2017.01.24 复诊 | 2017.08.02 复诊 | 2018.06.09 结束 |

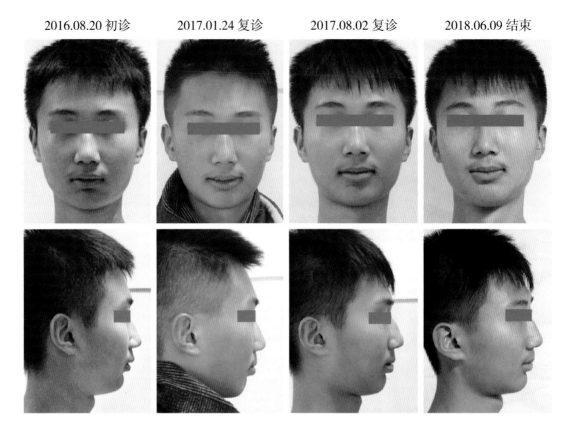

矫治体会

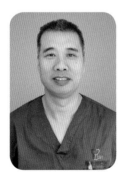

主诊医生：林世辉

1. 全同步带状弓能很好地打开咬合，摇椅加轻力牵引能够很好地实现压低和内收上前牙同时产生自动转矩过程。

2. 下牙间隙比上牙间隙早关闭，可能与患者没有及时换橡皮圈有关，还有可能与上前牙内收同时牙根腭侧移动，要等待根尖周骨改建有关。

专家点评

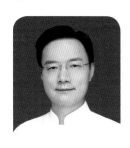

点评专家：武俊杰

点评：

本病例为一例运用全同步带状弓技术Ⅱ类托槽结合Ⅱ类牵引完成的Ⅱ类低角伴深覆𬌗、深覆盖的正畸掩饰类治疗，治疗明显改善了患者的咬合关系及侧貌，尤其是36、37、46、47的近中整体移动很完美。

该主诊医生熟悉全同步带状弓矫治器的特性，较好地完成了一例高难度病例的矫治，值得初学者学习和借鉴。

建议：

（1）照片拍摄技术有待提高，建议学习标准化的拍摄。

（2）建议完善颞下颌关节的检查，因为Ⅱ类患者很容易有关节的问题，Ⅱ类患者应该在初诊时明确关节在关节窝中的位置。

（3）患者为骨性Ⅱ类、下颌后缩、颏唇沟深，应提供正畸－正颌联合治疗方案供患者选择。

（4）若双侧髁突处于后退位，可尝试导下颌向前，之后再拔除4颗第一前磨牙。

（5）在第8次复诊时植入了种植支抗，在本病例中是否必要有待商榷。

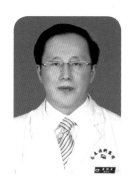

点评专家：鲁明星

点评：

该病例为骨性Ⅱ类，深覆𬌗、深覆盖患者，矫治前基本信息采集较为完整，口内、口外照片收集较全面，模型分析中分别对牙齿拥挤度、Bolton比、Spee曲线及覆𬌗、覆盖情况进行了详细测量，加强了病例的完整度；影像部分头影测量对骨组织、牙齿及软组织进行了较为全面的分析，更加明确了患者存在的一些问题。诊断部分对骨性问题、牙性问题及软组织问题作出了正确诊断。

整个矫治过程较为高效，前期配合Ⅱ类牵引打开咬合，用时两个半月即达到较好的效果，随后使用颌内牵引关闭拔牙间隙。矫治结束后，磨牙基本达到中性关系，口内上下颌中线对齐，深覆𬌗、深覆盖问题已解决，病例完成较好。

建议：

（1）在该病例分析展示中尚存在一些不足，病例采集时正面像部分情况描述准确性有待加强，图片中可见面部左右侧不对称，颏部偏左，双侧嘴角高度微笑时不对称。模型分析部分对牙弓应有长度和牙弓现有长度的描述用词不完整，易造成误解；头影测量针对定点准确性应加强；诊断时应结合资料采集将牙齿拥挤等问题给予补充。

（2）第二次复诊时下颌间隙左侧已关闭约1/2，右侧关闭约1/3；第三次复诊时，上下颌更换不锈钢带状弓丝，配合Ⅰ类牵引关闭间隙，但此时覆盖仍较深，应考虑先调整前牙覆盖到正常，再考虑继续关闭下颌间隙；矫治过程中前期中线维持较好，但在第四次复诊时32、33间出现间隙，此时应加强对中线的控制，避免后期出现中线不齐问题，造成牙齿往复移动。

（3）矫治结束后值得思考的是23、25间剩余约1mm间隙，这也提示该病例在内收过程中，应注意前牙转矩的控制避免前牙发生过度内倾。

病例 11
安氏Ⅱ类1分类、骨性Ⅱ类、重度拥挤、
后牙锁殆病例一例

主诊医生　　谢宾宾　福州市鼓楼区晶美口腔门诊部

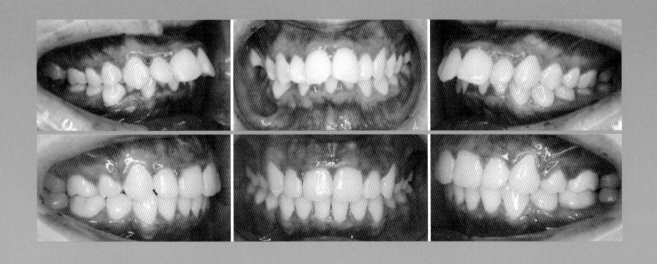

🦷 检查分析

患者：女，22 岁。

主诉：嘴突和牙齿不齐。

既往史：否认全身系统性疾病病史；否认牙齿或颌骨外伤史；否认乳牙或恒牙拔牙。

社会行为史：正常。

对畸形在意程度：强烈。

治疗要求：改变突度。

心理状态：渴望。

不良习惯：有咬下唇的习惯。

2018.03.03 初诊：颜面照

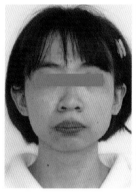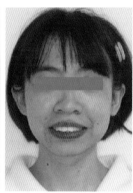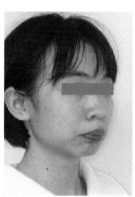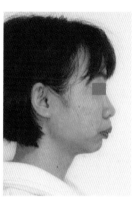

2018.03.03 初诊：口内照

· 深覆𬌗、深覆盖。

· 上颌轻度拥挤，下颌重度拥挤。

· 17、47 锁颌。

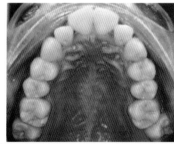

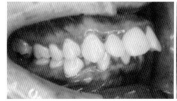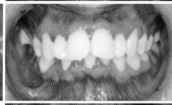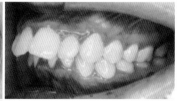

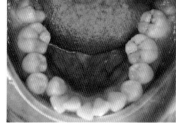

颞下颌功能检查：关节髁状突形态异常，关节无疼痛，无不适。

模型分析

1. 拥挤度：上颌 3mm；下颌 8mm。

2. 覆𬌗：Ⅱ度。

3. 覆盖：11.5mm。

4. Bolton 指数：正常。

| 左脸对称 | 正貌 | 右脸对称 | 侧貌 |

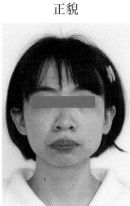 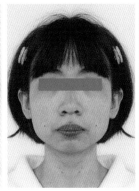 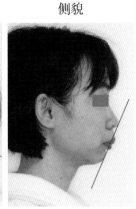

2018.03.03 初诊：全口曲面体层片、X 线侧位片

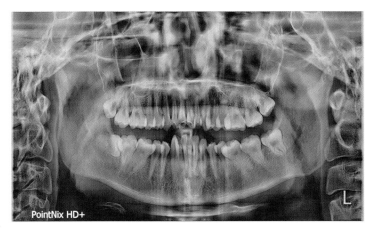 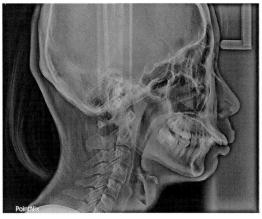

 诊断设计

诊断

1. 安氏Ⅱ类1分类错𬌗畸形。

2. 骨性Ⅱ类，均角。

矫治计划

方案一：正颌手术（患者及家属拒绝）。

方案二：固定矫治掩饰性治疗。

1. 改正不良口腔习惯。

2. 拔除 14、24、34、44 及 18、48（术中拔除 28、38）。

3. 采用全同步带状弓托槽矫治（Ⅱ类托槽）。

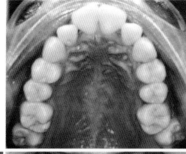

矫治过程

2018.03.03 初诊

- 深覆𬌗、深覆盖。
- 上颌轻度拥挤，下颌重度拥挤。
- 17、47 锁𬌗。

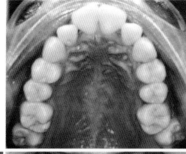

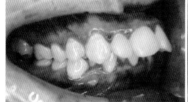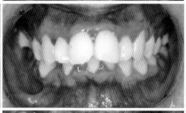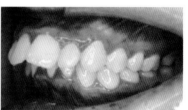

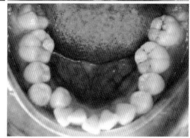

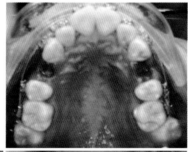

2018.03.20 初装

- 上下牙列全同步带状弓托槽粘接（Ⅱ类托槽）。
- 上下颌均使用0.022英寸 × 0.016英寸热激活带状弓丝结扎。
- Ⅱ类牵引，使用3/8橡皮圈（3.5盎司），力量约80g。

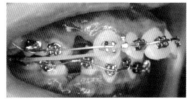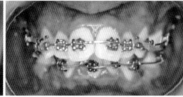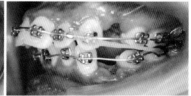

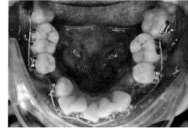

2018.04.24 复诊（1 个月）

- 口腔卫生较差，对患者进行宣教。
- 上下原弓丝重新结扎。
- 继续Ⅱ类牵引，使用 3/8 橡皮圈，力量约 80g。

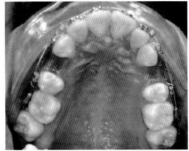
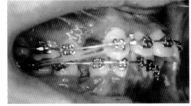
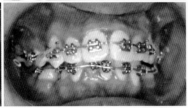
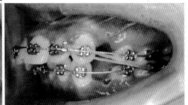
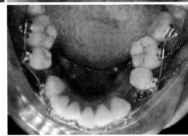

2018.05.30 复诊（2 个月）

- 上颌更换 0.025 英寸 × 0.017 英寸超弹镍钛带状弓丝。
- Ⅱ类牵引，使用 5/16 橡皮圈，力量约 80g。

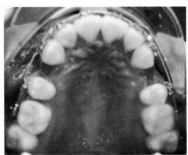
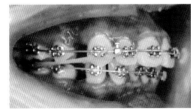
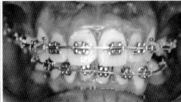
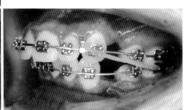
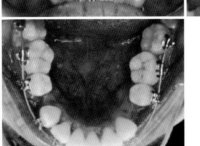

2018.07.07 复诊

· 下颌更换 0.025 英寸 × 0.017 英寸超弹镍钛带状弓丝。
· 37、47 粘接舌侧扣，跨颌交互牵引，使用 1/4 橡皮圈（力量约 80g）。
· Ⅱ类牵引，使用 5/16 皮筋，力量约 80g。

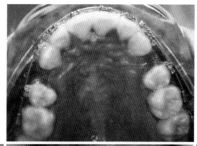

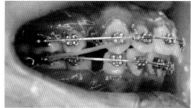 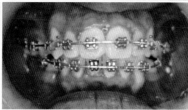 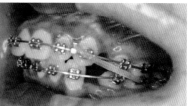

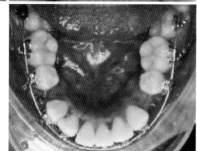

2018.08.12 复诊

· 36 颊面管丢失，重新粘接。
· 上颌更换 0.025 英寸 × 0.017 英寸不锈钢带状弓丝。
· Ⅱ类牵引（5/16 橡皮圈）+ 跨颌牵引（1/4 橡皮圈）。

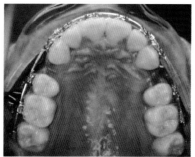

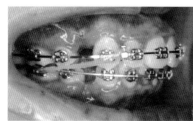 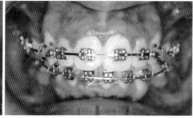 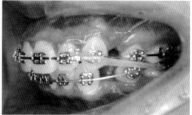

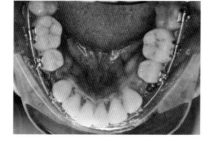

2018.09.04 复诊

· 调整上下颌弓丝。
· Ⅱ类牵引（5/16 橡皮圈，力量约 80g）+ 下颌颌内牵引（1/4 橡皮圈，力量约 80g）。

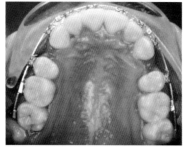

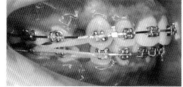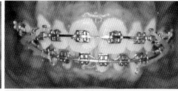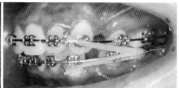

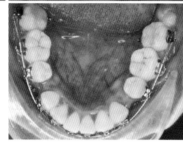

2018.09.04 复诊：颜面照

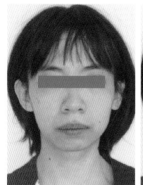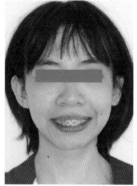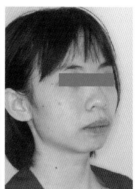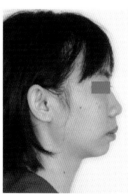

2018.09.04 复诊：全口曲面体层片、X 线侧位片

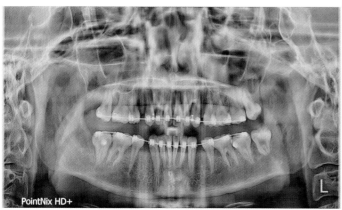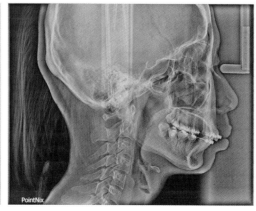

2018.09.26 复诊

· 36 颊面管丢失，重新粘接。

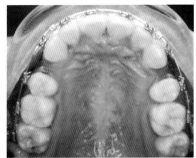

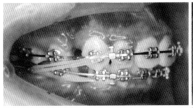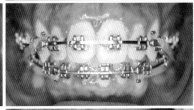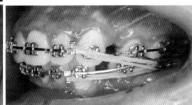

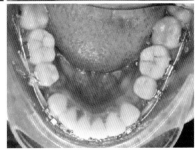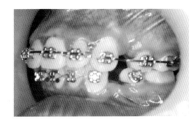

2018.10.08 复诊

· 下颌更换 0.025 英寸 × 0.017 英寸不锈钢带状弓丝。
· Ⅱ类牵引，使用 5/16 橡皮圈。

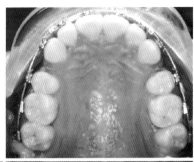

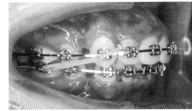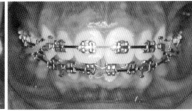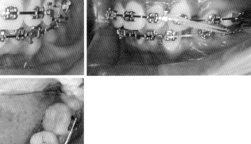

2018.11.20 复诊

· 调整上下颌弓丝。
· Ⅱ 类牵引（5/16 橡皮圈）+ 下
颌颌内牵引（1/4 橡皮圈）。

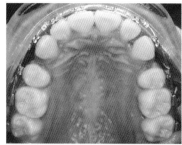

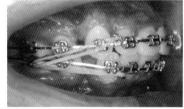 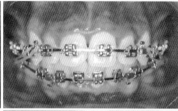 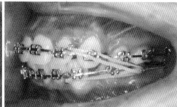

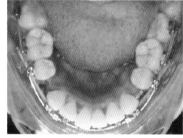

2018.11.20 复诊：颜面照

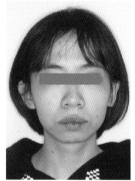 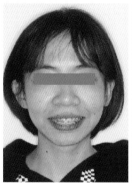 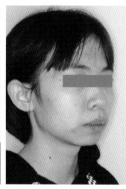 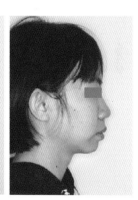

2018.11.20 复诊：全口曲面体层片、X 线侧位片

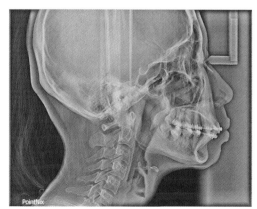 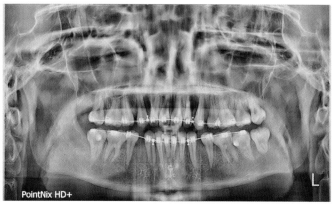

2019.01.08 复诊

· 36 颊面管重新定位。
· 下颌更换 0.022 英寸 ×0.016 英寸热激活带状弓丝扎紧。
· 上下颌颌内牵引，使用 1/4 橡皮圈。

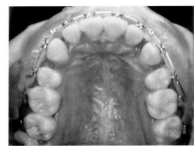

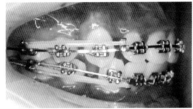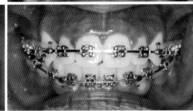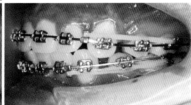

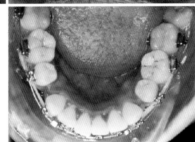

2019.01.08 复诊：全口曲面体层片、X 线侧位片

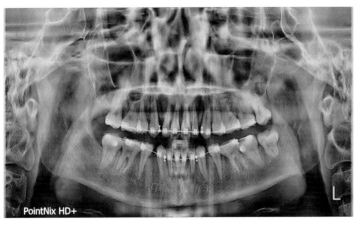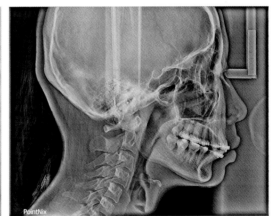

2019.02.16 复诊

· 下颌更换 0.025 英寸 ×0.017 英寸超弹镍钛带状弓丝。

· 上下颌颌内牵引，使用 3/16 橡皮圈。

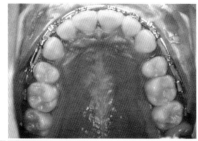

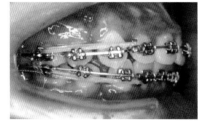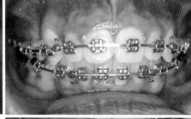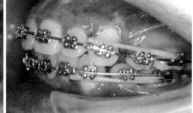

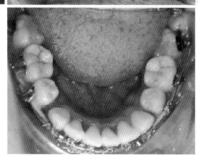

2019.03.23 复诊

· 下颌更换 0.025 英寸 ×0.017 英寸不锈钢带状弓丝。

· 上下颌颌内牵引（3/16 橡皮圈）+ 27、37 跨颌牵引（3/16 橡皮圈）。

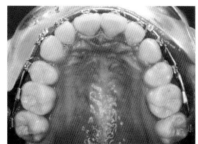

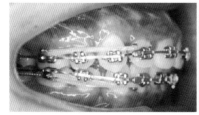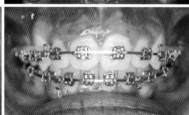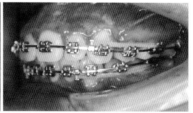

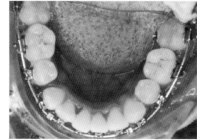

2019.04.27 复诊

· 调整上下颌弓丝，扎紧。
· 上下颌颌内牵引，使用 3/16 橡
皮圈。

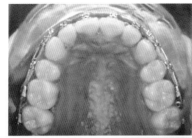

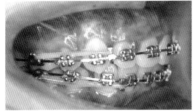
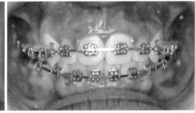
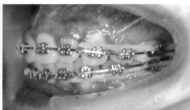

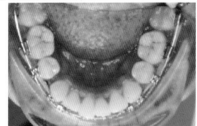

2019.07.23 复诊

· 出现前牙开𬌗。
 – 改正不良吞咽习惯。
 – Ⅱ类牵引，使用 1/4 橡皮圈。

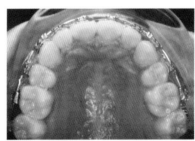
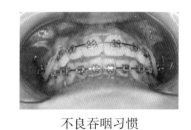

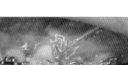

不良吞咽习惯

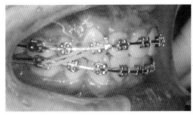
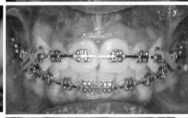

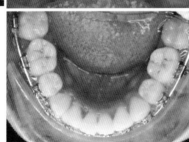

2019.08.27 结束

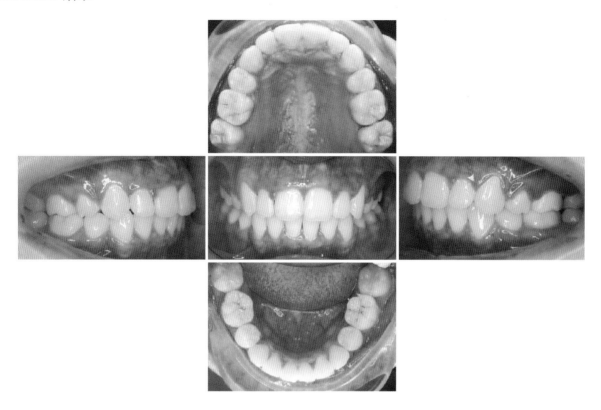

2019.08.27 结束：颜面照

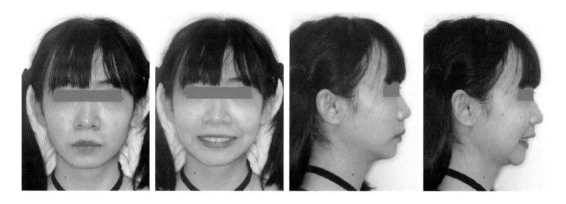

2019.08.27 结束：全口曲面体层片、X 线侧位片

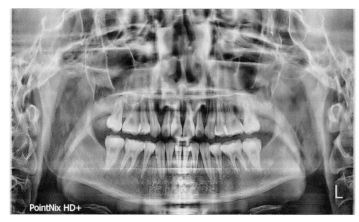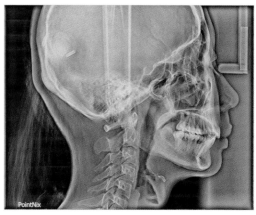

术前、术后头影测量数据分析

术前 ————
术后 ————

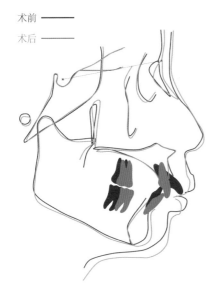

	测量指标	参考值	术前	术后
骨组织及面高	SNA（°）	83.77 ± 2.8	85.6	83.3
	SNB（°）	79.98 ± 2.98	76	75.6
	ANB（°）	3.79 ± 1.88	9.6	7.7
	FMA（FH-MP）（°）	26.0 ± 4.0	29.6	29.5
	Y轴角（°）	65.03 ± 3.89	67.9	69.1
	S-Go/N-Me（FHI）（%）	67.02 ± 3.97	61.84	65.21
	ANS-Me/N-Me（%）	53.05 ± 1.83	49.21	48.59
牙及牙槽软组织	U1-L1（°）	120.62 ± 9.12	97.9	124.3
	U1-SN（°）	107.46 ± 5.89	116.86	89.08
	L1-MP（°）	95.42 ± 4.69	102	106.84
	UL-EP（mm）	1.75 ± 1.87	3.91	0.35
	LL-EP（mm）	2.74 ± 2.21	5.26	0.78
	Z角（°）	69.46 ± 4.84	50.42	64.03
	Wits（mm）	0.0 ± 2.0	8.7	3.3

术前、术后 X 线描绘侧位片对比

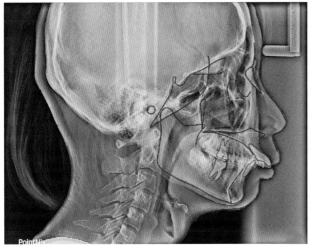

2018.03.03 术前

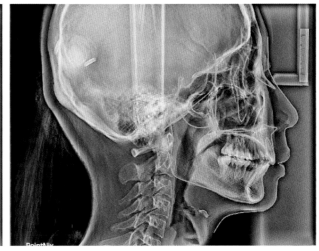

2019.08.27 术后

术前、术中、术后侧面相对

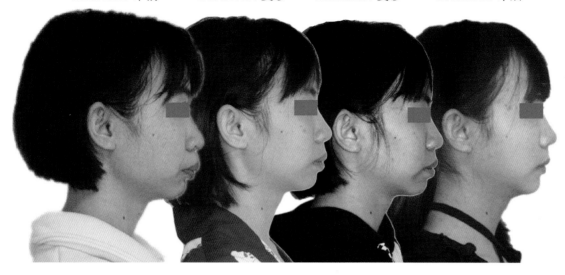

2018.03.03 术前　　2018.09.04 复诊　　2018.11.20 复诊　　2019.08.27 术后

　　　　2018.03.03 术前　　　　　　2019.08.27 术后

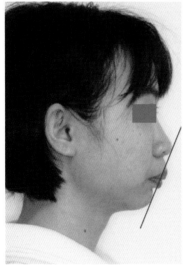 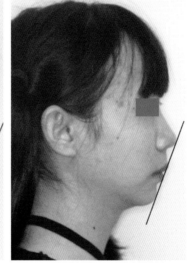

矫治体会

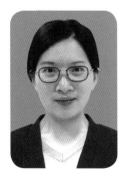

　　1. 全同步带状弓矫治技术可以早期牵引、排齐、内收同步进行，尽快减小覆盖，改善突度，建立患者的自信。

　　2. 疗程短，此患者用时17个月。

　　3. 操作简单，无需频繁更换弓丝，减少医生的临床操作。

主诊医生：谢宾宾

专家点评

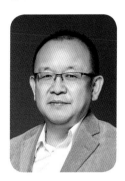

点评专家：马晨麟

点评：

该病例采用全同步热激活带状弓丝，轻力（力量＜100g）Ⅱ类牵引，扭转严重的牙齿利用托槽上的竖管结扎弓丝，排齐牙列的同时即可内收，改善覆盖关系。摇椅型弓丝在内收同时压低前牙，避免"钟摆效应"。基本排齐后用0.025英寸×0.017英寸超弹镍钛带状弓丝进一步排齐并控制转矩，逐步更换至0.025英寸×0.017英寸不锈钢带状弓丝关闭间隙，内收压低转矩同步进行，缩短疗程。全程使用轻力Ⅱ类牵引，节约支抗，最终获得较好的牙弓形态及面部形态。

建议：

上颌如果采用强支抗，可最大限度地内收上前牙，减少前牙唇向开展，以获得更稳定的前牙代偿关系。

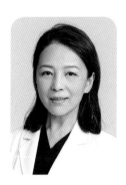

点评专家：郭泾

点评：

该病例利用全同步带状弓系统对骨性Ⅱ类拔牙患者的上前牙转矩进行了很好的控制，从而达到了非常理想的治疗效果。

建议：

对于骨性Ⅱ类1分类错𬌗畸形患者的诊断分析，尤其是需要设计减数拔牙的正畸治疗，建议初诊分析中可加以关注患者的颞下颌关节问题以及上气道的生理健康。建议术前分析患者睡眠呼吸问题，拍摄CBCT测量气道容积及观察髁突位置和形态，以评估治疗结果的稳定性。

病例 12
安氏Ⅱ类1分类、骨性Ⅱ类病例一例

主诊医生　肖超　品识口腔连锁

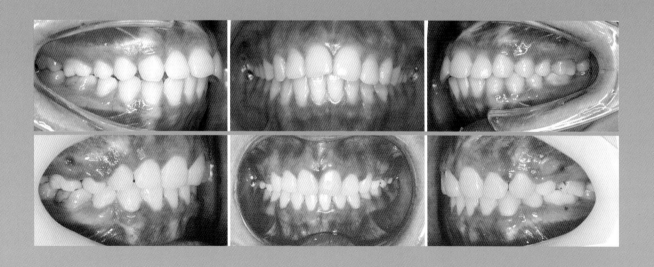

检查分析

患者：女，15岁。

主诉：牙突面突。

患者情况：

· 上下唇十分紧张。

· 唇齿关系基本正常，患者有严重露龈笑。

· 凸面型，颏部紧张，无明显形态。

· 性格内向。

初诊：颜面照

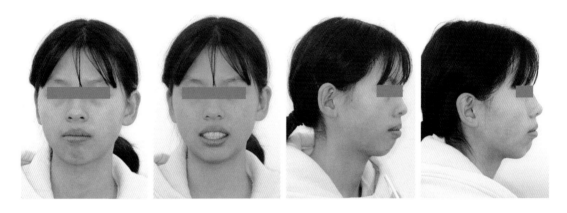

口内照

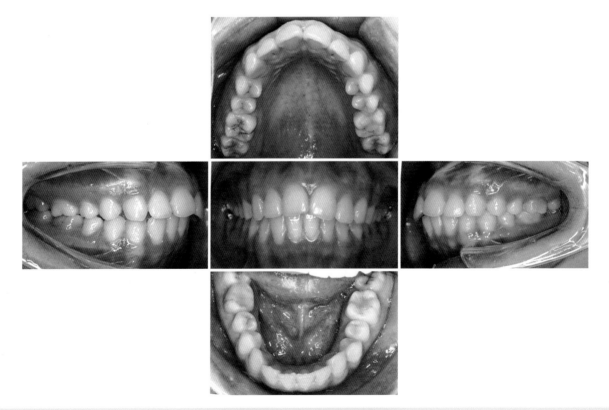

初诊：模型分析

1. 前牙 Bolton 比：正常。
2. 上下牙弓无拥挤。
3. Spee 深度：各 2mm。
4. 浅覆𬌗、浅覆盖。

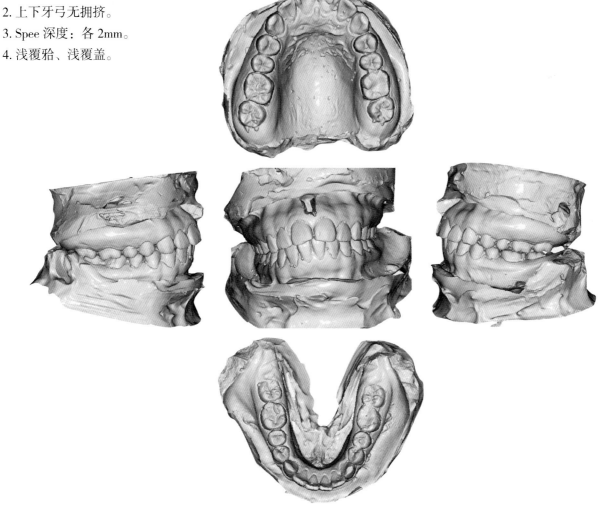

初诊：全口曲面体层片、X 线侧位片

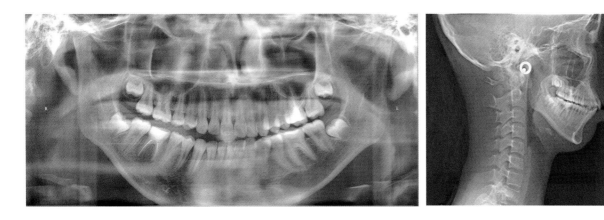

初诊：X 线侧位片描绘图及头影测量分析

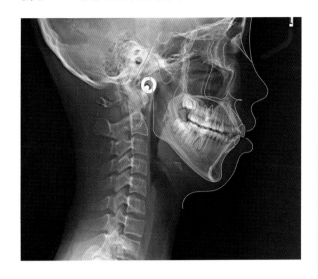

测量指标		参考值	术前
骨组织及面高	SNA（°）	83.77 ± 2.8	84.91
	SNB（°）	79.98 ± 2.98	78.81
	ANB（°）	3.79 ± 1.88	6.1
	SN-MP（°）	34.85 ± 4.09	40.7
	Y 轴角（°）	65.03 ± 3.89	64.53
	S-Go/N-Me（%）	67.02 ± 3.97	63.58
	ANS-Me/N-Me（%）	53.05 ± 1.83	55.7
牙及牙槽	U1-L1（°）	120.62 ± 9.12	114.79
	U1-SN（°）	107.46 ± 5.89	113.36
	L1-MP（°）	95.42 ± 4.69	91.16
软组织	UL-EP（mm）	1.75 ± 1.87	1.33
	LL-EP（mm）	2.74 ± 2.21	6.84
	Z 角（°）	69.46 ± 4.84	67.21

诊断设计

问题列表

　　1. 安氏 Ⅱ 类 1 分类亚类（左侧中性）。

　　2. 骨性 Ⅱ 类。

　　3. 凸面型。

　　4. 18、28、38、48 阻生。

矫治方案

　　方案一：18 周岁后进行正畸 – 正颌联合治疗。

　　方案二：代偿性拔牙治疗，拔除 14、24、34、44。

　　方案三：代偿性拔牙治疗，拔除 14、26、34、46。

　　患者选择方案二，并采用全同步带状弓矫正器与肌功能锻炼。

矫治过程

初诊

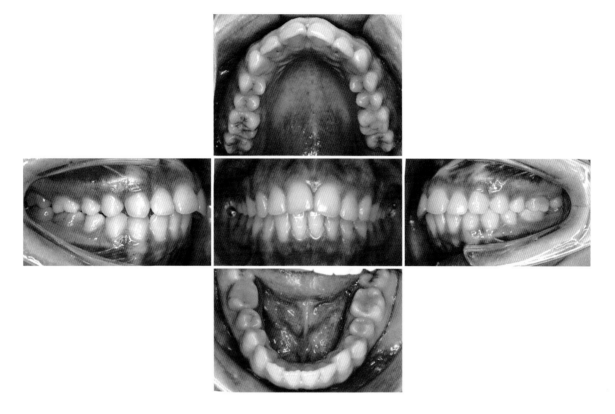

2018.01.22 初装

·拔除 14、24、34、44。

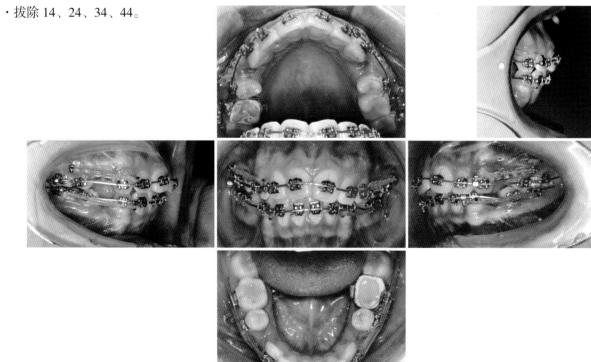

2018.03.17 复诊（1 个月）

·上下颌择机更换 0.025 英寸 × 0.017 英寸超弹镍钛带状弓丝。

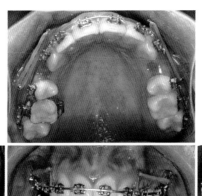
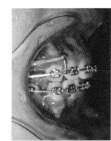
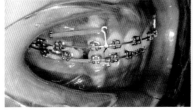
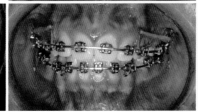
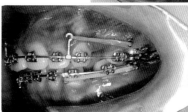
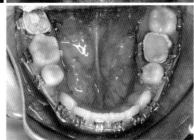

2018.06.08 复诊（4 个月）

·上下颌已于 4 月 22 日更换 0.025 英寸 × 0.017 英寸不锈钢带状弓丝。
·本次复诊保持原弓丝，持续观察。

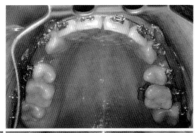
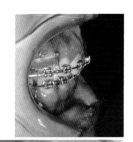
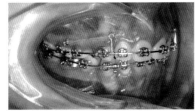
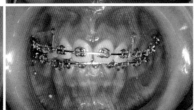
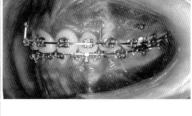
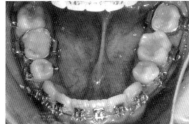

2018.06.08 复诊（4 个月）：颜面照

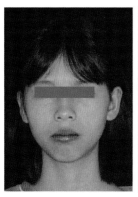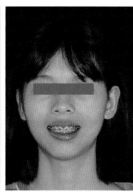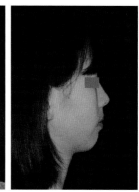

2018.11.04 复诊（9 个月）

·调整托槽。

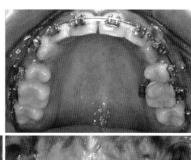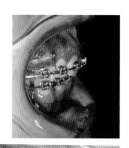

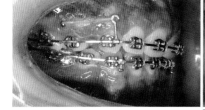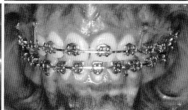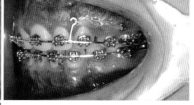

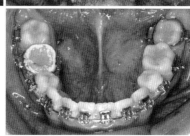

2018.11.04 复诊（9 个月）：颜面照

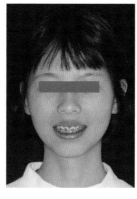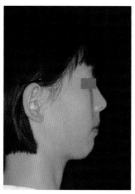

2019.04.05 复诊（13个月）：口内照

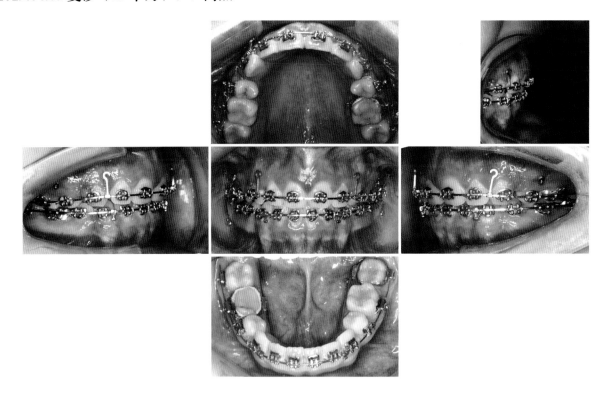

2019.04.05 复诊（13个月）：颜面照

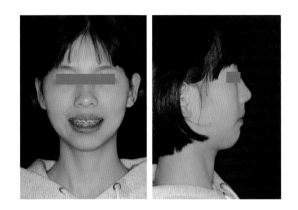

2019.08.12 复诊（16 个月）：口内照

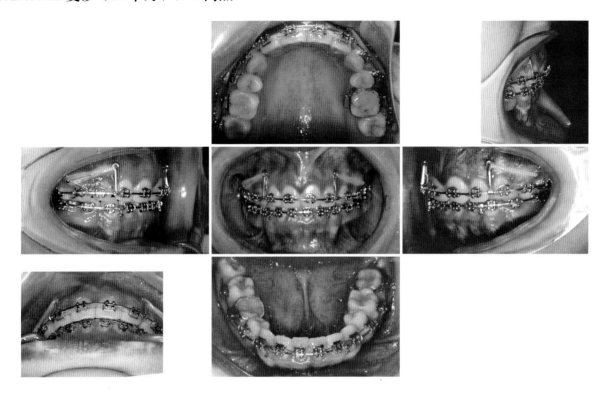

2019.08.12 复诊（16 个月）：颜面照

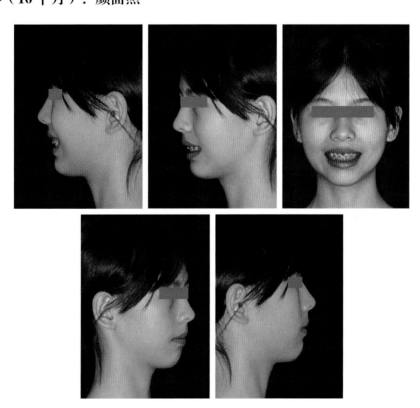

2019.09.14 复诊（17 个月）

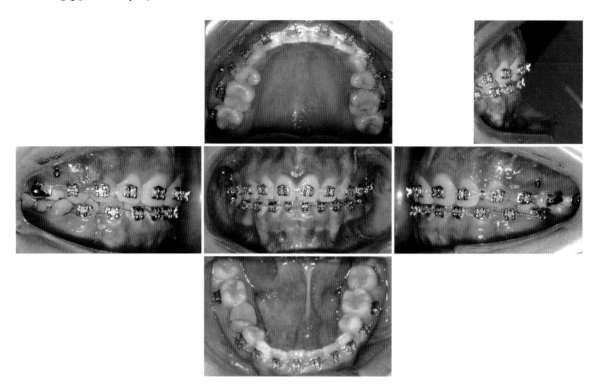

2020.04.27 结束（23 个月）

·原计划 2020 年 1 月拆除，因疫情防控推迟至 2020.4.27。

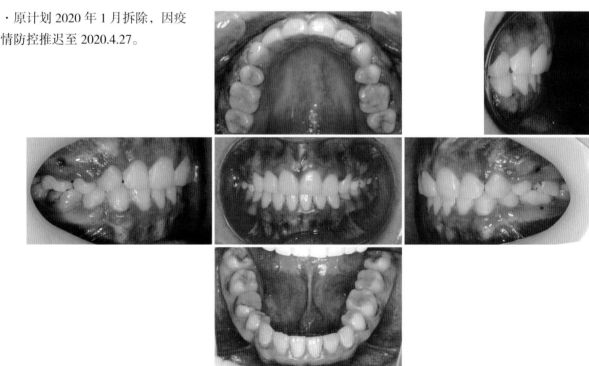

2020.04.27 结束（23 个月）：颜面照

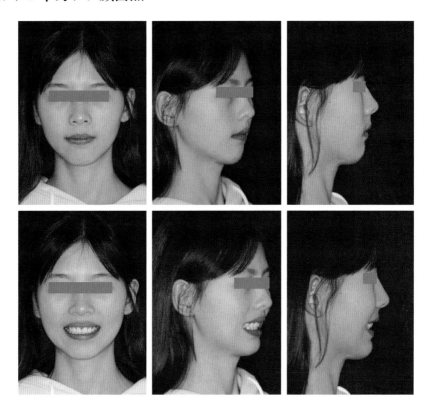

2020.04.27 结束（23 个月）：模型分析

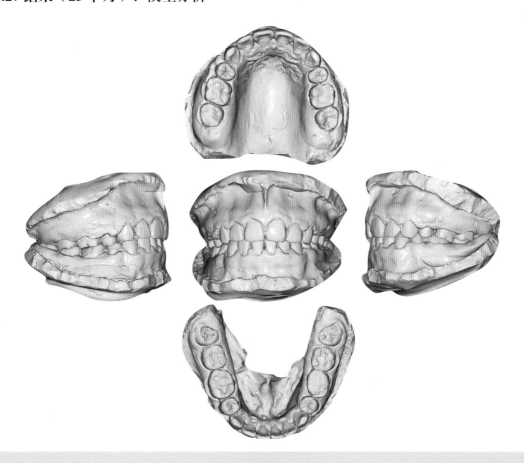

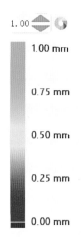

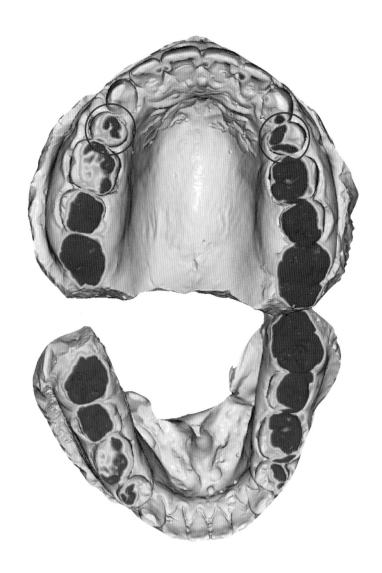

2020.04.27 结束（23 个月）：全口曲面体层片、X 线侧位片

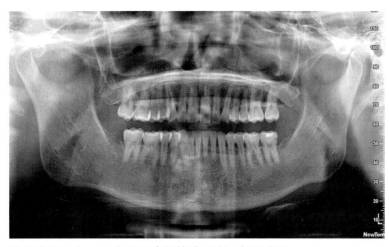

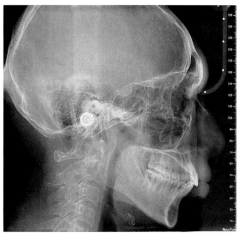

外院治疗口内，口内医生建议等待观察，暂无症状。

2020.04.27（23 个月）关节 X 线片

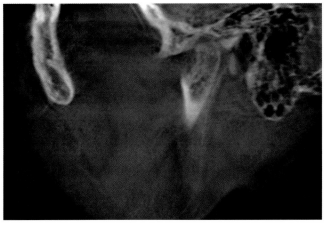 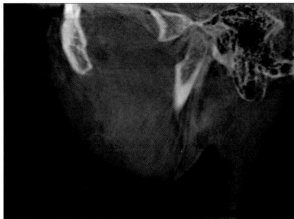

术前、术后 X 线侧位片描绘图

2018.01.22 术前　　　　　　　　　　2020.04.27 术后

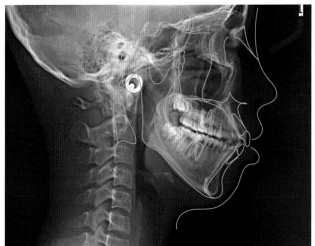 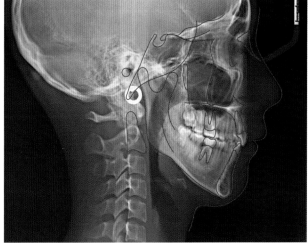

术前、术后侧位描绘重叠图

术前 ——
术后 ——

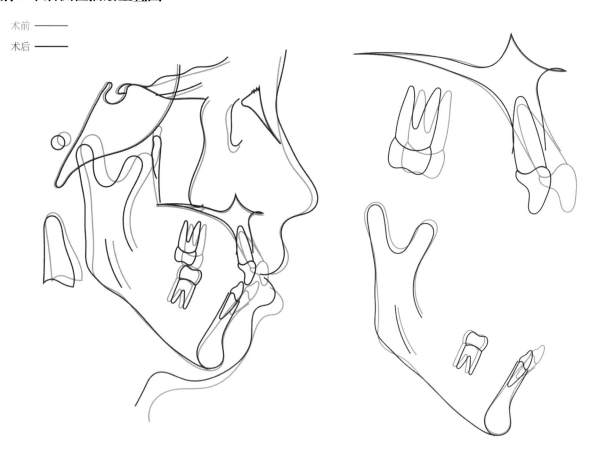

术前、术后头影测量数据分析对比

	测量指标	参考值	术前	术后
骨组织及面高	SNA（°）	83.77 ± 2.8	84.91	82.52
	SNB（°）	79.98 ± 2.98	78.81	78.98
	ANB（°）	3.79 ± 1.88	6.1	3.54
	SN-MP（°）	34.85 ± 4.09	40.7	39.08
	Y轴角（°）	65.03 ± 3.89	64.53	63.72
	S-Go/N-Me（%）	67.02 ± 3.97	63.58	64.37
	ANS-Me/N-Me（%）	53.05 ± 1.83	55.7	56.74
牙及牙槽	U1-L1（°）	120.62 ± 9.12	114.79	127
	U1-SN（°）	107.46 ± 5.89	113.36	104.9
	L1-MP（°）	95.42 ± 4.69	91.16	89.5
软组织	UL-EP（mm）	1.75 ± 1.87	1.33	-0.93
	LL-EP（mm）	2.74 ± 2.21	6.84	0.25
	Z角（°）	69.46 ± 4.84	67.21	70.86

术前、术后口内照对比

2018.01.22 术前

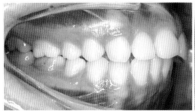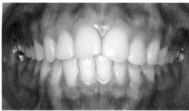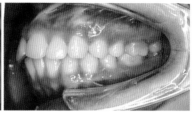

2020.04.27 术后

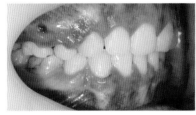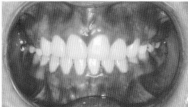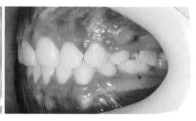

2018.01.22 术前

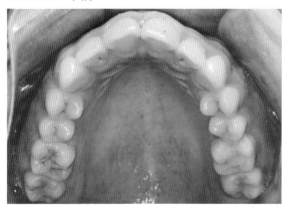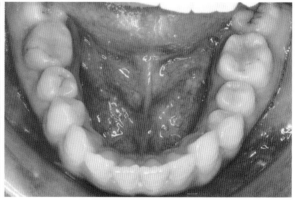

2020.04.27 术后

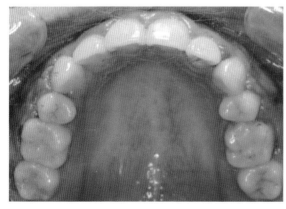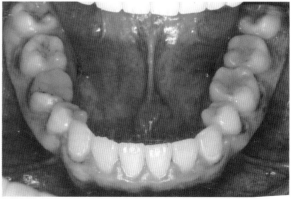

术前、术后颜面照对比

2018.01.22 术前　　2020.04.27 术后　　2018.01.22 术前　　2020.04.27 术后

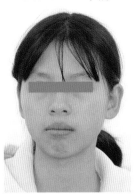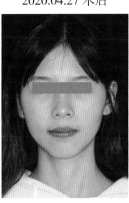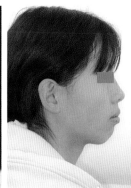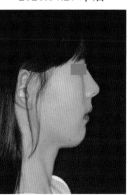

术前、术中、术后侧面照对比

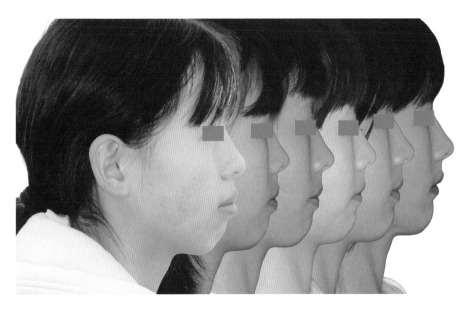

矫治体会

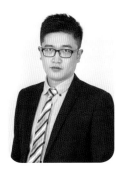

1. 选择正畸 – 正颌联合治疗依然是最好的解决方案。
2. 该患者 S 点靠下，P 点靠下，影响了头影测量数值的判断。

主诊医生：肖超

专家点评

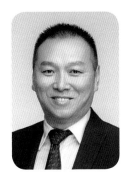

点评专家：米丛波

点评：

这是一例骨性Ⅱ类的患者，拒绝成年后正颌手术治疗，单纯采用全同步带状弓矫治技术从"凸变"实现"突变"，治疗有相当大的挑战。治疗后患者面型和咬合关系改善明显，病例完成度高，面型突度改善很大，前牙的唇舌倾斜度和 tip 控制很好，展现了主诊医生的正畸水平。患者矫治后颜面更加美观自然，种植体支抗也在该病例中得到灵活应用。

建议：

（1）肖医师的硕士学位论文是有关全同步矫治技术的生物力学研究，在讨论部分可将研究结果结合病例分析与读者分享。

（2）2018 年 3 月 17 日的口内照中 26 牙带环有腭管，病例中应加以说明。

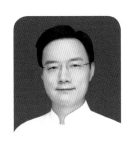

点评专家：武俊杰

点评：

该病例为一例骨性Ⅱ类，安氏Ⅱ类 1 分类，浅覆𬌗、浅覆盖青少年女性患者，患者为凸面型。

矫治方案有正畸 – 正颌治疗及拔牙矫治，最终选择拔除 14、24、34、44牙，改善凸面型，运用全同步带状弓技术高效转矩、控根的能力，排齐牙列，关闭拔牙间隙，内收上下前牙，最终达到上中线协调，磨牙、尖牙咬合关系良好的病例效果，凸面型完全纠正，侧貌改善巨大。

建议：

（1）该患者龋坏较多，口腔健康宣教应高度重视。

（2）该病例未展示术前的关节 CBCT，未与术后关节片显示的问题进行对比分析。

（3）前牙内收过于直立，上颌使用种植支抗有待商榷。

（4）检查部分提示患者术前有严重露龈笑，但照片并未呈现，矫治过程中对于上前牙垂直向的控制应加以说明。

病例 13
安氏II类1分类、骨性II类、非拔牙病例一例

主诊医生　　朱博武　兰州大学口腔医院

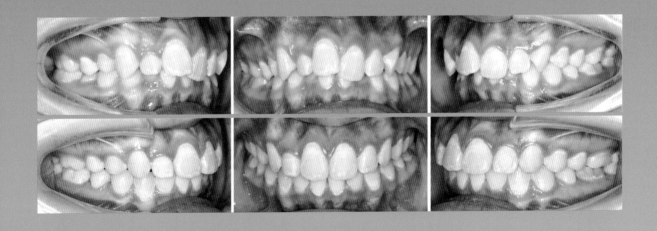

🦷 检查分析

患者：女，15岁。

主诉：牙齿不齐要求矫治。

现病史：患者自觉牙齿不齐，遂来我院就诊。

既往史：否认系统性病史，包括鼻、呼吸道、腺样体等器质性病变；否认咬物、张口呼吸、夜磨牙等不良习惯。

家族史：无遗传病史。

2019.08.18 初诊：颜面照

正面观：颌面部左右对称，颏部无偏斜，面部垂直向比例协调。

微笑观：笑弧正常。

侧面观：凸面型，上唇突（ULA-TVL=4.5mm，ULA-Eline =1mm），下唇突（LLA-TVL=1.5mm，LLA-Eline = 3mm）颏部后缩（Pos-TVL=-7mm）。

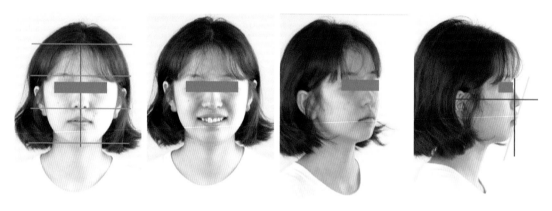

2019.08.18 初诊：口内照

1. 恒牙列 17~27，37~47。

2. 前牙覆𬌗最大处 7mm，覆盖最大处 5mm。

3. 右侧尖牙、磨牙 Ⅱ 类关系，左侧磨牙中性关系。

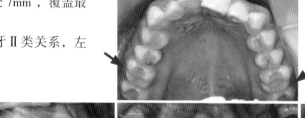
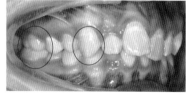
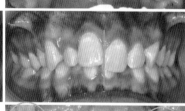
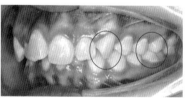

4. 上中线与面中线对齐。

5. 16、26、15 牙𬌗面浅龋。

6. 36、37、46、47 牙𬌗面树脂充填。

模型分析

1. 拥挤度：上颌 2mm；下颌 3mm。

2. Spee 曲线：左侧 2.5mm；右侧 2.5mm。

3. Bolton 比：前牙比 78.5%；全牙比 91.7%。

4. 前牙覆𬌗（最大处）7mm；覆盖（最大处）5mm。

临床检查

颞下颌关节检查：开口度三横指，开口型无偏斜，关节无疼痛、无弹响、无杂音。

舌体检查：舌体活动自如，舌系带位置正常。

口腔黏膜：色泽正常，质地柔韧，龈缘无红肿。

扁桃体检查：无肿大。

气道检查：通畅。

鼻部检查：鼻通气正常。

2019.08.18 初诊：全口曲面体层片

1. 恒牙列期。

2. 18、38、48 牙胚均存在，17 充填术后，36RCT 术后。

3. 双侧下颌升支、体部长度相同，无明显偏斜。

4. 双侧髁状突形态未见明显异常。

5. 上颌窦未见明显异常。

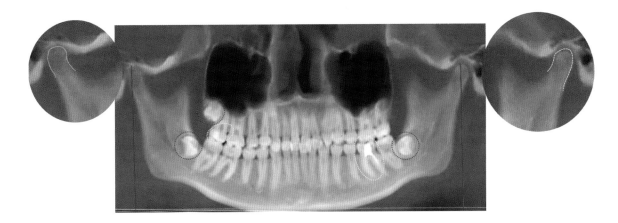

2019.08.18 初诊：根骨关系（前）

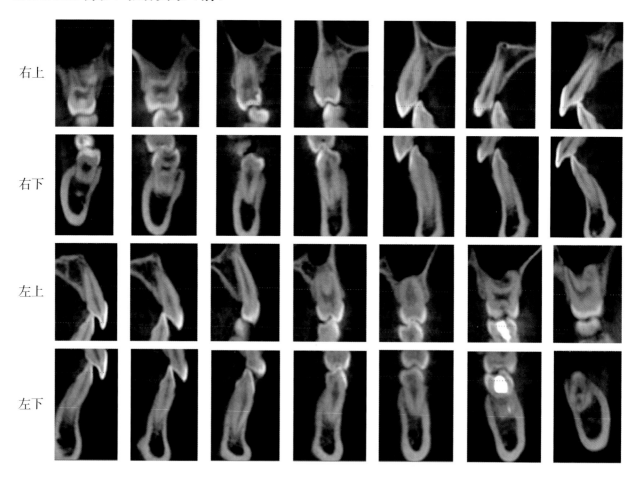

右上

右下

左上

左下

2019.08.18 初诊：TMJ 影像学检查

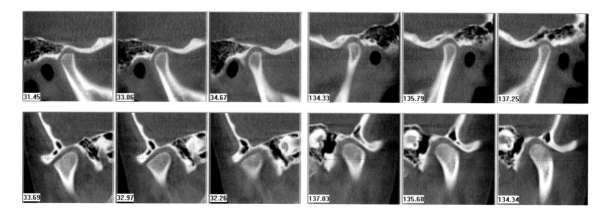

2019.08.18 初诊：X 线侧位片及头影测量数据分析

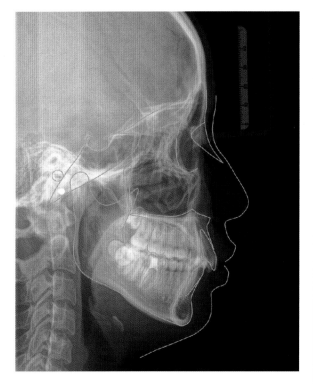

	测量指标	参考值	术前	印象
颌骨矢状向关系	SNA（°）	82.8 ± 4.0	80.5	骨性Ⅱ类下颌后缩
	SNB（°）	80.1 ± 3.9	75.5	
	ANB（°）	2.7 ± 2.0	5	
	Wits 值（mm）	−1.4 ± 2.6	1	
	A-Np（mm）	1	1.5	
	Pog-Np（mm）	−2~4	−5	
	Co-A（mm）	78 ± 6	74.5	
颌骨垂直向关系	Co-Gn（mm）	106.7 ± 2.9	94.5	均角
	MP-SN（°）	32.2 ± 5.2	34.5	
	FH-MP（°）	31.1 ± 5.6	24	
	Y 轴角（°）	66.3 ± 7.1	62	
	S-Go/N-Me（%）	62~65	64.4	
	ANS-ME/N-Me（%）	55	52.8	
牙性关系	U1-L1（°）	125.4 ± 7.9	125	上、下前牙倾斜度正常
	U1-NA（°）	22.8 ± 5.7	23	
	U1-NA（mm）	5.1 ± 2.4	5	
	U1-SN（°）	105.7 ± 6.3	104	
	L1-NB（°）	30.3 ± 5.8	27.5	
	L1-NB（mm）	6.7 ± 2.1	6	
	L1-MP（°）	92.6 ± 7.0	97	

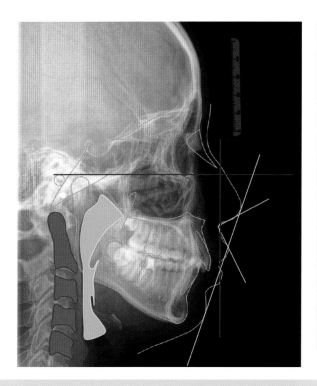

	测量指标		参考值	术前	印象
软组织测量	NLA（°）		80~110	91	
	上下唇突点（mm）		0.038 ± 0.9208	1	软组织凸
	到 E-line 距离（mm）		0.621 ± 1.1246	3	
	TVL 线（mm）	上唇	3	4.5	1. 上下唇突
		下唇	1	1.5	2. 颏部后缩
		颏部	−3	−7	
上下唇厚度（mm）	上唇		12.73 ± 1.76	10	上下唇厚度正常
	下唇		14.56 ± 1.10	12.5	
气道（mm）	上气道		17.4（≥ 5）	15	下气道狭窄
	下气道		10~12（≤ 15）	5	
骨龄				CS6 期	

诊断设计

矫治目标

1. 上下唇突。　　　　　　　　1. 改善面型。
2. 右侧尖牙、磨牙Ⅱ类关系。　　2. 建立Ⅰ类尖、磨牙关系。
3. 上牙列拥挤 2mm，下牙列拥挤 3mm。→ 3. 解除拥挤。
4. 下中线右偏 1mm。　　　　　4. 纠正中线。
5. 18、38、48 牙存在。　　　　5. 建议颌面外科拔除 18、38、48。
6. 16、26、15 龋齿。　　　　　6. 牙体牙髓科治疗 15、16、26。

诊断

主诉性诊断：

1. 凸面型。

2. 骨性Ⅱ类。

3. 安氏Ⅱ类 1 分类。

非主诉性诊断：

1. 16、26、15 龋齿。

2. 36、37、46、47 树脂充填术后。

3. 36 RCT 术后。

矫治方案

方案一：

1. 口腔卫生宣教；转牙体牙髓科行 15、16、26 会诊治疗。

2. MBT 直丝弓矫治技术。

· 拔除 15、24、35、45，择期拔除 18、38、48 牙。

· 右上颌强支抗，左侧上颌中等支抗。

· 上下前牙压低。

· 精细调整。

· 保持：压膜保持器 +Hawlay 保持器。

患者及家属拒绝拔牙，因此本方案未被采纳。

方案二：

1. 口腔卫生宣教；转牙体牙髓科行 15、16、26 会诊治疗。

2. MBT 直丝弓矫治技术——非拔牙矫治方案。

· 拔除 18、38、48。

· 强支抗设计：于 15、16，25、26 间牙槽嵴处分别植入 MIA。

· 下颌后牙远中直立（上颌微螺钉短Ⅲ类牵引）。

· 上下前牙压低打开咬合。

- 精细调整。
- 保持：压膜保持器 + 平面导板的 Hawlay 保持器。

3. 方案优缺点：该方案优点是可以不用拔除前磨牙，保存牙列完整性，可轻度解决患者面型；缺点是需要植入微螺钉支抗，存在牙根吸收、正畸面容、黑三角、TMD 等风险。

方案三：

1. 口腔卫生宣教；转牙体牙髓科行 15、16、26 会诊治疗。
2. 全同步带状弓矫治技术（良好的垂直向稳定性）。

- 择期拔除 18、38、48。
- II 类牵引。
- 精细调整。
- 保持：压膜保持器 + 平面导板的 Hawlay 保持器。

向患者解释本治疗方案对患者凸面型无明显改善，患者表示可以接受目前面型，强调将牙齿咬合及排列的问题解决，因此患者接受本治疗方案。

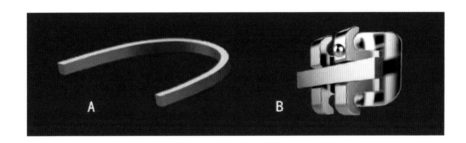

VTO 模拟

VTO 模拟（方案一）		
测量指标	上切牙（U1）	下切牙（L1）
压低（I）/ 升高（E）（mm）	0.9 I	2.4 I
唇（La）/ 舌（Li）向平移（mm）	3.9 Li	1.2 Li
唇（La）/ 舌（Li）向转距（°）	2.0 La	4.4 Li

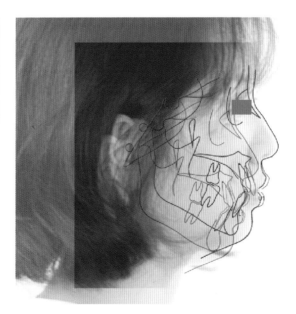

VTO 模拟（方案二）		
测量指标	上切牙（U1）	下切牙（L1）
压低（I）/ 升高（E）（mm）	1.4 I	1.3 I
唇（La）/ 舌（Li）向平移（mm）	1.8 Li	1.1 La
唇（La）/ 舌（Li）向转距（°）	2.0 Li	4.0 La

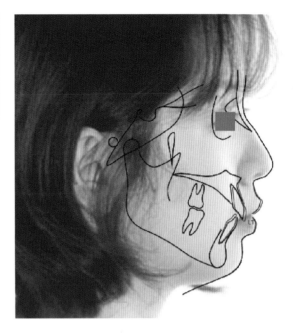

VTO 模拟（方案三）		
测量指标	上切牙（U1）	下切牙（L1）
压低（I）/ 升高（E）（mm）	1.3 I	1.0 I
唇（La）/ 舌（Li）向平移（mm）	0.8 La	2.9 La
唇（La）/ 舌（Li）向转距（°）	0.0 Li	10.1 La

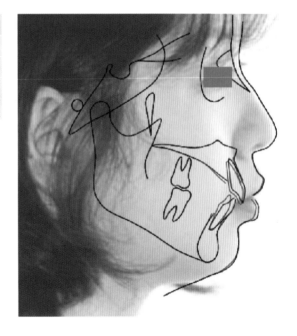

矫治过程

2019.08.18

检查：同初诊。

处置：向患者及家属解释治疗方案、注意事项及相关风险，患者及家属表示知情同意，签署相关医疗文书，粘接 17~27，37~47 托槽及颊面管，上颌使用 0.022 英寸 × 0.016 英寸热激活带状弓丝，下颌使用 0.022 英寸 × 0.016 英寸热激活带状弓丝排齐上下颌牙列，45 放置推簧，悬扎，12、13，22、23 之间分别添加游离牵引钩，36 与左上牵引钩，46 与右上牵引钩分别进行 Ⅱ 类弹性牵引（3/8 橡皮圈，力量约为 47g）。

2019.10.12

检查：上颌牙列不齐减轻，下颌牙列不齐好转，45舌倾好转。

处置：上颌原0.022英寸×0.016英寸热激活带状弓丝，下颌原0.022英寸×0.016英寸热激活带状弓丝排齐上下颌牙列，12、13，22、23之间添加游离牵引钩，36与左上牵引钩，46与右上牵引钩分别进行Ⅱ类弹性牵引（3/8橡皮圈，力量约为48g）；12、32、42、45进一步结扎。

2019.11.25

检查：上下颌牙列不齐好转，45轻度舌倾，32、42舌侧轻度错位，前牙覆𬌗减小，左侧尖牙磨牙中性关系，右侧尖牙磨牙远中尖对尖关系。

处置：上颌原0.022英寸×0.016英寸热激活带状弓丝，下颌原0.022英寸×0.016英寸热激活带状弓丝排齐上下颌牙列，12、13，22、23之间添加游离牵引钩，36与左上牵引钩，46与右上牵引钩分别进行Ⅱ类弹性牵引（3/8橡皮圈，力量约为45g）；上下颌牙列所有牙均结扎紧密。

2020.01.13

检查：上下颌牙列排齐，前牙覆盖4.5mm，前牙覆𬌗Ⅱ度，左侧尖牙磨牙Ⅰ类关系，右侧尖牙磨牙轻度Ⅱ类关系，上下中线不齐，双侧下颌后牙舌倾。

处置：上颌更换0.025英寸×0.017英寸超弹镍钛带状弓丝，下颌更换0.025英寸×0.017英寸超弹镍钛带状弓丝继续排齐整平上下颌牙列，12、13，22、23之间添加游离牵引钩，36与左上牵引钩，46与右上牵引钩分别进行Ⅱ类弹性牵引（3/8橡皮圈，力量约为49g）。

2020.07.12

检查：上下颌牙列排齐，前牙覆盖约4mm，前牙覆𬌗Ⅰ度，右侧尖牙磨牙轻度Ⅱ类关系，左侧尖牙磨牙Ⅰ类关系，下颌后牙舌倾加重。

处置：上颌更换0.025英寸×0.017英寸不锈钢带状弓丝，下颌原0.025英寸×0.017英寸超弹镍钛带状弓丝，12、13，22、23之间添加游离牵引钩，36、46粘接舌侧扣，36舌侧扣与左上牵引钩，46舌侧扣与右上牵引钩分别进行Ⅱ类弹性牵引（3/8橡皮圈，力量约49g）；下颌1号橡皮链连扎。

2020.09.15

检查：上下颌牙列排齐，前牙覆盖约3.5mm，前牙覆𬌗Ⅰ度，右侧尖牙磨牙轻度Ⅱ类关系减轻，左侧尖牙磨牙Ⅰ类关系，下颌后牙舌倾好转。

处置：上颌原0.025英寸×0.017英寸不锈钢带状弓丝，下颌更换0.025英寸×0.017英寸不锈钢带状弓丝，12、13，22、23之间添加游离牵引钩，36舌侧扣与左上牵引钩，46舌侧扣与右上牵引钩分别进行Ⅱ类弹性牵引（3/8橡皮圈，力量约为45g）；上颌1号橡皮链连扎。

2020.11.23

检查：上下颌牙列排齐，由于患者此阶段橡皮圈牵引配合欠佳，上前牙唇倾，前牙覆盖增加到4.5mm，前牙覆𬌗Ⅰ度，左侧尖牙、磨牙轻度Ⅱ类关系，右侧尖牙、磨牙Ⅱ类关系加重，上下中线不齐。

处置：上颌原0.025英寸×0.017英寸不锈钢带状弓丝，下颌原0.025英寸×0.017英寸不锈钢带状弓丝，12、13，22、23之间添加游离牵引钩，36舌侧扣与左上牵引钩，46舌侧扣与右上牵引钩分别进行Ⅱ类弹性牵引（3/8橡皮圈，力量约为49g），强调橡皮圈牵引的重要性。

2020.12.28

检查：上下颌牙列排齐，前牙覆盖约4mm，前牙覆𬌗Ⅰ度，右侧尖牙、磨牙轻度Ⅱ类关系减轻，左侧尖牙、磨牙Ⅰ类关系，45托槽脱落，45舌倾错位。

处置：上颌原0.025英寸×0.017英寸不锈钢带状弓丝，粘接45托槽，下颌更换0.022英寸×0.016英寸热激活带状弓丝重新排齐下牙列，12、13，22、23之间添加游离牵引钩，36舌侧扣与左上牵引钩，46舌侧扣与右上牵引钩分别进行Ⅱ类弹性牵引（3/8橡皮圈，力量约为49g）。

2021.01.24

检查：上下颌牙列排齐，前牙覆盖约3.5mm，前牙覆𬌗Ⅰ度，右侧尖牙、磨牙Ⅱ类关系好转，左侧尖牙、磨牙Ⅰ类关系，下颌后牙舌倾好转。

处置：上颌原0.025英寸×0.017英寸不锈钢带状弓丝，粘接37、47颊面管，下颌更换0.025英寸×0.017英寸超弹镍钛带状弓丝，12、13，22、23之间添加游离牵引钩，36与左上牵引钩，46与右上牵引钩分别进行Ⅱ类弹性牵引（3/8橡皮圈，力量约为45g）。

2021.03.26

检查：上下颌牙列排齐，前牙覆盖约3mm，前牙覆𬌗正常，右侧尖牙、磨牙Ⅰ类关系，左侧尖牙、磨牙Ⅰ类关系，下颌后牙舌倾得到纠正，12、22牙齿第一序列位置欠佳。

处置：上颌原0.025英寸×0.017英寸不锈钢带状弓丝，12、22弯制内收弯，下颌更换0.025英寸×0.017英寸不锈钢带状弓丝，12、13，22、23之间添加游离牵引钩，36与左上牵引钩，46与右上牵引钩分别进行Ⅱ类弹性牵引（3/8橡皮圈，力量约为45g）

2021.04.23

检查：上下颌牙列排齐，前牙覆𬌗、覆盖正常，双侧尖牙、磨牙Ⅰ类关系，上下中线对齐。

处置：上颌原0.025英寸×0.017英寸不锈钢带状弓丝，下颌原0.025英寸×0.017英寸不锈钢带状弓丝，上下颌全牙列0.20mm不锈钢丝连扎，保持。

2021.05.23

检查：上下颌牙列排齐，前牙覆𬌗、覆盖正常，双侧尖牙、磨牙Ⅰ类关系，上下中线对齐，未见明显反弹。

处置：征求患者及家属的意见后，患者及家属同意拆除矫治器，签署相关医疗文书，拆除全口矫治器，抛光牙面，制作压膜式保持器及Hawlay保持器，医嘱戴用注意事项，尽快拔除18、38、48，定期复诊。

阶段 1：口内照

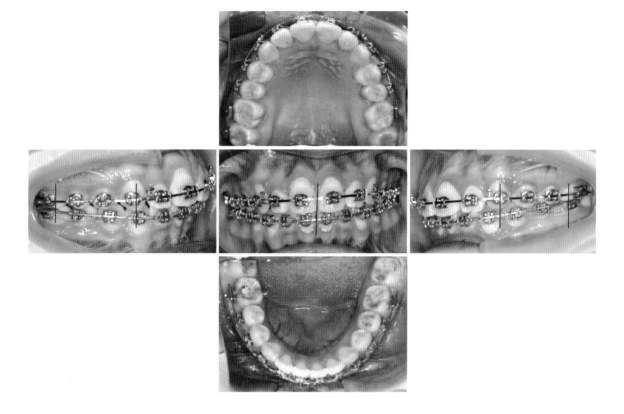

阶段 1：颜面照

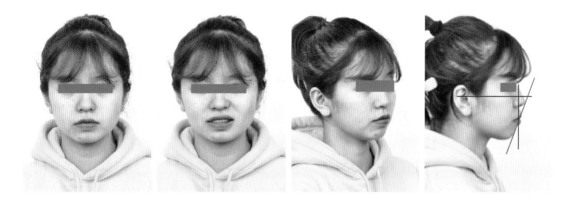

阶段 2：口内照

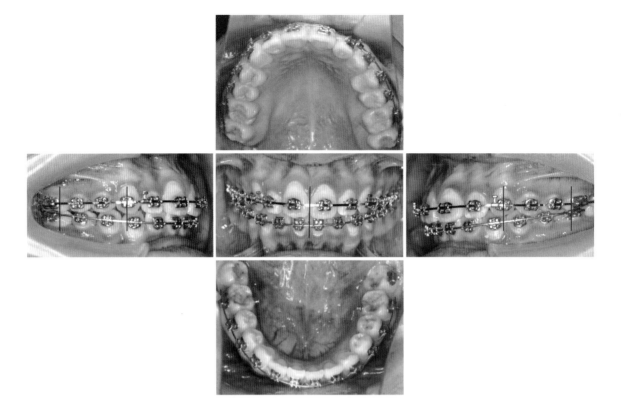

阶段 2：颜面照

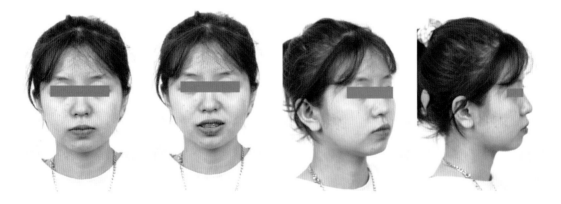

2021.05.23 结束

·中线对齐。

·尖磨牙Ⅰ类关系。

·前牙覆𬌗、覆盖正常。

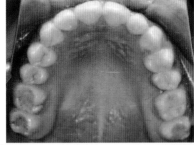

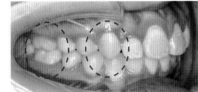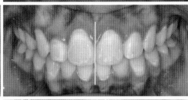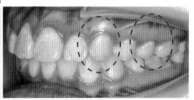

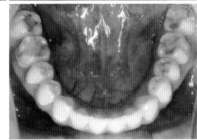

2021.05.23 结束：颜面照

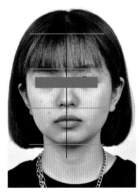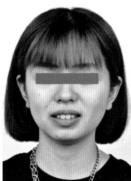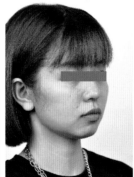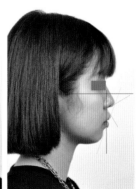

2021.05.23 结束：全口曲面体层片

· 18、38、48 存在。
· 牙根平行度良好，牙根未见吸收。
· 牙槽骨未见明显吸收。

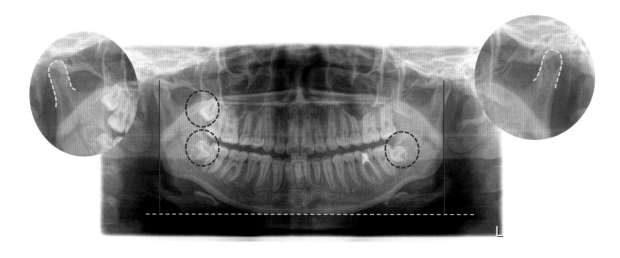

2021.05.23 结束：X 侧位片及头影测量数据分析

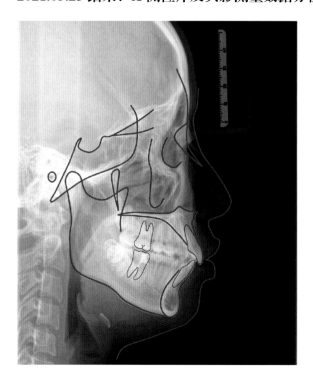

	测量指标	参考值	术后	印象
颌骨矢状向关系	SNA（°）	82.8 ± 4.0	80	骨性Ⅱ类
	SNB（°）	80.1 ± 3.9	75	
	ANB（°）	2.7 ± 2.0	5	
	Wits 值（mm）	−1.4 ± 2.6	−1	
	A-Np（mm）	1	0.5	
	Pog-Np（mm）	−2~4	−5	
	Co-A（mm）	78 ± 6	74	
颌骨垂直向关系	Co-Gn（mm）	106.7 ± 2.9	95	均角
	MP-SN（°）	32.2 ± 5.2	34	
	FH-MP（°）	31.1 ± 5.6	24	
	Y 轴角（°）	66.3 ± 7.1	63	
	S-Go/N-Me（%）	62~65	64.1	
	ANS-ME/N-Me（%）	55	53.4	
牙性关系	U1-L1（°）	125.4 ± 7.9	117	
	U1-NA（°）	22.8 ± 5.7	23	
	U1-NA（mm）	5.1 ± 2.4	5	
	U1-SN（°）	105.7 ± 6.3	102	
	L1-NB（°）	30.3 ± 5.8	35	
	L1-NB（mm）	6.7 ± 2.1	7	
	L1-MP（°）	92.6 ± 7.0	105	

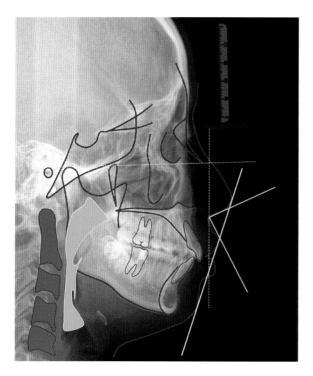

	测量指标	参考值	术前	印象
软组织测量	NLA（°）	80~110	98.9	软组织凸
	上下唇突点到 E-line 距离（mm）	0.038 ± 0.9208	1.5	
		0.621 ± 1.1246	3	
	TVL 线（mm）　上唇	3	4.5	1. 上下唇突
	下唇	1	1.5	2. 颏部后缩
	颏部	−3	−7	
上下唇厚度（mm）	上唇	12.73 ± 1.76	10	上下唇厚度正常
	下唇	14.56 ± 1.10	11.5	
气道（mm）	上气道	17.4（≥ 5）	17	下气道狭窄
	下气道	10–12（≤ 15）	7	
骨龄				CS6 期

术后复查（保持 3 个月）

· 保持 3 个月，未见明显复发。

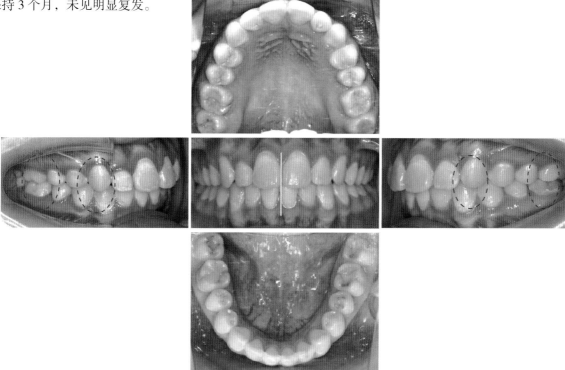

术后复查（保持3个月）：颜面照

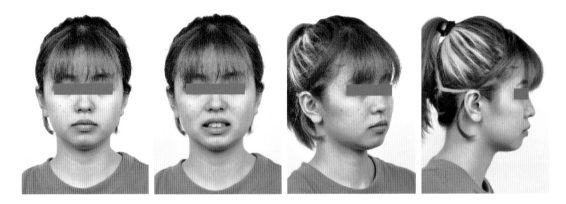

术前、术中、术后口内照对比

术前

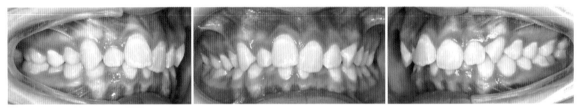

术中

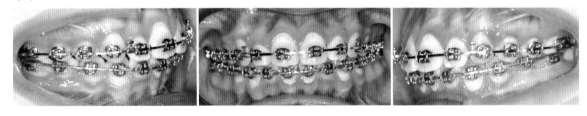

术后

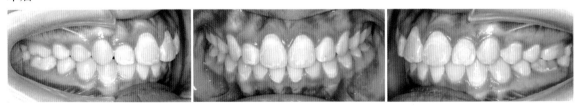

术前　　　　　　　　　　术中　　　　　　　　　　术后

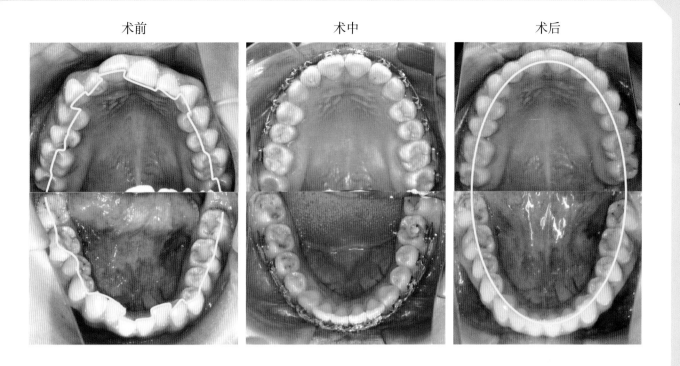

术前、术中、术后颜面照对比

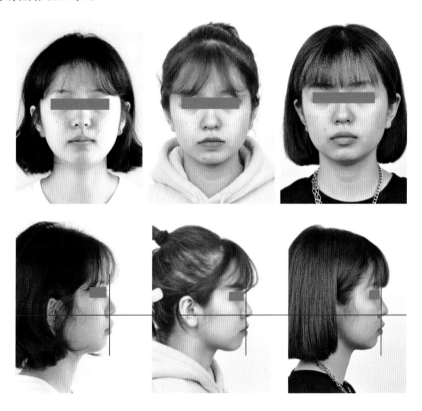

术前、术后 X 线侧位片对比

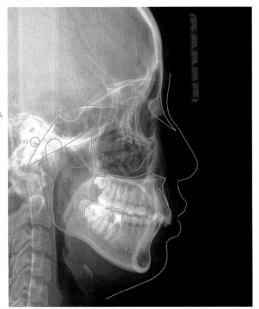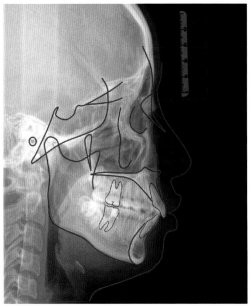

术前、术后头影测量分析对比

	测量指标	参考值	术前	术后	变化	前后变化
骨组织及面高	SNA（°）	82.8 ± 4.0	80.5	80	−0.5	颌骨矢状向未见明显变化
	SNB（°）	80.1 ± 3.9	75.5	75	−0.5	
	ANB（°）	2.7 ± 2.0	5	5	0	
	Wits 值（mm）	−1.4 ± 2.6	1	−1	−2	
	A-Np（mm）	1	1.5	0.5	−1	
	Pog-Np（mm）	−2~4	−5	−5	0	
	Co-A（mm）	78 ± 6	74.5	74	−0.5	
	Co-Gn（mm）	106.7 ± 2.9	94.5	95	0.5	
颌骨垂直向关系	MP-SN（°）	32.2 ± 5.2	34.5	34	−0.5	颌骨垂直向未见明显变化
	FH-MP（°）	31.1 ± 5.6	24	24	0	
	Y 轴角（°）	66.3 ± 7.1	62	63	1	
	S-Go/N-Me（%）	62~65	64.4	64.1	−0.3	
	ANS-ME/N-Me（%）	55	52.9	53.4	0.5	
牙性关系	U1-L1（°）	125.4 ± 7.9	125	117	−8	下前牙唇倾
	U1-NA（°）	22.8 ± 5.7	23	23	0	
	U1-NA（mm）	5.1 ± 2.4	5	5	0	
	U1-SN（°）	105.7 ± 6.3	104	102	−2	
	L1-NB（°）	30.3 ± 5.8	27.5	35	7.5	
	L1-NB（mm）	6.7 ± 2.1	6	7	1	
	L1-MP（°）	92.6 ± 7.0	97	105	8	

	测量指标	参考值	术前	术后	变化	前后变化
软组织测量	NLA（°）	80~110	91	89	−2	软组织未见明显变凸
	上下唇突点（mm）	0.038 ± 0.9208	1	1.5	0.5	
	到 E-line 距离（mm）	0.621 ± 1.1246	3	3	0	
气道	上气道（mm）	17.4（≥ 5）	15	17	2	
	下气道（mm）	10~12（≤ 15）	7	7	0	

术前、术后侧位描绘重叠图对比

术前 ——
术后 ——

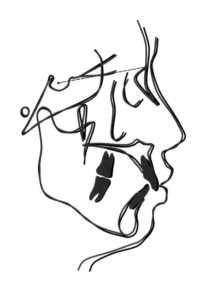
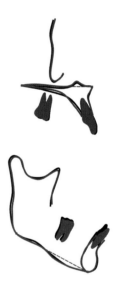

讨论

一、拥挤解除

上颌拥挤解除的机制：

每侧推磨牙远移 3~4mm

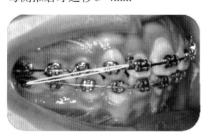

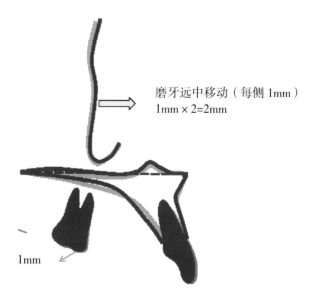

磨牙远中移动（每侧 1mm）
1mm × 2=2mm

1mm

下颌牙列拥挤解除的机制：

前牙唇倾 2.5°，产生 1mm 的间隙　　　　　　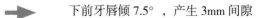　　下前牙唇倾 7.5°，产生 3mm 间隙

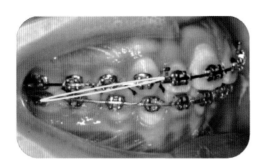　　　　　　　　　　　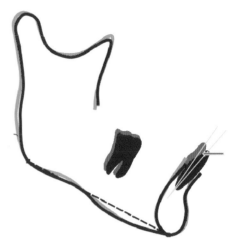

16~26 扩弓 4mm → 1mm　　　　　　16~26 扩弓 1.5mm → 0.75mm
15~25 扩弓 2mm → 1mm　　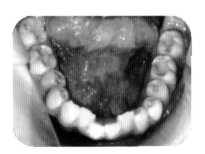 　15~25 扩弓 2mm → 1mm　　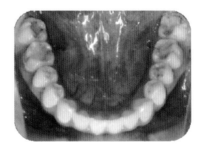　　1.8mm
14~24 扩弓 1.5mm → 1mm

二、深覆𬌗的治疗

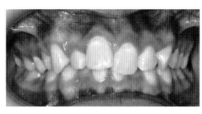 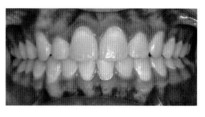

测量项目	治疗前	治疗后	变化
U1-PP（mm）	27	25.5	−1.5
U6-PP（mm）	20	20	0
L1-MP（mm）	31	28.5	−2.5
L6-MP（mm）	23	22.5	−0.5

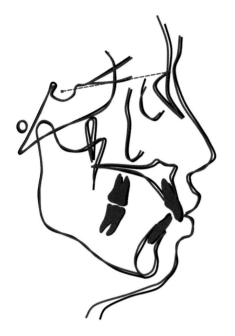

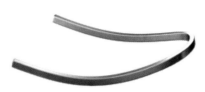 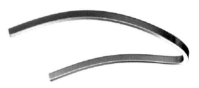

三、垂直向稳定性

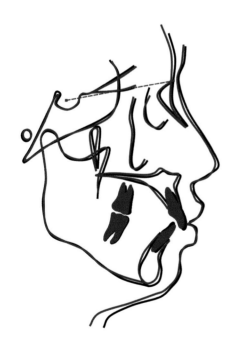

	测量项目	治疗前	治疗后	变化
牙性垂直向	U1-PP（mm）	27	25.5	−1.5
	U6-PP（mm）	20	20	0
	L1-MP（mm）	31	28.5	−2.5
	L6-MP（mm）	23	22.5	−0.5
骨性垂直向	MP-SN（°）	34.5	34	−0.5
	FH-MP（°）	24	24	0
	Y 轴角（°）	62	63	1
	S-Go/N-Me（%）	64.4	64.1	−0.3
	ANS-ME/N-Me（%）	52.9	53.4	0.5

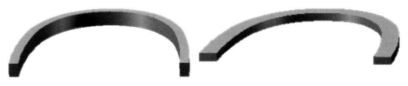

垂直向良好的稳定性：

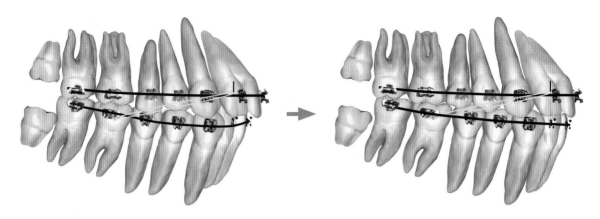

四、软组织变化

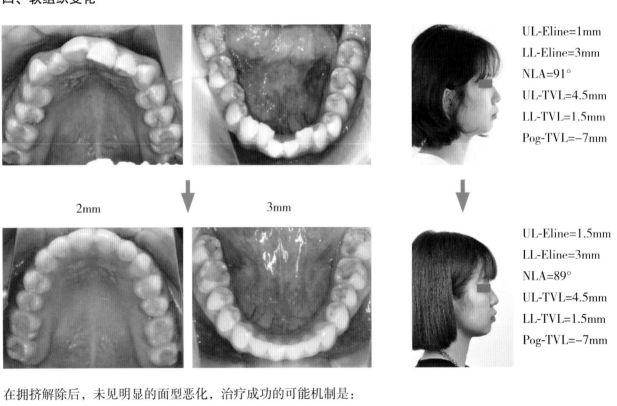

| | | UL-Eline=1mm |
| LL-Eline=3mm |
| NLA=91° |
| UL-TVL=4.5mm |
| LL-TVL=1.5mm |
| Pog-TVL=−7mm |

2mm   3mm

UL-Eline=1.5mm
LL-Eline=3mm
NLA=89°
UL-TVL=4.5mm
LL-TVL=1.5mm
Pog-TVL=−7mm

在拥挤解除后，未见明显的面型恶化，治疗成功的可能机制是：

1. 软组织本身的原因

软组织本身的原因

上唇厚度 =10mm
（12.73±1.76）
下唇厚度 =12.5mm
（14.56±1.10）

→ 该患者上下唇组织属均厚型

上唇厚度 =10mm
下唇厚度 =11.5mm（变薄 1mm）

→ 下唇组织变薄有利于患者面型的保持

2. 牙齿方面的原因

每侧推磨牙远移 3~4.5mm

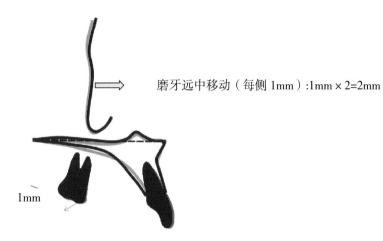

磨牙远中移动（每侧 1mm）:1mm×2=2mm

1mm

前牙唇倾 2.5°，产生 1mm 的间隙。 下前牙唇倾 7.5°，产生 3mm 间隙

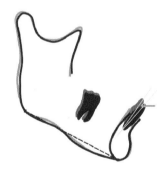

16~26 扩弓 4mm → 1mm
15~25 扩弓 2mm → 1mm
14~24 扩弓 1.5mm → 1mm

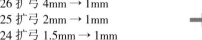

16~26 扩弓 1.5mm → 0.75mm
15~25 扩弓 2mm → 1mm

 1.8mm

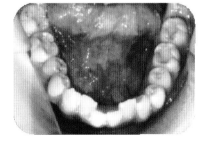 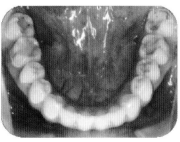

🦷 矫治体会

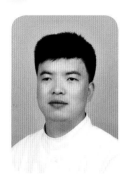

主诊医生：朱博武

1. 患者治疗后面型未出现明显的恶化，这是由于上颌牙列拥挤度较小，同时在Ⅱ类牵引下上前牙未出现明显的唇倾，同时全同步带状弓矫治技术具有良好的垂直向控制能力，患者的下颌平面角和面下1/3高度未见明显的变化，综合上述原因，患者在未拔牙的情况下没有出现面型的进一步变突。

2. 本病例采用全同步带状弓矫治技术，在初诊检查时双侧下颌中后段牙齿舌倾（34~37，44~47），本病例在治疗中特别注意中后段牙齿的紧密结扎，以及在36、46舌侧粘接舌侧扣，将36、46颊侧的牵引调整到其舌侧，两者结合纠正了中后段牙齿的舌倾。

3. 本病例在治疗开始时建议拔除智齿，但是患者一直到治疗结束后也没有拔除，因此在治疗结束后为了保证治疗效果的稳定，建议患者尽快拔除智齿。

4. 患者采用压膜式保持器和Hawlay保持器，由于患者初诊是深覆𬌗，因此在治疗结束时在Hawlay保持器上设计了平面导板，避免深覆𬌗的复发。

🦷 专家点评

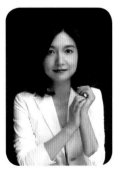

点评专家：侯玉霞

点评：

上下颌牙弓尤其后牙区舌侧倾斜，扩弓联合略颊倾解决牙列拥挤，保持了现有面型基本不变。全程轻力Ⅱ类牵引（49~45g），矫正矢状向关系不调，保持下后牙未见明显升高。

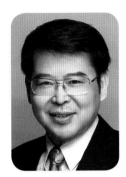

点评专家：李志华

点评：

这是一例骨性Ⅱ类、牙性Ⅱ类的深覆殆病例，患者的上下牙弓狭窄同时伴上、下颌牙列轻、中度拥挤。朱博武医生使用全同步带状弓技术对患者进行了较全面的矫治，由于患者自身原因选择了非拔牙治疗，整个治疗共历时20余月，获得了较好的临床效果，主要表现在通过弓丝扩弓获得了良好的上下牙弓形态匹配，前牙的深覆殆打开较彻底，上下后牙关系得到有效改善，基本维持了侧貌。

该病例临床资料收集较全面，诊断较规范，提供的治疗方案较详实，在签订知情同意书时充分尊重患者家属意见最终选择不拔牙矫治。由于方案选择的原因治疗效果存在一定的局限性：矫治结束时右侧磨牙远中尖对尖关系，左侧磨牙中性关系，侧貌改变不大。

建议： 矫治体会讨论可以更加深入。

病例 14
安氏Ⅱ类1分类、骨性Ⅱ类、高角病例一例

主诊医生　　童铭敏　品识口腔连锁

指导老师　　肖　超　品识口腔连锁

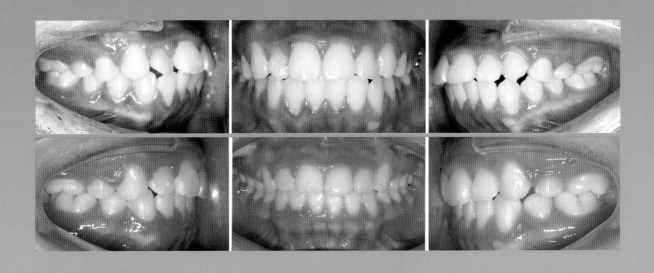

检查分析

患者：女，17岁。

主诉：牙突嘴突，要求矫治。

既往史：

· 否认全身系统性疾病病史。

· 否认牙齿或颌骨外伤史。

· 否认乳牙或恒牙拔牙史。

遗传史：家族类似畸形。

社会行为史：性格开朗。

对畸形在意程度：在意。

治疗要求：高。

心理状态：渴望。

2018.05 初诊：面貌分析

正貌：

· 凸面型。

· 面高比基本正常。

· 患者无法正常闭唇。

· 开口度正常。

· 下颌向左偏斜。

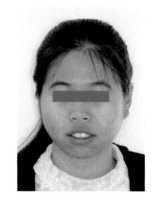

侧貌：

· 凸面型。

· 鼻唇角锐。

· 上唇在 E 线外。

· 下唇在 E 线外。

· 颏唇沟无明显形态。

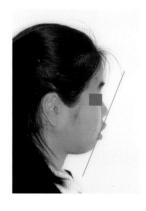

2018.05 初诊：口内照

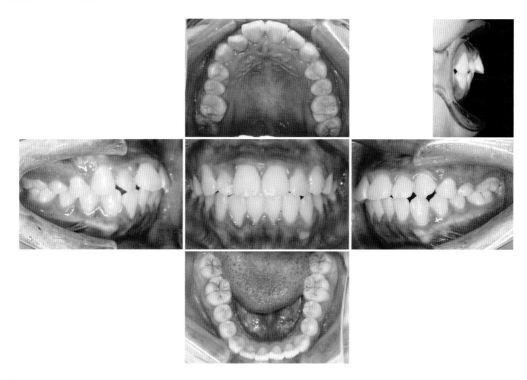

口内检查

· 口腔卫生情况一般。
· 上中线与面中线一致，下中
线较上中线左偏约 1.5mm。

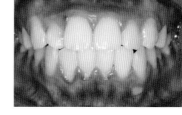

· 上颌卵圆形牙弓，前中段轻度
拥挤。
· 下颌方圆形牙弓。

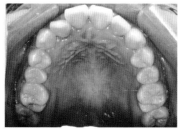
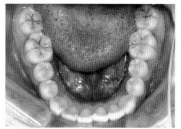

左侧：
· 尖牙远中尖对尖关系。
· 第一磨牙中性关系。
右侧：
· 尖牙中性稍偏远中关系。
· 第一磨牙中性关系。

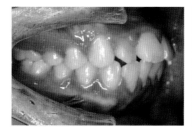
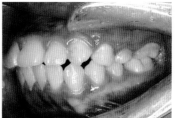

功能检查

1. 张口度、开口型基本正常。
2. 两侧颞下颌关节未见明显异常。

模型分析

1. 拥挤度：上颌 1mm；下颌 0mm。
2. Spee 曲线：2.5mm。
3. Bolton 比：前牙正常，全牙正常。

2018.05 初诊：全口曲面体层片、X 线侧位片

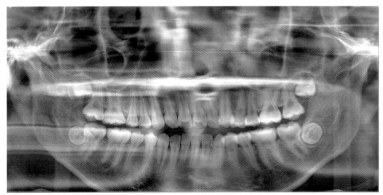 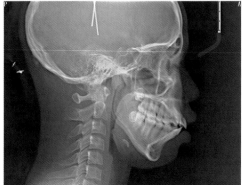

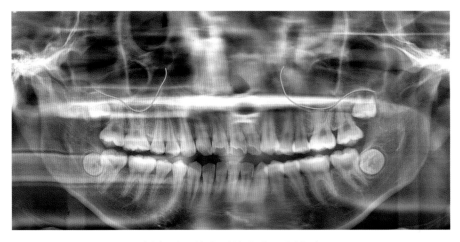

上颌磨牙和前磨牙均未在上颌窦内

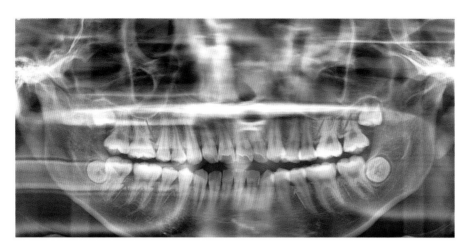

牙周无明显异常

2018.05 初诊：X 线侧位片描绘图

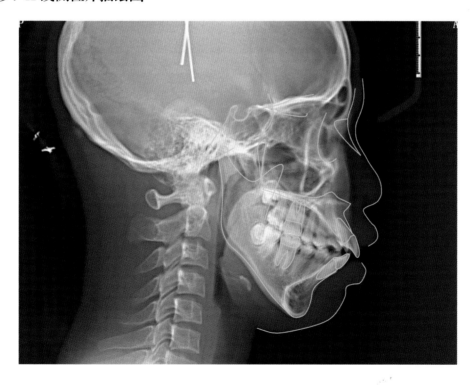

2018.05 初诊：头影测量数据分析

	测量指标	参考值	术前	术后
骨组织及面高	SNA（°）	83.77 ± 2.8	92.86	
	SNB（°）	79.98 ± 2.98	84.33	
	ANB（°）	3.79 ± 1.88	8.03	严重骨性Ⅱ类 符合手术指征
	SN-MP（°）	34.85 ± 4.09	46.65	
	FMA（°）	29 ± 4	42.75	≥ 38°，复杂高角病例
	Y轴角（°）	65.03 ± 3.89	66.15	
	S-Go/N-Me（%）	67.02 ± 3.97	60.66	垂直生长型 年纪已经到了17周岁 已经几乎没有 任何生长潜力
	ANS-Me/N-Me（%）	53.05 ± 1.83	60.01	
牙及牙槽	U1-L1（°）	120.62 ± 9.12	69.72	上前牙唇倾 下前牙直立 （提示：内收量有限）
	U1-SN（°）	107.46 ± 5.89	124.33	
	L1-MP（°）	95.42 ± 4.69	92.31	
	FMIA（°）	54 ± 7	44.94	
软组织	UL-EP（mm）	1.75 ± 1.87	5.07	
	LL-EP（mm）	2.74 ± 2.21	8.04	
	Z角（°）	69.46 ± 4.84	72.14	
	N-Sn-Pog（°）	164 ± 4	161.44	

诊断设计

诊断

1. 牙性Ⅱ类。

2. 骨性Ⅱ类。

3. 凸面型。

4. 高角。

5. 垂直生长型。

矫治方案

1. 口腔卫生宣教。

2. 锻炼舌肌功能。

3. 正畸－正颌联合治疗。

4. 代偿正畸治疗。

患者明确表明无法承担手术费用，退而求其次选择正畸代偿性治疗。

正畸代偿性治疗的风险：

1. 过多控根移动可能导致前牙牙根吸收。

2. 可能失去前牙切导的引导，对于高角患者有可能诱发原本存在的关节问题。

🦷 矫治过程

2018.05 初诊

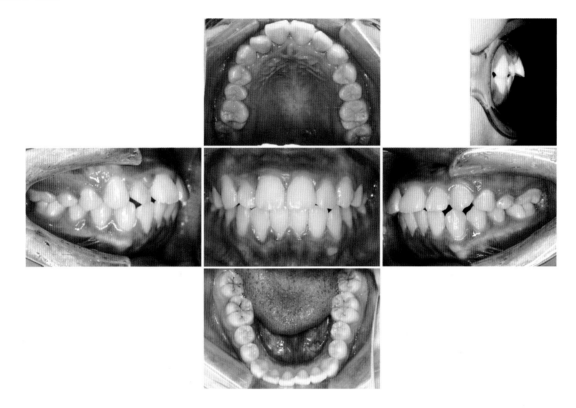

2018.06 初装

· 为了更好地控制转矩，在初始
选择 0.025 英寸 ×0.017 英寸超弹
镍钛带状弓丝。

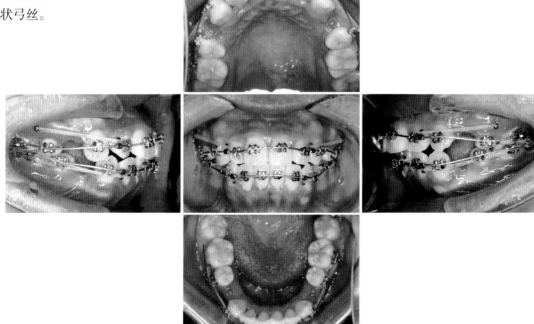

2018.08 复诊（2 个月）

· 此时牙齿还未整平，0.025 英寸 ×0.017 英寸不锈钢带状弓丝无法放入。

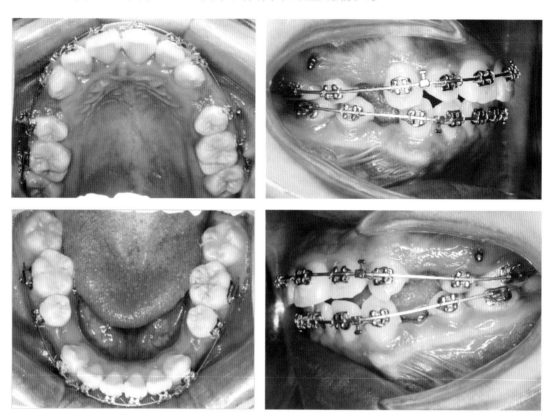

2019.01 复诊（6 个月）

· 3 个月后开始使用 0.025 英寸 ×
0.017 英寸不锈钢带状弓丝控制
转矩。

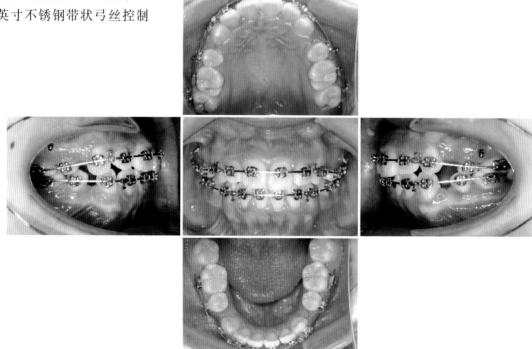

2019.04 复诊（9 个月）

· 患者配合度较差，37、47 颊面
管掉落。

· 继续关闭间隙。

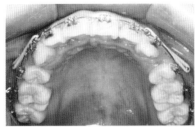

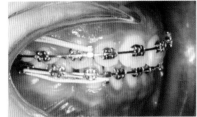
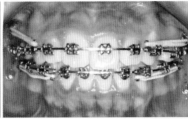
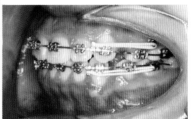

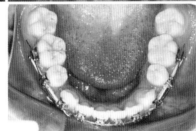

2019.10 复诊（13 个月）

· 继续关闭间隙。

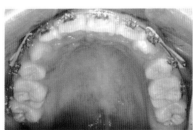

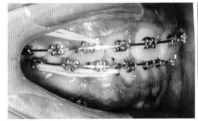
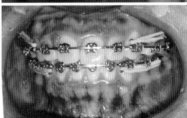
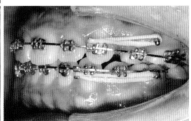

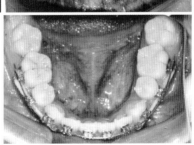

2019.10 复诊（13 个月）：颜面照

· 此时患者可以闭唇，面型有所改善，在下个周期因疫情防控，矫正进度耽误了 3 个月。

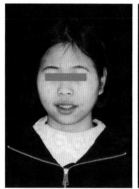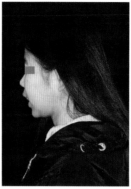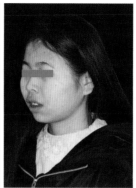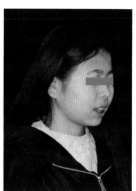

2020.08 复诊（25 个月）

· 继续关闭间隙。
· 控制转矩。

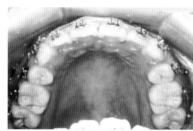
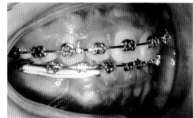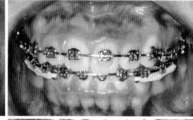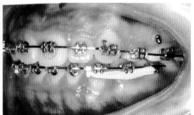
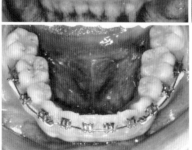

2020.10 结束（27 个月）：口内照

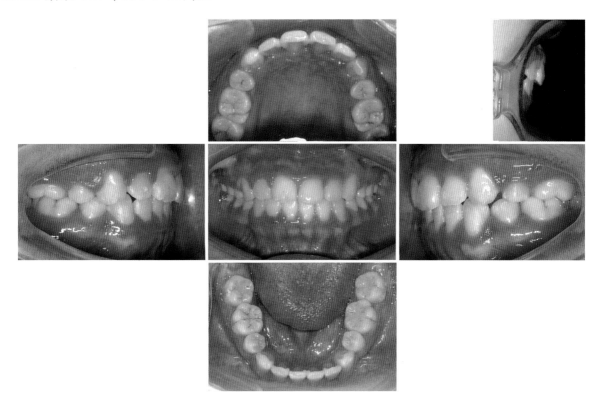

2020.10 结束（27 个月）：颜面照

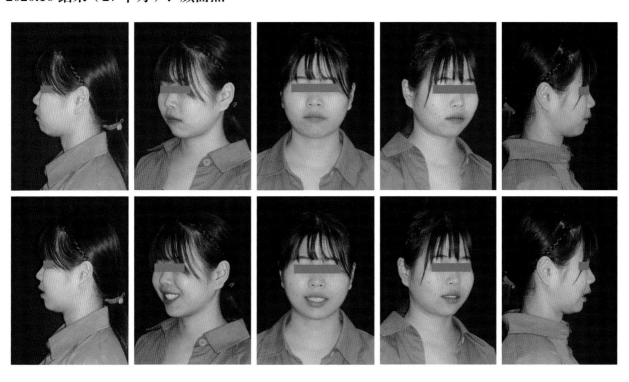

2020.10 结束（27 个月）：全口曲面体层片、X 线侧位片

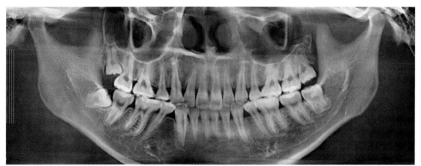
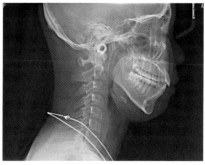

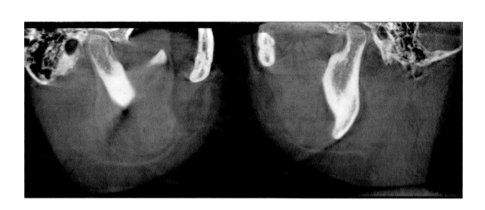

术前、术后侧位描绘重叠图

术前 ——
术后 ——

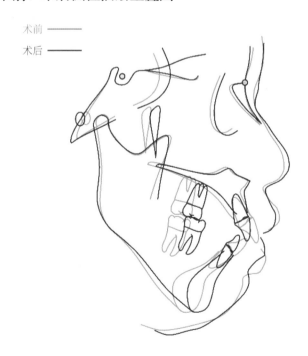
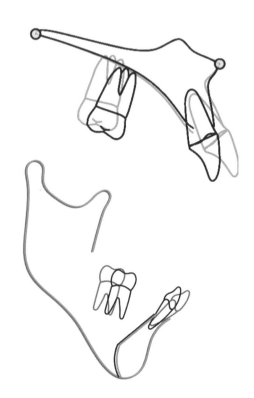

术前、术后头影测量数据分析对比

	测量指标	参考值	术前	术后
骨组织及面高	SNA（°）	83.77 ± 2.8	92.86	92.4
	SNB（°）	79.98 ± 2.98	84.33	85.29
	ANB（°）	3.79 ± 1.88	8.03	7.1
	SN-MP（°）	34.85 ± 4.09	46.65	44.18
	FMA（°）	29 ± 4	42.75	39.34
	Y 轴角（°）	65.03 ± 3.89	66.15	64.62
	S-Go/N-Me（%）	67.02 ± 3.97	60.66	58.85
	ANS-Me/N-Me（%）	53.05 ± 1.83	60.01	60.69
牙及牙槽	U1-L1（°）	120.62 ± 9.12	69.72	127.06
	U1-SN（°）	107.46 ± 5.89	124.33	107.05
	L1-MP（°）	95.42 ± 4.69	92.31	84.71
	FMIA（°）	54 ± 7	44.94	57.96
软组织	UL-EP（mm）	1.75 ± 1.87	5.07	2.31
	LL-EP（mm）	2.74 ± 2.21	8.04	3.18
	Z 角（°）	69.46 ± 4.84	72.14	73.46
	N-Sn-Pog（°）	164 ± 4	161.44	164.83

术前、术后头影口内照对比

2018.05 术前

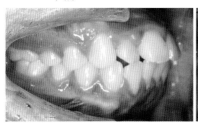 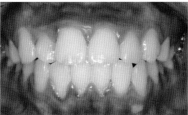 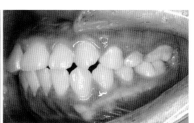

2020.10 术后

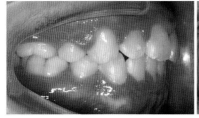 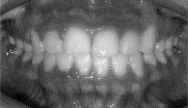 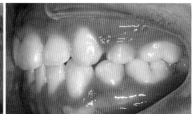

2018.05 术前　　　　　　　　　2020.10 术后

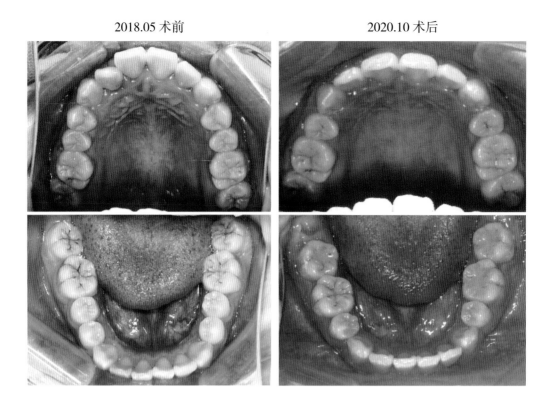

2018.05 术前　　　　　　　　　2020.10 术后

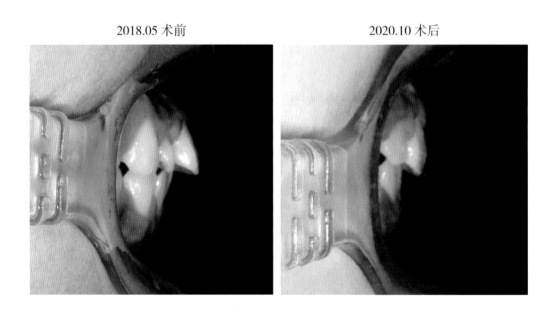

术前、术后颜面照对比

2018.05 术前 　　2020.10 术后 　　2018.05 术前 　　2020.10 术后

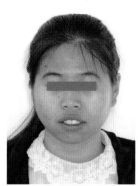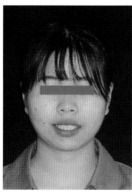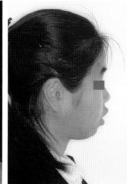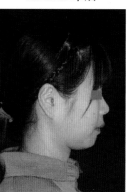

矫治体会

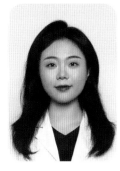

主诊医生：童铭敏

　　矫正初期我便选择用 0.025 英寸 × 0.017 英寸超弹镍钛全同步带状弓丝来更好地表达前牙转矩。同时我们早期便植入两颗支抗钉，目的是希望压低上颌后牙，再通过"摇椅弓"的作用来压低上颌前牙，从而使𬌗平面实现一个逆时针的旋转，让患者的颏部更好地呈现出来，实现改善其骨性Ⅱ类的目的。

　　从严格意义上来讲，这例患者是需要做正畸－正颌联合治疗的。我们所做的所有正畸代偿性治疗呈现出来的都是退而求其次的结果。如果可以，我们还是希望能通过正畸－正颌治疗更好地解决该患者的问题。

🦷 专家点评

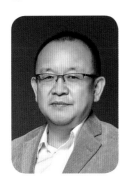

点评专家：马晨麟

点评：

　　该病例资料收集较全面，诊断分析具体翔实。根据患者的主诉要求实施代偿性治疗。前牙转矩和垂直向控制是本病例的治疗关键，采用全同步带状弓矫治技术，结合种植钉支抗，利用摇椅型带状弓丝的特点，内收前牙关闭间隙，同时压低后牙，并控制前牙转矩。鉴于患者牙列拥挤度小，起始弓丝即选用 0.025 英寸 × 0.017 英寸超弹镍钛带状弓丝，进一步排齐牙列并尽早控制前牙转矩，后期使用 0.025 英寸 × 0.017 英寸不锈钢带状弓丝内收过程有效控制转矩。矫治结束后下颌平面发生逆时针旋转，获得了较好的侧貌形态，面型得以改善。

建议：

　　下颌如果采用种植钉支抗，有可能获得更好的前牙控制效果。

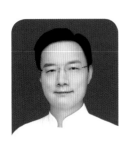

点评专家：武俊杰

点评：

　　该患者是一例严重安氏Ⅱ类骨性Ⅱ类高角患者，且生长发育已经完成，严格意义上应该采用正畸 – 正颌联合治疗。但考虑患者诉求，本病例大胆采用口腔正畸代偿治疗。

　　在治疗过程中该医生充分考虑了患者垂直方向、矢状方向及前牙转矩控制的重要性，选用了最适合患者的全同步带状弓技术，以便快速结束排齐阶段，及早使用不锈钢带状弓丝，防止内收时前牙转矩丢失，同时使用支抗钉控制后牙伸长，最终达到了完美的效果。

建议：

　　通过结束时的曲面体层片可以看到，该患者的牙根平行度仍需调整，尤其是 35、45 牙的牙根基本没有近移，主要是牙冠倾斜来关闭间隙，这种情况若未做好保持，后期容易出现复发。

病例 15
安氏Ⅱ类1分类、骨性Ⅰ类、凸面型病例一例

主诊医生　梁丰　襄汾郝海燕齿科诊所

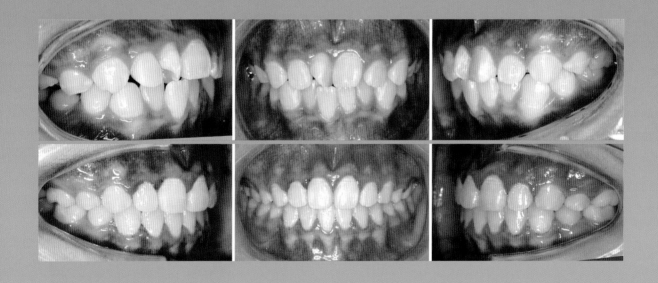

检查分析

患者：女，12岁。

主诉：牙列不齐，嘴巴略突。

既往史：

·否认全身系统性疾病病史。

·否认牙齿或颌骨外伤史。

·否认乳牙或恒牙拔牙史。

遗传史：家族无类似畸形。

社会行为史：性格开朗。

对畸形在意程度：在意 。

治疗要求：中等。

心理状态：中等。

生长发育：

·身高：150cm；体重：43kg。

·生长发育高峰期。

初诊正貌分析：

·均面型。

·面高比基本正常。

初诊侧貌分析：

·凸面型。

·鼻唇角锐。

·上唇在E线上。

·下唇在E线外。

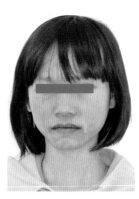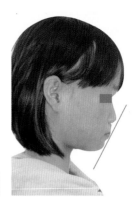

口内检查：

·口腔卫生一般。

·上中线较面中线基本一。

·下中线较上中线左偏1mm左右。

功能检查：

·张口度正常，开口型正常。

·关节未见明显异常，关节无疼痛、无不适。

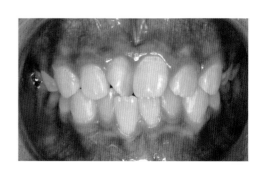

上颌：卵圆形牙弓，11远中扭转，牙弓前段轻度拥挤，65存在并龋坏。

下颌：卵圆形牙弓，牙弓前段轻度拥挤，75存在。

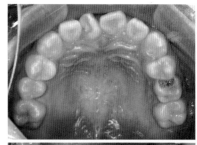

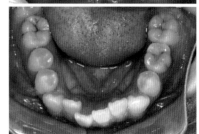

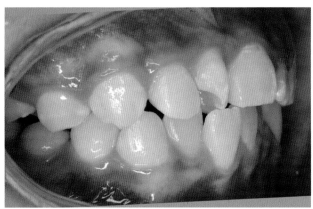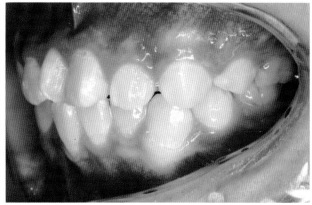

右侧咬合：
- 尖牙远中尖对尖关系。
- 第一磨牙中性关系。

左侧咬合：
- 尖牙远中尖对尖关系。
- 第一磨牙中性关系。

2017.05 初诊：口内照

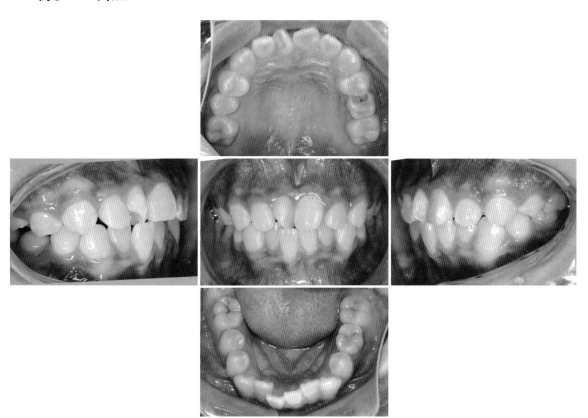

2017.05 初诊：颜面照

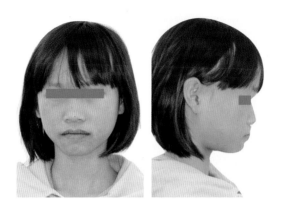

2017.05 初诊：模型分析

1. 拥挤度：上颌 3mm。
   下颌 3mm。
2. 前牙 Bolton 比：正常。
3. 全牙 Bolton 比：正常。
4. Spee 曲线：3mm

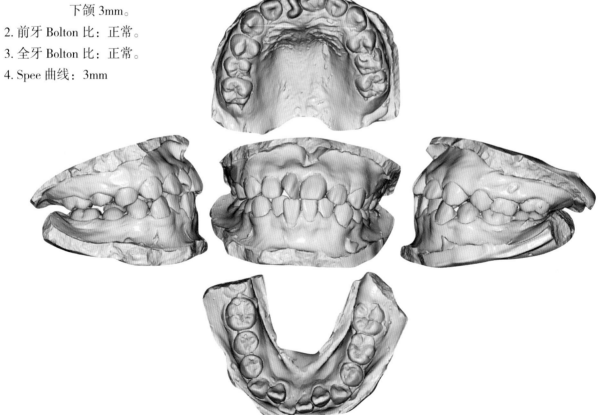

2017.05 初诊：全口曲面体层片、X 线侧位片

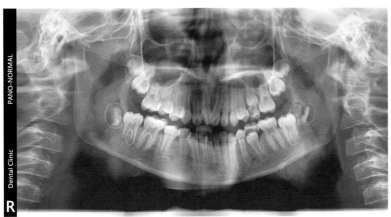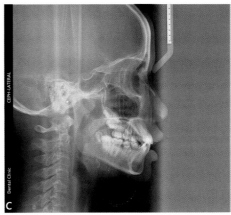

2017.05 初诊：X 线侧位描绘图及头影测量数据分析

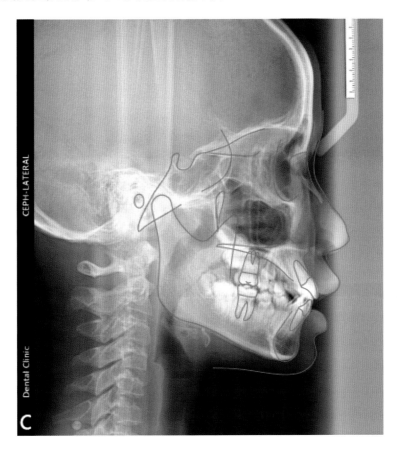

	测量指标	术前	参考值	标准差	
骨组织及面高	SNA（°）	83.9	83	4	上颌相对颅底位置正常
	SNB（°）	83.3	80	4	下颌相对颅底位置正常
	ANB（°）	0.5	3	2	趋向于Ⅲ类错
	FMA（FH-MP 下颌平面角）（°）	19.2	28	4	低角型，下颌平面平坦，面高可能偏小
	MP-SN（°）	26.1	33	4	下颌平面平坦
	SGn-FH（Y轴角）（°）	58.1	64	3	聚合生长型，颏部前突
	Wits（AO-BO）（mm）	−4.7	−1.5	2.1	上颌相对下颌后缩，趋向骨性Ⅱ类
	S-N（前颅底长）（mm）	58.8	61.8	3.3	前颅底长度正常
	S-Go/N-Me（FHI 后 前面高比）（%）	71.8	67.5	4.1	后面高及面深度较前面高生长明显，下颌向前上旋转
	ANS-Me/N-Me（下前面高比）（%）	53.9	53	2	下面高与全面高比值正常
牙及牙槽	U1-SN（°）	113.9	105.7	6.3	上中切牙相对前颅底平面唇向倾斜
	FMIA（L1-FH）（°）	58.2	57	7	下中切牙相对 FH 倾斜度、突度正常
	IMPA（L1-MP）（°）	102.7	91.6	7	下中切牙相对下颌平面唇向倾斜
	U1-L1（上下中切牙角）（°）	117.4	127	9	上下中切牙夹角较小，提示前牙可能较唇倾
软组织	Z角（°）	71.5	71	5	唇突度正常，侧貌协调
	N-Sn-Pog（软组织面突角）（°）	165.9	167	4	趋向于Ⅰ类面型/直面型
	UL-EP（上唇位置）（mm）	2.2	2	2	上唇位置正常
	LL-EP（下唇位置）（mm）	−0.1	0.3	2.1	下唇位置正常

诊断设计

诊断

1. 安氏Ⅱ类。
2. 骨性Ⅰ类。
3. 凸面型。
4. 均角。
5. 平均生长型。

矫治计划

1. 不拔牙，推磨牙向后，解除拥挤，排齐整平牙列。
2. 拔除 14、24、34、44，解除拥挤，排齐整平牙列。

因患者主诉牙齿不齐，嘴巴略突，所以采取拔除 14、24、34、44，应用全同步带状弓矫治技术进行矫治。

矫治过程

2017.05 初诊

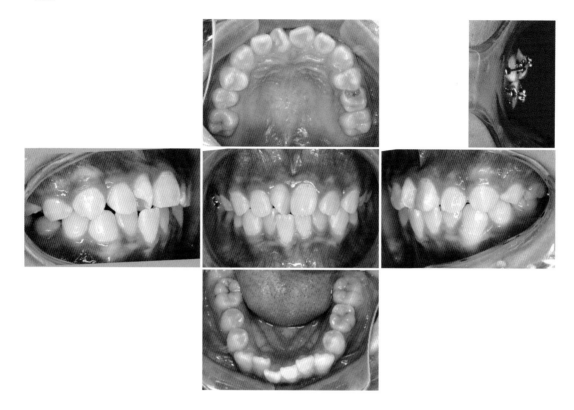

2017.11.02 初装

· 等待半年后，拔牙，安装全同
步带状弓矫治器。

· 拔除 14、24、34、44。

· 使用 0.022 英寸 ×0.016 英寸热
激活带状弓丝。

· 颌内牵引，力量约 50g。

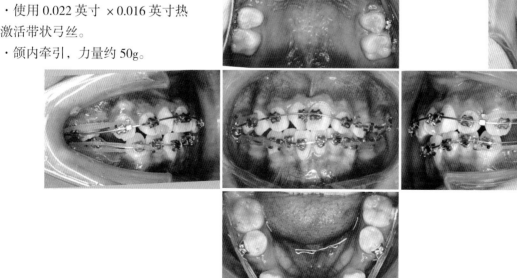

2018.02.24复诊（3个月）

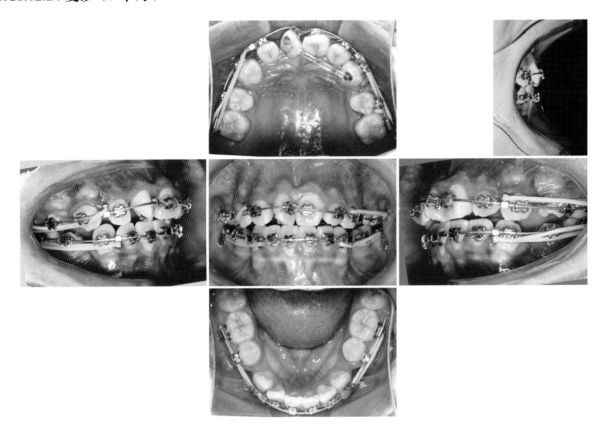

操作目标示意图

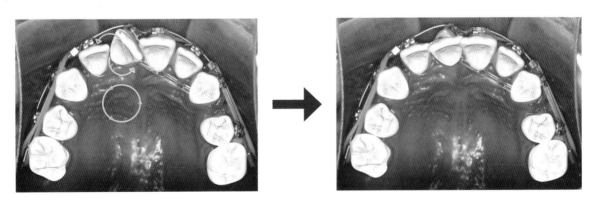

2018.11.01 复诊（12个月）

·更换 0.025 英寸 ×0.017 英寸超
弹镍钛带状弓丝。

·继续颌内牵引，力量约 80g。

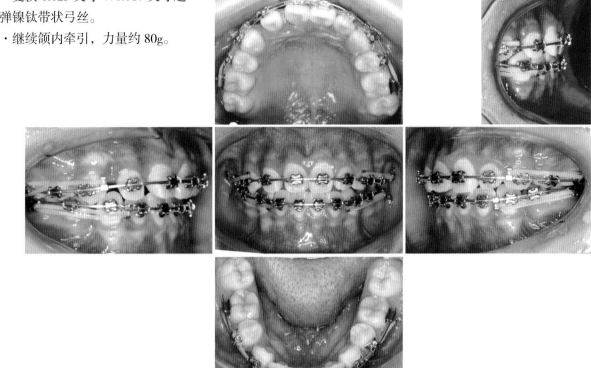

2018.11.01 复诊（12个月）：颜面照

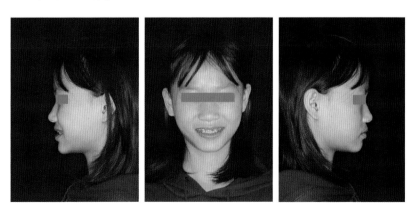

2019.01.13 复诊（14 个月）

· 更换 0.025 英寸 ×0.017 英寸不锈钢带状弓丝。

· 继续颌内牵引，力量约 100g。

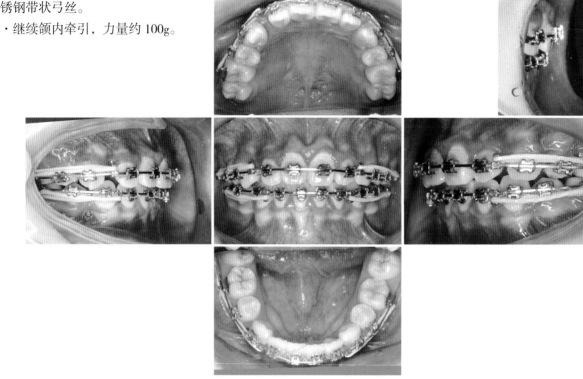

2019.05.05 复诊（16 个月）

· 0.3mm 结扎丝扎紧。

· 继续表达转矩。

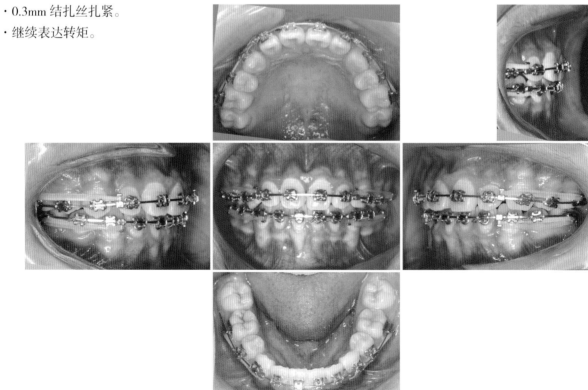

2019.11.13 复诊（22 个月）

· 粘接 17、27、37、47 颊面管。
· 更换 0.022 英寸 ×0.016 英寸热
激活带状弓丝。

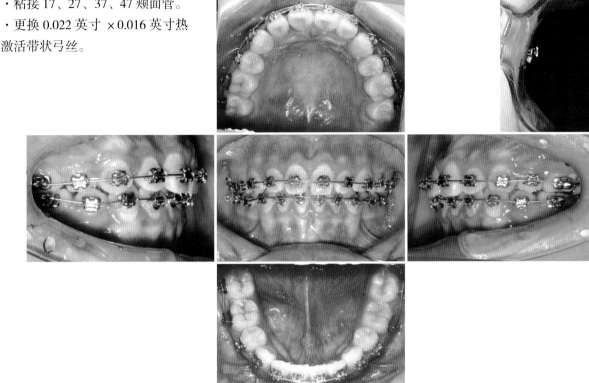

2020.07.05 结束

· 原计划 2020 年 1 月结束，因为
疫情防控推迟半年拆除托槽。

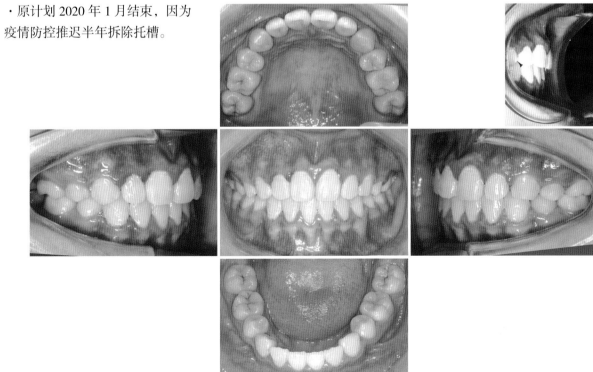

2020.07.05 结束：颜面照

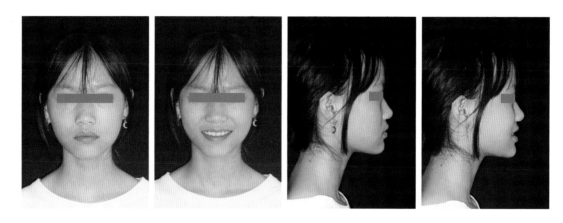

2020.07.05 结束：模型分析

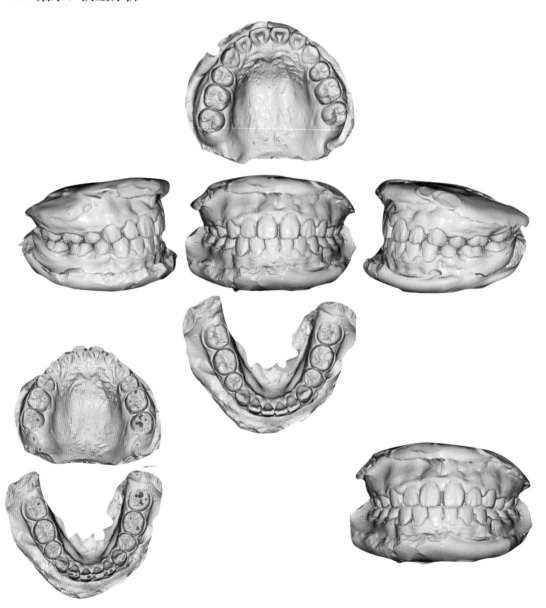

术前、术中、术后侧面相对比

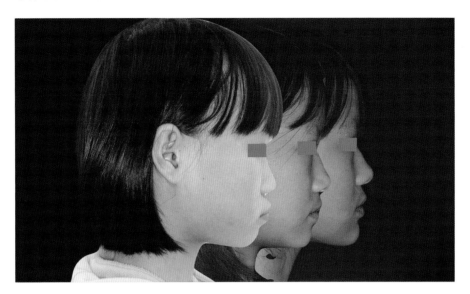

2020.07.05 结束：全口曲面体层片、X 线侧位片及牙根片

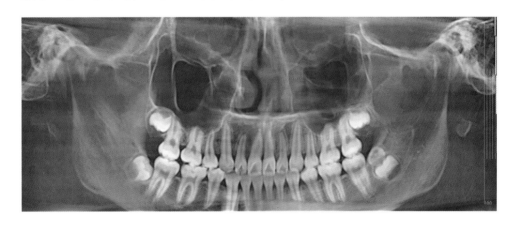

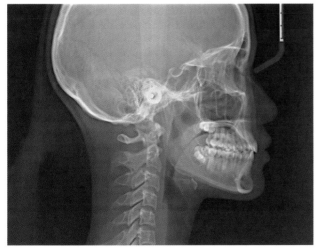 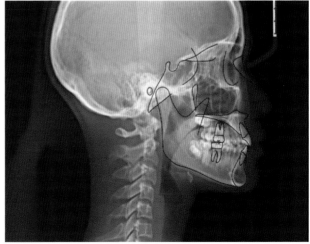

术前、术后 X 侧位描绘图对比

术前 ————

术后 ━━━━━

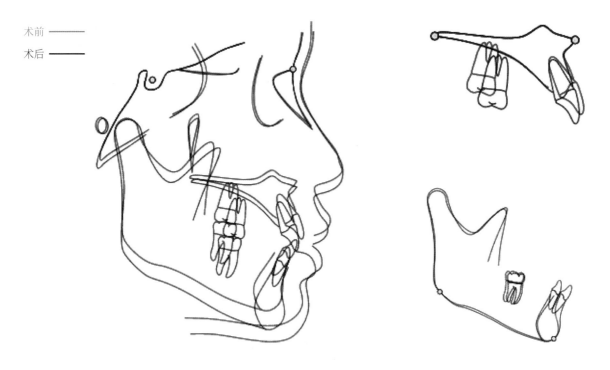

术前、术后头影测量数据分析对比及 CBCT

	测量指标	术前	术后
骨组织及面高	SNA（°）	83.9	83.5
	SNB（°）	83.3	82.7
	ANB（°）	0.5	0.7
	FMA（FH-MP 下颌平面角）（°）	19.2	20.8
	MP-SN（°）	26.1	27.6
	SGn-FH（Y 轴角）（°）	58.1	59.4
	Wits（AO-BO）（mm）	−4.7	−4.4
	S-N（前颅底长）（mm）	58.8	72.1
	S-Go/N-Me（FHI 后前面高比）（%）	71.8	71.6
	ANS-Me/N-Me（下前面高比）（%）	53.9	54.9
牙及牙槽	U1-SN（°）	113.9	105.2
	FMIA（LI-FH）（°）	58.2	71.1
	IMPA（L1-MP）（°）	102.7	88.2
	U1-L1（上下中切牙角）（°）	117.4	139.2
软组织	Z 角（°）	71.5	76.3
	N-Sn-Pog（软组织面突角）（°）	165.9	169.9
	UL-EP（上唇位置）（mm）	2.2	−0.2
	LL-EP（下唇位置）（mm）	−0.1	0

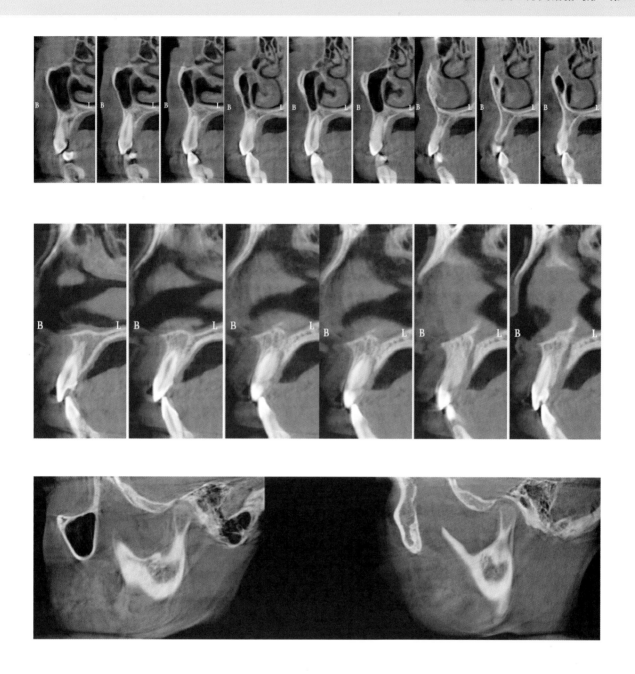

术前、术后全口曲面体层片、X线侧位片对比

术前

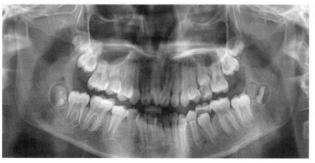

2020.07.05 术后

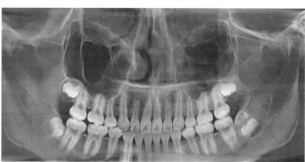

2017.05 术前   2020.07.05 术后

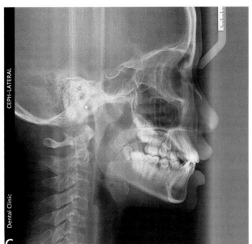
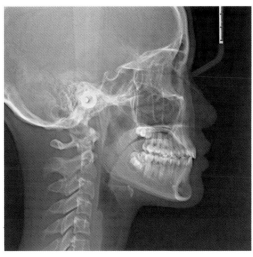

术前、术后口内照对比

2017.05 术前

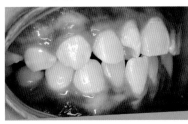
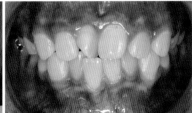
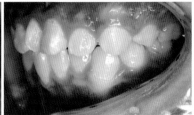

2020.07.05 术后

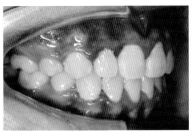
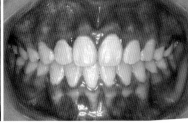
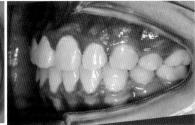

2017.05 术前 2020.07.05 术后

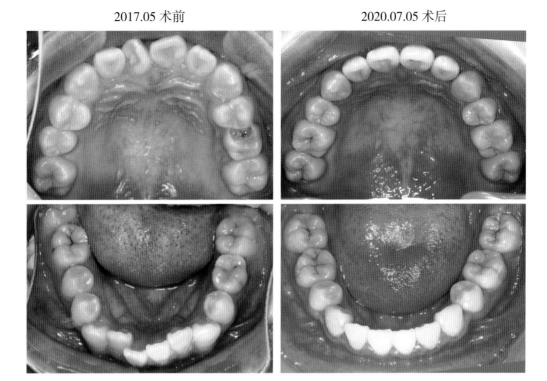

🦷 矫治体会

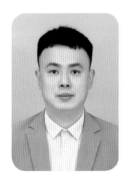

主诊医生：梁丰

1. 主诉面型突，牙列不齐，因为存在轻微的牙列拥挤，综合考虑拔除四颗第一前磨牙，采用全同步带状弓矫治技术进行治疗。

2. 全程使用三套弓丝结束矫治治疗，减少了传统技术中频繁换丝的步骤。

3. 全程均是低支抗需求，未采用任何附加支抗，给患者减少了额外的治疗费用。

4. 全程均是摇椅弓丝配合轻力牵引，减少了重力引起的压根吸收以及"过山车效应"。

总计治疗疗程两年半左右，其中等待上颌第二磨牙萌出以及疫情防控原因将近一年未进行复诊，相对一般正畸治疗缩短了三分之一的时间。

专家点评

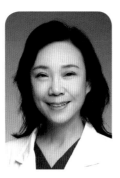

点评专家：张晓蓉

点评：

该病例为安氏骨性Ⅱ类，均角，双颌前突错𬌗畸形，诊断明确，常规拔除四颗前磨牙，采用全同步带状弓矫治技术，取得非常好的治疗效果，侧貌突度明显改善。

主诊医生较好地运用全同步带状弓技术全程摇椅弓丝配合轻力牵引，减少了重力引起的牙根吸收以及"过山车效应"，很好地整平打开咬合，又做到了上下前牙内收时的转矩控制。

建议：

关注该患者结束时头颅侧位片和临床问诊检查排除是否有腺体肥大气道阻塞情况，有利于治疗效果的稳定保持。

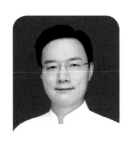

点评专家：武俊杰

点评：

该病例将全同步带状弓矫治器应用于恒牙列早期、生长发育高峰期的安氏Ⅱ类错𬌗畸形的青少年患者，经矫治，牙根平行度、咬合关系、侧貌都得到了明显改善。

主诊医生充分地应用了全同步带状弓矫治器在控制转矩方面的天然优势，使牙齿精准地到达治疗制订的目标位；该病例的矫治时机选择在替牙完成后的生长发育高峰期，既充分利用了患儿的生长发育潜力，又避免了过早开始矫治造成的治疗周期过长，明显促进了下颌的生长，改善了下颌后缩面型。

另外，全同步矫治器在治疗过程中复诊次数少，弥补了多数矫治器需要频繁复诊的不足，相信在将来会受到更多医生和患者的欢迎。

建议：

（1）术前影像学检查应充分关注根骨关系，为指导正畸移动方向、距离提供依据，为规避矫治风险提供支持。

（2）扭转牙术后容易复发，可以设计适当过矫正，利于后期的长期保持。

（3）该病例矫治中可适当使用强支抗，减少磨牙大量近移占据的拔牙间隙，增加内收量，改善患者面型。

（4）最终结束后下前牙整齐度仍有一定的改进空间。

第三章

安氏II类2分类错𬌗畸形

II类2分类

病例 16
安氏Ⅱ类2分类、上颌拥挤、下前牙先天缺失病例一例

主诊医生　　康卫明　新疆石河子市奥丹德口腔门诊

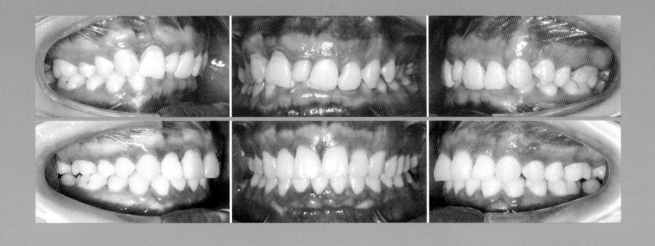

🦷 检查分析

患者：女，18岁。

主诉：要求矫正排列不齐的牙齿。

2017.05.25 初诊：颜面照

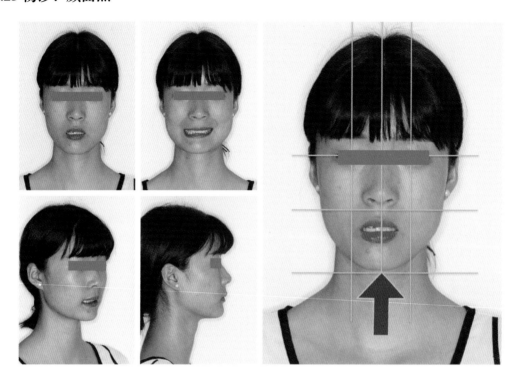

2017.05.25 初诊：口内照

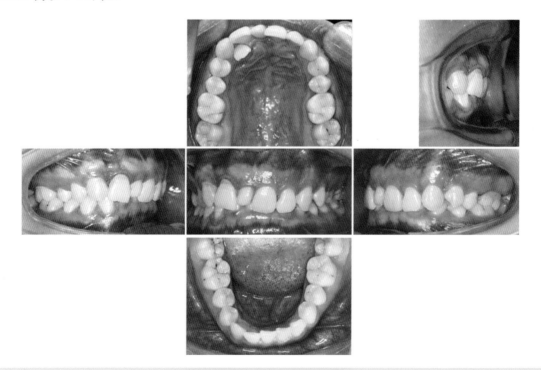

2017.05.25 初诊：口内分析

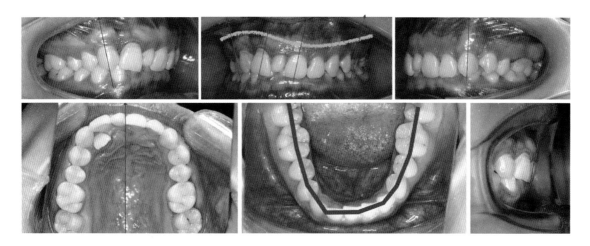

2017.05.25 初诊：全口曲面体层片

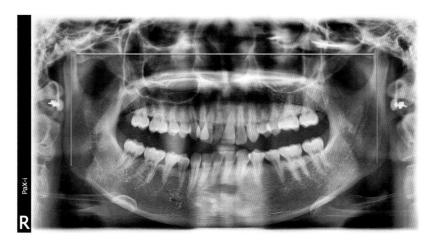

2017.05.25 初诊：X 线侧位描绘图及头影测量数据分析

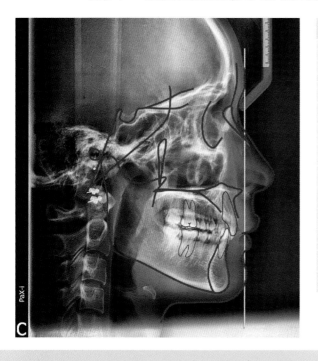

测量指标	测量值	参考值	标准差
SNA（°）	87.5	83.0	4.0
SNB（°）	83.4	80.0	4.0
ANB（°）	4.1	3.0	2.0
GoGn-SN（°）	23.7	31.2	3.6
SN-OP（°）	10.7	19.0	4.0
Po-NB（mm）	2.7	4.0	2.0
U1-L1（°）	153.5	124.0	8.0
U1-NA（mm）	1.8	5.0	2.0
U1-NA（°）	8.4	23.0	5.0
L1-NB（mm）	0.4	7.0	2.0
L1-NB（°）	14	30.0	6.0
Wits（mm）	1.6	0.0	2.0

诊断设计

问题列表

1. 上颌拥挤 / 多生牙 + 腭侧错位侧切牙；下颌先天缺失 1 颗下切牙。
2. 低角 / 内倾型深覆𬌗。
3. 𬌗平面偏斜。
4. 面部明显不对称。

诊断

1. 磨牙关系中性。
2. 安氏 Ⅱ 类 2 分类。
3. 骨性 Ⅰ 类。

思辨

解决拥挤有望，深覆𬌗无妨，低角谨慎拔牙，面型不支持拔牙，磨牙、尖牙关系中性不可能拔牙，上下前牙转矩问题可以在不断调整中改善。

设计

·非拔牙矫治（只拔除 11、21 间多生牙）。
·全同步带状弓矫治器。

矫治过程模拟图

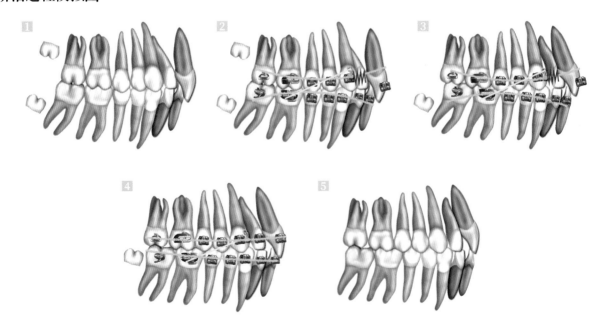

🦷 **矫治过程**

2017.05.25 初诊

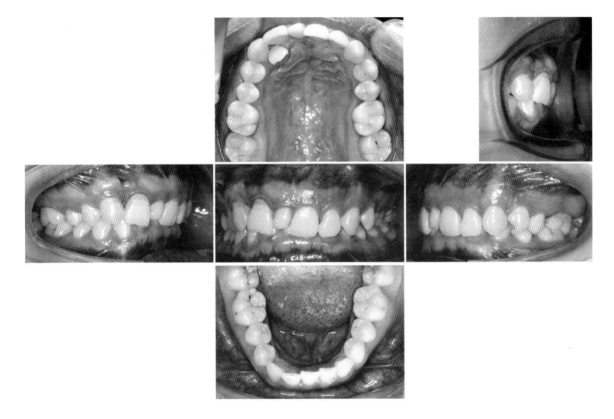

2017.06.01 初装

·初装矫治器，使用 0.025 英寸 ×
0.017 英寸热激活带状弓丝，牵引钩
阻挡 21 向间隙移动。13~11 间置推
簧（不需要磨牙树脂垫）。

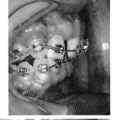

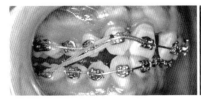 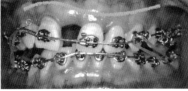 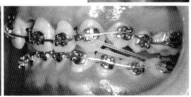

2017.06.17 复诊（17天）

· 以牵引钩拉 11 向近中，轻力 II 类牵引配合摇椅曲打开咬合（已经可以正常咬合）。

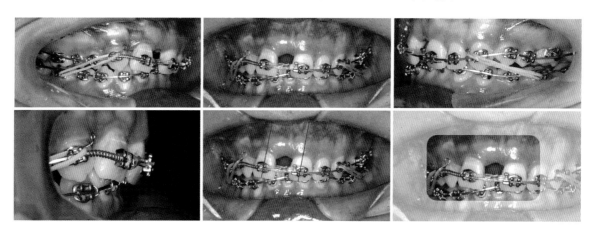

2017.08.20 复诊（3个月）

· 打开咬合，排齐整平，进展顺利。

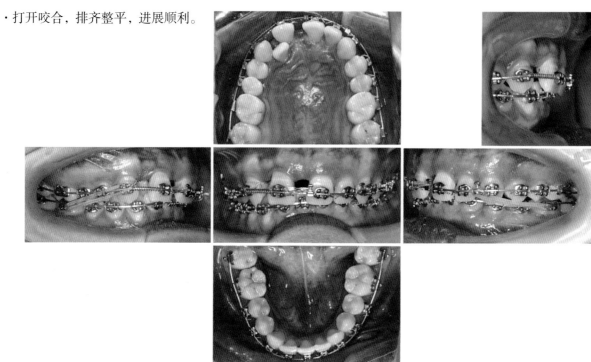

2017.08.20 复诊：颜面照

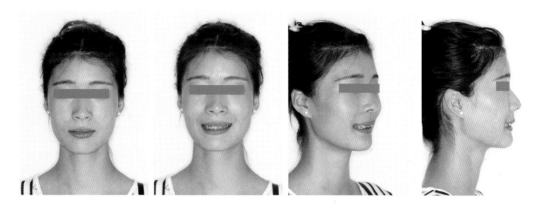

2017.10.12 复诊（5 个月）

·中线保持良好，上下前牙转矩
调整中。

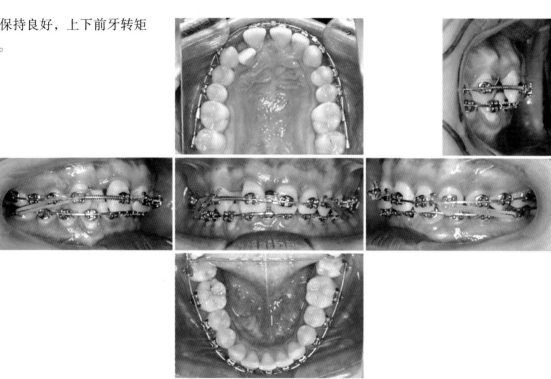

2017.10.12 复诊：颜面照

·面型发生对称性变化。

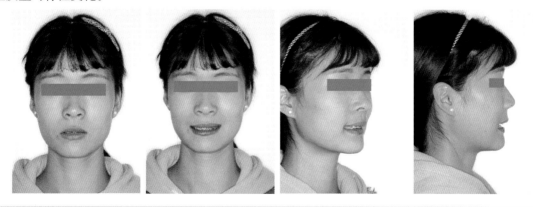

2017.12.22 复诊（6 个月 ）

· 下颌换用 0.022 英寸 × 0.016 英寸不锈钢带状弓丝。

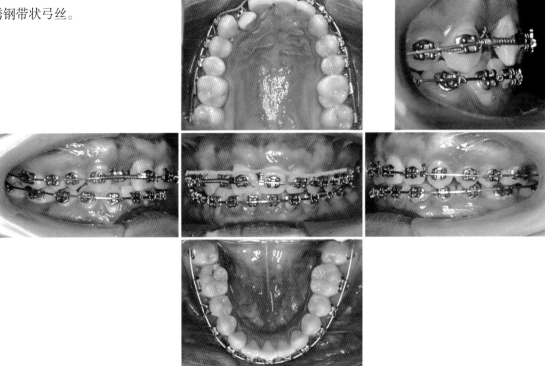

2017.12.22 复诊：颜面照

· 面部逐渐协调对称。

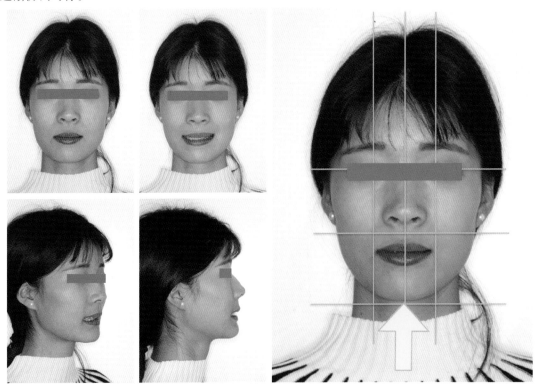

2018.01.28 复诊（8 个月）

· 解决 12 腭向。
· 错位继续排齐。
· 拥挤解除。

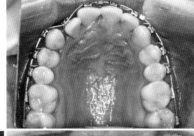
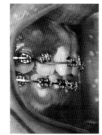
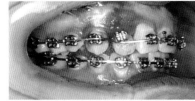
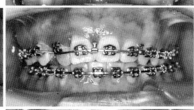
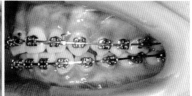
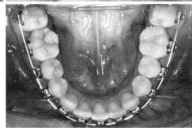

2018.03.01 复诊（9 个月）

· 𬌗平面基本正常。
· 12 重新定位托槽。

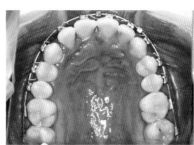
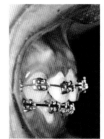
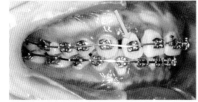
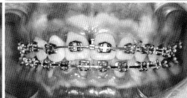
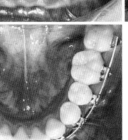
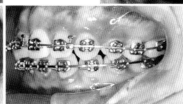

2018.03.01 复诊：上下牙弓对称性良好

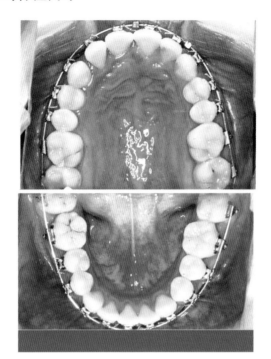

2018.03.01 复诊：颜面照

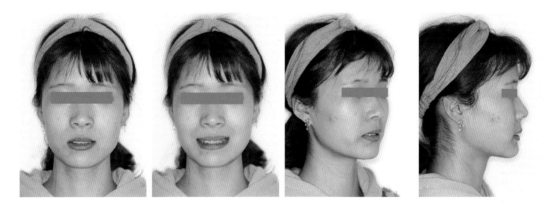

2018.04.15 复诊（10 个月）

·磨牙、尖牙关系中性，前牙覆
𬌗、覆盖正常，上颌仍是 0.025 英
寸 ×0.17 英寸热激活带状弓丝。

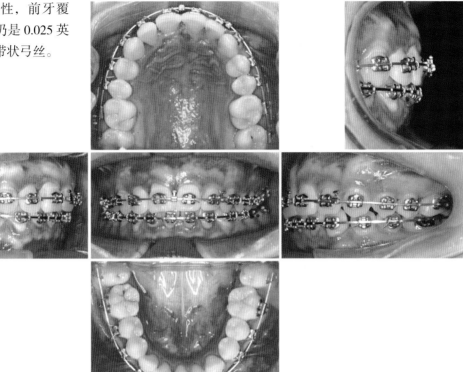

2018.04.15 复诊：颜面照

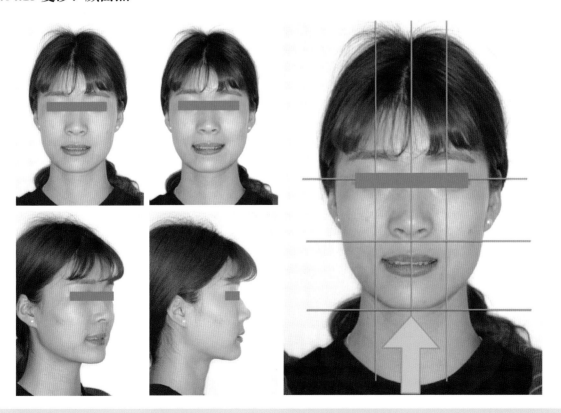

2018.06.10 复诊（12 个月）

- 殆平面正常。
- 更换 0.025 英寸 × 0.017 英寸不锈钢带状弓丝理想弓。
- 上下牙弓对称美观。

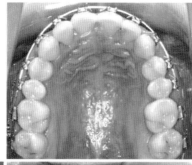
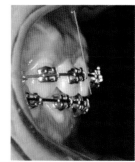
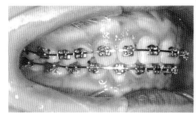
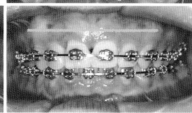
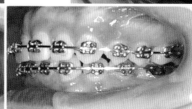
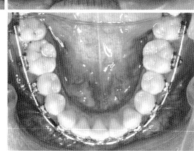
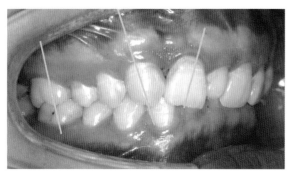
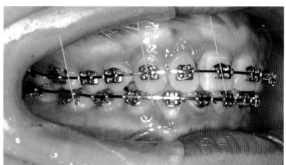

2018.06.10 复诊（12 个月）：颜面照

- 面相自然美观，自信心提高。

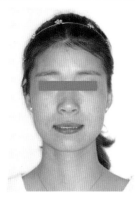
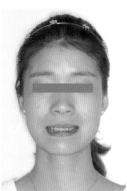
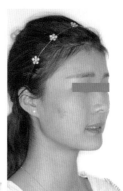
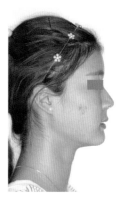

2018.09.08 复诊（15 个月）：口内照

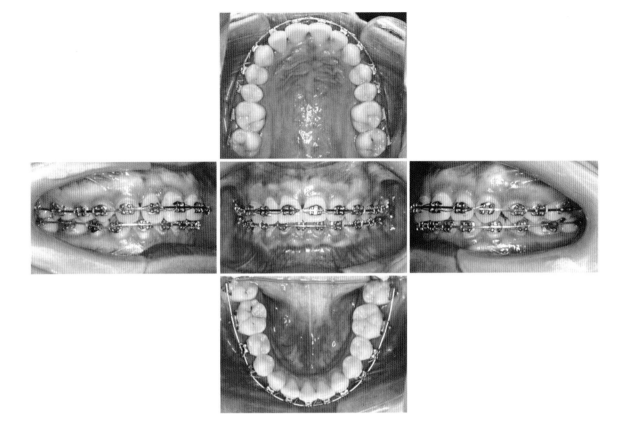

2018.09.08 复诊（15 个月）：颜面照

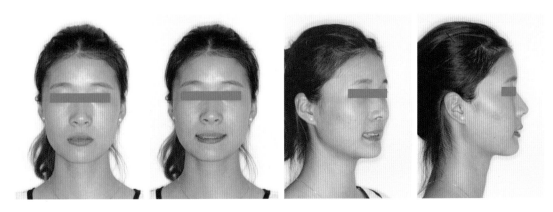

2018.09.08 复诊：口内照参考线

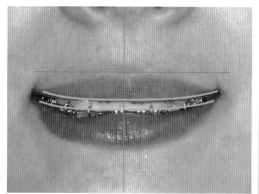
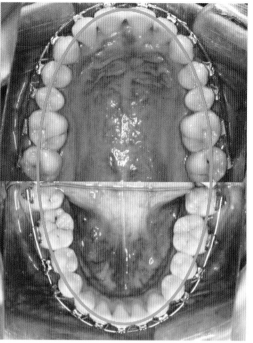

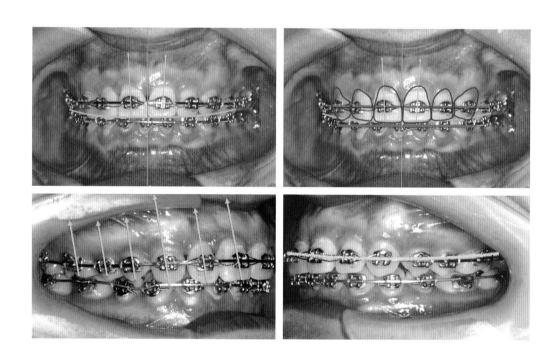

2018.09.08 复诊：X 线侧位片及头影测量数据分析

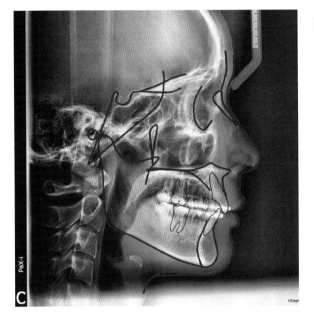

测量指标	测量值	参考值	标准差
SNA（°）	87.5	83.0	4.0
SNB（°）	83.2	80.0	4.0
ANB（°）	4.3	3.0	2.0
GoGn-SN（°）	23.9	31.2	0.6
OP-SN（°）	12.2	19.0	4.0
Po-NB（mm）	3.6	4.0	2.0
U1-L1（°）	128.2	124.0	8.0
U1-NA（mm）	1.2	5.0	2.0
U1-NA（°）	18.6	23.0	5.0
L1-NB（mm）	3.5	7.0	2.0
L1-NB（°）	28.9	30.0	6.0
Wits（mm）	1.0	0.0	2.0

术前、术中全口曲面体层片对比

2017.05.25 术前

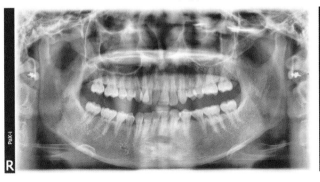

2018.09.08 术中

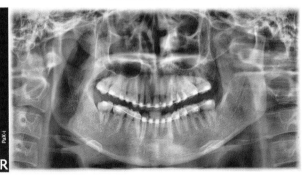

2017.05.25 术前

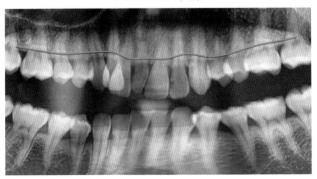

2018.09.08 术中

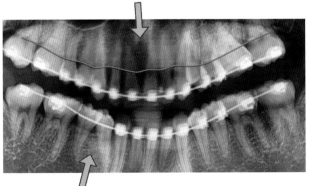

术前、术中 X 线侧位片描绘图对比

2017.05.25 术前	2018.09.08 术中

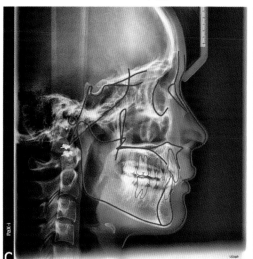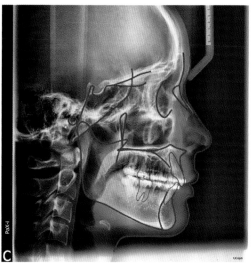

术前、术中口内照对比

2017.05.25 术前

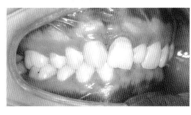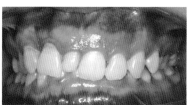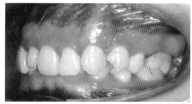

2018.09.08 术中

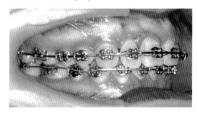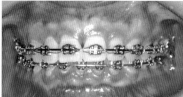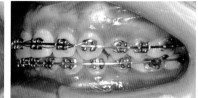

2019.06.22 结束（24 个月）：口内照

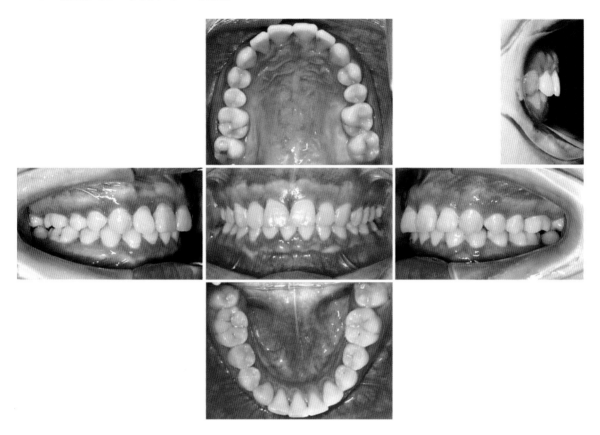

2019.06.22 结束（24 个月）：颜面照

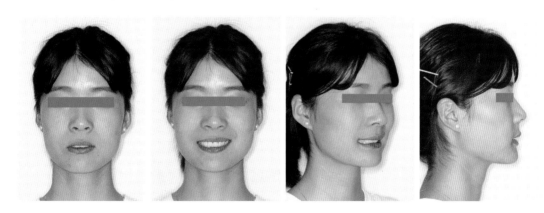

术前、术后侧面相描绘图对比

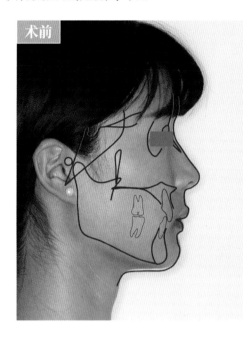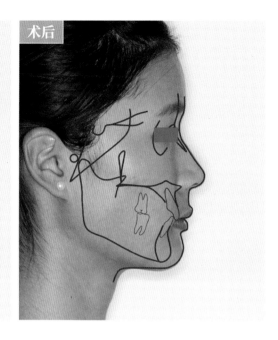

术前、术后侧位描绘重叠图对比

术前 ——
术后 ——

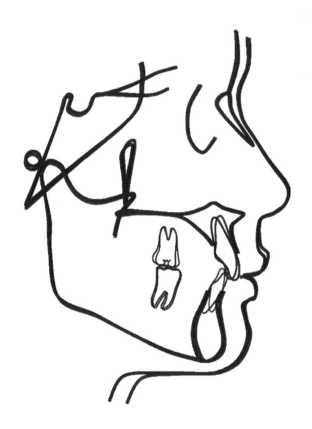

术前、术后侧位描绘重叠图及头影测量数据分析对比

术前 ——————

术后 ——————

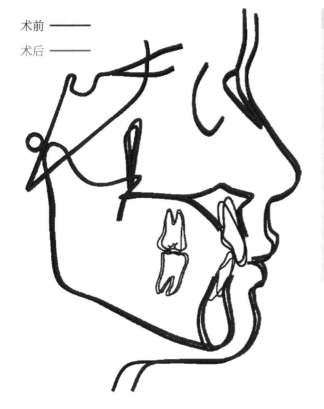

测量指标	术前	术后	参考值	标准差
SNA（°）	87.5	87.5	83.0	4.0
SNB（°）	83.4	83.2	80.0	4.0
ANB（°）	4.1	4.3	3.0	2.0
GoGn-SN（°）	23.7	23.9	31.2	3.6
OP-SN（°）	10.7	12.2	19.0	4.0
Po-NB（mm）	2.7	3.6	4.0	2.0
U1-L1（°）	153.5	128.2	124.0	8.0
U1-NA（mm）	1.8	1.2	5.0	2.0
U1-NA（°）	8.4	18.6	23.0	5.0
L1-NB（mm）	0.4	3.5	7.0	2.0
L1-NB（°）	14.0	28.9	30.0	6.0
Wits（mm）	1.6	1.0	0.0	2.0

术前、术后口内照对比

2017.05.25 术前

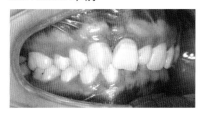
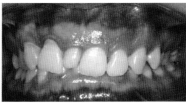
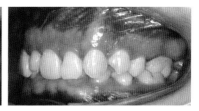

2019.06.22 术后

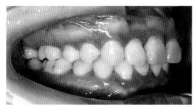
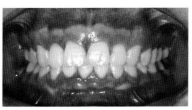
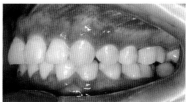

2017.05.25 术前　　　　　　　　2019.06.22 术后

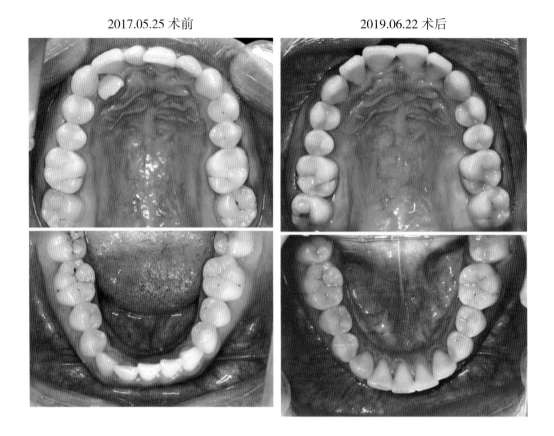

术前、术后颜面照对比

2017.05.25 术前　　　2019.06.22 术后　　　2017.05.25 术前　　　2019.06.22 术后

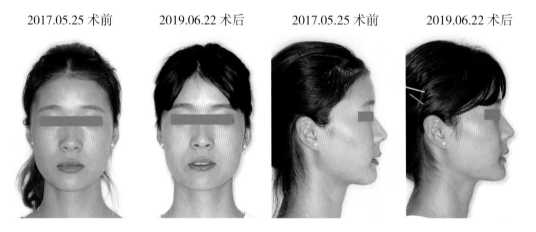

2022.01.12 术后复查（2 年半）：口内照

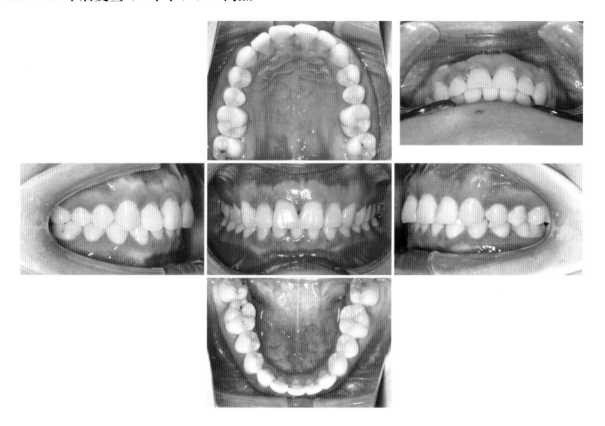

2022.01.12 术后复查（2 年半）：颜面照

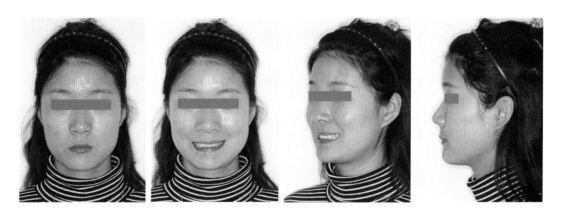

前伸𬌗检查

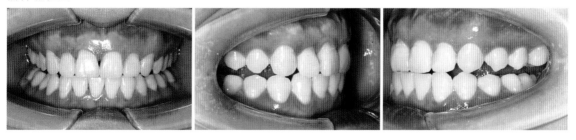

右侧尖牙引导

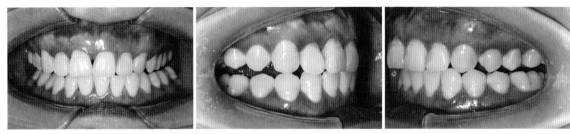

左侧尖牙引导

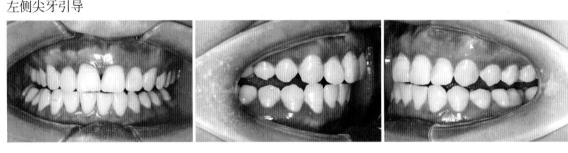

2022.01.12 术后复查（2 年半）：X 线侧位片、全口曲面体层片等

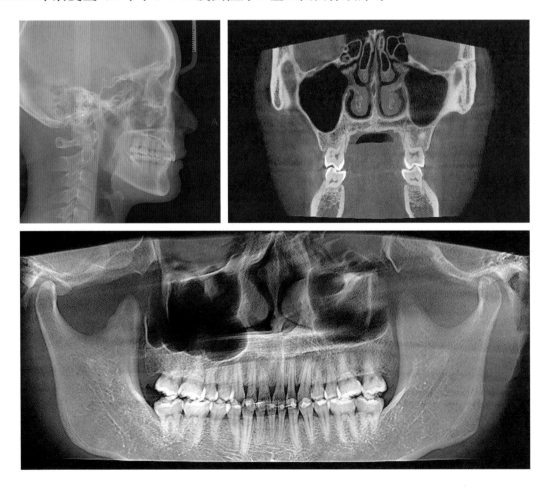

2022.01.12 术后复查（2 年半 ）：CT 牙根检查

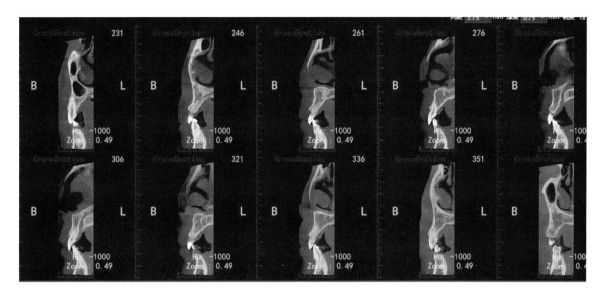

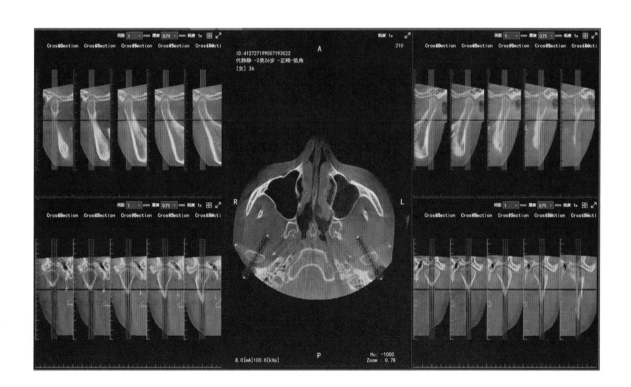

🦷 矫治体会

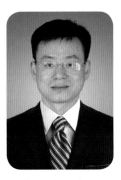

主诊医生：康卫明

1. 疗程从 2017 年 6 月至 2019 年 6 月，共 24 个月。

2. 本例很好地体现了全同步带状弓强大的垂直向控制能力，打开咬合与排齐整平同步进行，简单高效。

3. 随着𬌗平面偏斜的逐步改善，面型有明显好转。纠偏的治疗过程省却了种植钉。

4. 矫治结果具有协调的对称性、整齐的排列、合乎生理的角度，符合骨骼、面型、软组织、正面、侧面全方位多角度审美，达到了正畸美观、平衡、稳定的目标。

稳定的牙、𬌗、面需要长期观察。

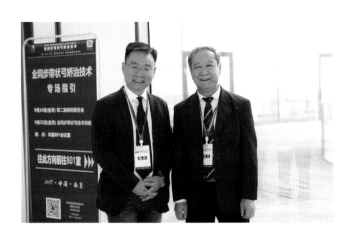

🦷 专家点评

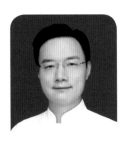

点评专家：武俊杰

点评：

该病例为安氏Ⅱ类 2 分类、Ⅲ度深覆𬌗、上颌多生牙、下颌先天性缺牙的青年女性患者。主诊医生应用全同步带状弓技术取得了良好的疗效，患者面部不对称，前牙深覆𬌗得到明显纠正，磨牙、尖牙咬合关系良好，面型无明显破坏。

安氏Ⅱ类 2 分类患者多为"美貌人群"，面型较好，要慎用拔牙矫治，同时上下前牙的唇倾要适度，不可破坏面型。

全同步带状弓技术具有强大的垂直向控制能力和转矩控制能力，排齐整平、打开咬合和调整转矩同步进行，因此该病例非常适合采用此技术。特别是 12 舌倾牙的纠正，充分体现了带状弓转矩表达的优势：利用其他矫治系统纠正舌倾侧切牙，往往需要倒贴托槽以使牙根发生唇向转矩，而全同步带状弓托槽扎紧即可。

建议:

（1）安氏Ⅱ类2分类患者要在术前、术中、术后拍摄关节CBCT,了解关节状况。

（2）下颌先天缺失一颗下切牙导致最终上下中线无法一致,前牙覆殆、覆盖稍大,以上情况需要提前告知患者。此类情况也有医生会选择上前牙片切以协调Bolton比例,但务必谨慎选择该操作,必须确保操作规范、完善,并清楚了解其风险。

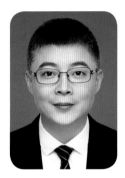

点评专家:郑之峻

点评:

该病例资料收集齐全、诊断正确、分析明了、治疗合理、效果显著。

该患者为严重的深覆殆,伴有轻微下颌骨偏斜。初粘全同步带状弓矫治器时严格按照技术设计者要求操作,没有进行后牙树脂殆垫分离,前牙托槽不仅没有脱落,还在排齐过程中打开了咬合。

患者拔除多生牙后,巧妙设计21近中牵引钩,不仅阻挡21近中移动,且通过Ⅱ类牵引的交互作用,牵引11近中移动,同时推簧为12排齐提供空间,没有使用额外的种植支抗,虽然12腭侧错位,但全同步带状弓矫治器转矩控制不错。

患者虽缺失一颗下前牙,但主诊医生前牙覆殆、覆盖及尖牙、磨牙关系控制得比较好,两年半随访亦可见前伸及侧方功能咬合稳定。

患者通过正畸治疗,咬合打开,局部反殆得到纠正,下颌偏斜得到适当改善,面型也更加协调自然。

通过该病例,我们可以看到全同步带状弓矫治技术可以将排齐整平,打开咬合,转矩控制同步进行,尽可能不使用额外的支抗设计,简化治疗流程,提高矫治效率。

病例 17
安氏Ⅱ类 2 分类、前牙深覆𬌗
伴露龈笑病例一例

主诊医生　　刘紫华　福建龙岩华尔口腔医院

　　　　　　吴昌斌　福建龙岩华尔口腔医院

指导老师　　蒋建磊　龙岩人民医院

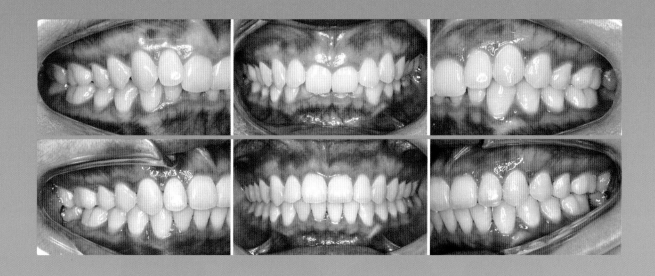

🦷 检查分析

患者：女，24 岁。

主诉：自觉牙齿不齐，笑露牙龈，十年余。

现病史：自觉牙列不齐，"小虎牙"外翻，笑露牙龈，影响美观与自信，前来我院就诊。

既往史：否认高血压、心脏病、血液病等全身系统疾病史。

过敏史：无。

家族史：无。

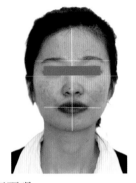 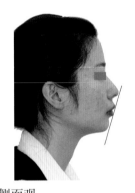 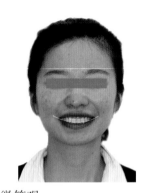

正面观：

1. 面型左右对称，面下 1/3 较短。

2. 眼睑 – 口裂线平齐。

侧面观：

1. 凸面型，下颌后缩。

2. 下颌角丰满，颏唇沟较深。

微笑观：

1. 笑线饱满，唇比例关系协调。

2. 笑露牙龈，侧切牙外翻。

初诊：颜面照

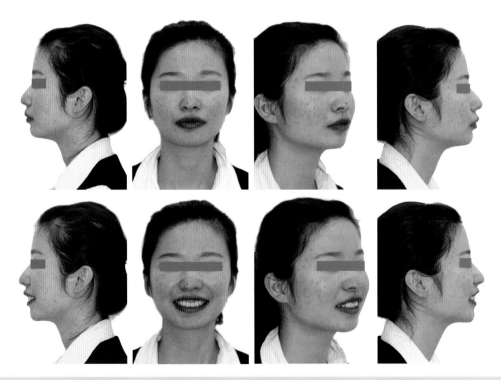

初诊：口内照及口内检查

· 恒牙列 18~28，38~48；双侧磨牙远中关系，尖牙远中关系。

· 11、21 舌倾，伸长；12、22 唇倾外翻；32~42 牙列不齐。

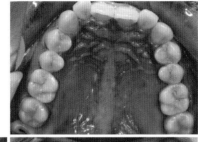
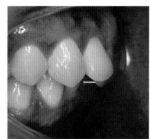
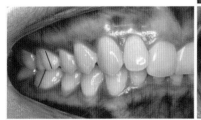
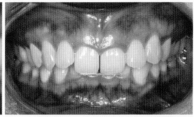
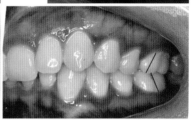
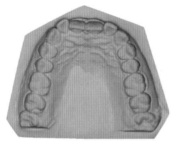

· 下牙列中线稍右偏，上下方圆型牙弓形态。

· 颞下颌关节无弹响、无异常。

· 开口度正常，开口型无偏斜。

初诊：模型分析、检查

1. 覆𬌗：7mm；覆盖：2mm。

2. Spee 曲线：左侧 5mm；右侧 6mm。

3. 牙弓长度：上颌 105mm；下颌 96mm。

4. 牙弓宽度：上颌 55mm；下颌 50mm。

5. Bolton 比：前牙 83%；全牙 94%。

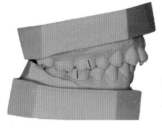
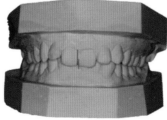
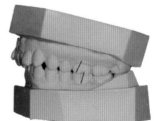
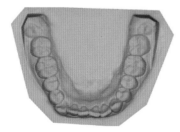

初诊：全口曲面体层片、X线侧位片头颅叠影

双侧髁突对称，无明显磨耗，牙槽骨密度良好；18、28、38、48 高位阻生。

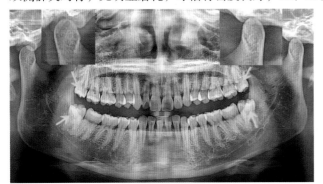
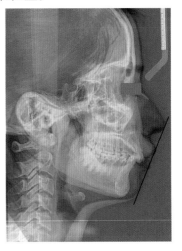

初诊：X线侧位片及头影测量数据分析

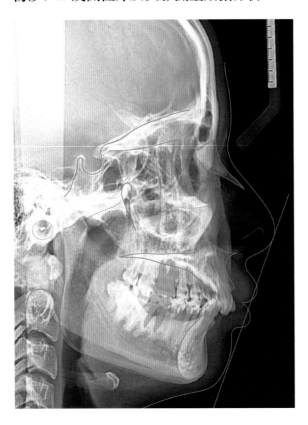

	测量指标	参考值	测量值
骨组织及面高	SNA（°）	82±2	84
	SNB（°）	80±2	77
	ANB（°）	2	7
	SN-MP（°）	32	27
	FMA（°）	25	23
	U1-NA（mm）	4	1
	U1-SN（°）	104	78
牙及牙槽	L1-NB（mm）	4	8
	L1-MP（°）	90	100
	U1-L1（°）	121±8	145
软组织	E-LINE UL（mm）	-1	1
	E-LINE LL（mm）	0	2

诊断设计

头影测量数据分析

1. 骨性Ⅱ类。
2. 低角型。
3. 上下中切牙交角数据过大。
4. 下颌后缩。

问题列表

1. 牙列：
   · 垂直向：深覆𬌗Ⅲ度。
   · 矢状向：尖牙及磨牙远中关系。

2. 颌骨：
   · 垂直向：低角型。
   · 矢状向：骨性Ⅱ类。

3. 软组织：
   · Ⅱ类面型。
   · 下颌后缩。

诊断

1. 安氏Ⅱ类2分类错𬌗。
2. 骨性Ⅱ类。
3. 低角型。
4. Ⅲ度深覆𬌗，下颌后缩。

矫治目标

1. 排齐牙列，平整牙弓形态。
2. 改善磨牙、尖牙关系。
3. 改善深覆𬌗，平整 Spee 曲线。
4. 压低上前牙区，改善露龈笑。

治疗方案

1. 采用全同步带状弓Ⅱ类托槽系统矫治（若采用其他传统托槽系统，则需增加平导或𬌗垫，打开咬合较慢）。
2. 全程配合轻力Ⅱ类牵引，尽量导下颌向前。
3. 控制前牙转矩及垂直向关系。
4. 采用改良式 Hawley 保持器长期保持。

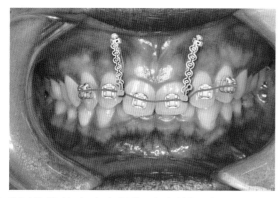
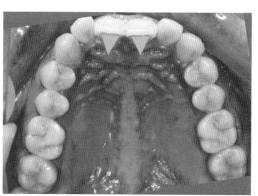

若采用传统技术治疗操作则需增加平导，或在上颌前牙区增加种植支抗压低上前牙，操作复杂且疗程进度慢。

🦷 **矫治过程**

初诊

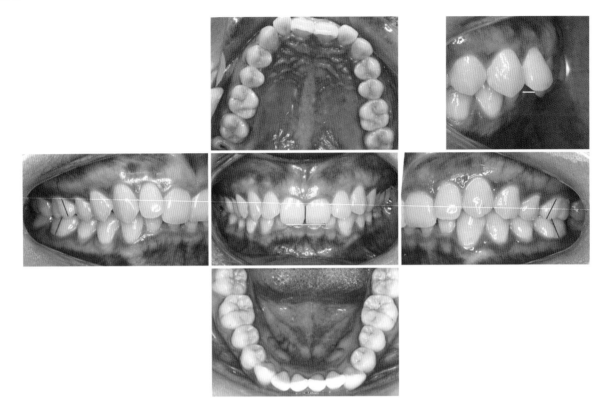

初装

- 采用全同步带状弓Ⅱ类托槽。
- 上下颌启动选用 0.022 英寸 ×0.016 英寸热激活带状弓丝。
- 采用 3/8 橡皮圈（3.5 盎司）进行轻力Ⅱ类牵引。

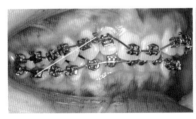 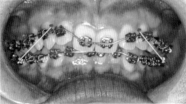 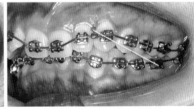

复诊（2 个月）

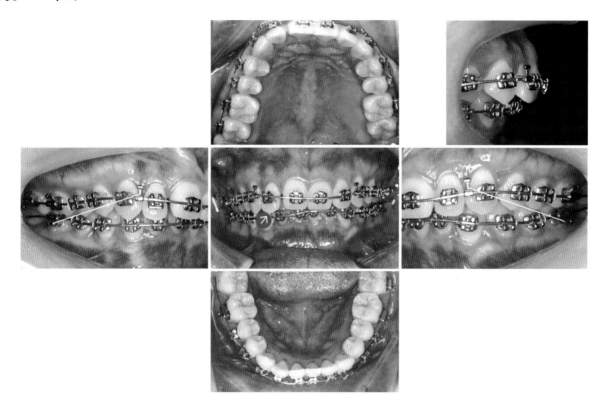

口内照对比

初装

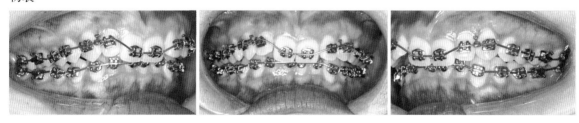

2 个月

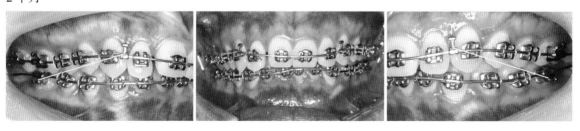

复诊（4 个月）

· 矫治第 4 个月的，咬合打开良好，牙弓基本平整，前牙区下压良好，转矩表达良好。

· 继续配合 II 类牵引，12 位置伸长，牙列间隙出现，覆盖有所增加。

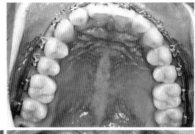
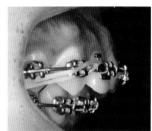

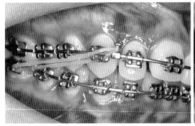
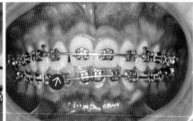
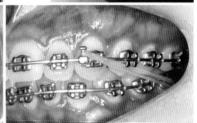

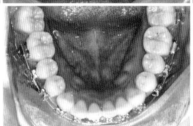

口内照对比

2 个月

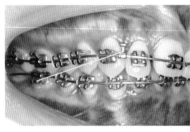
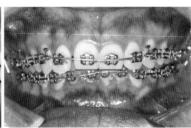
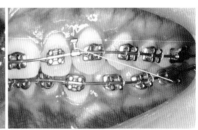

4 个月

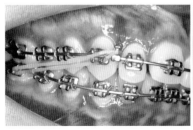
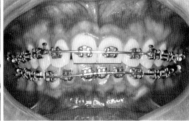
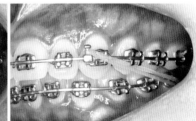

2 个月

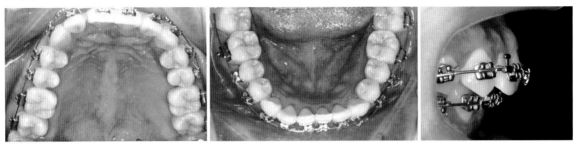

4 个月

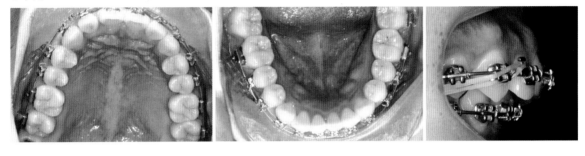

复诊（4 个月）：颜面照、微笑照

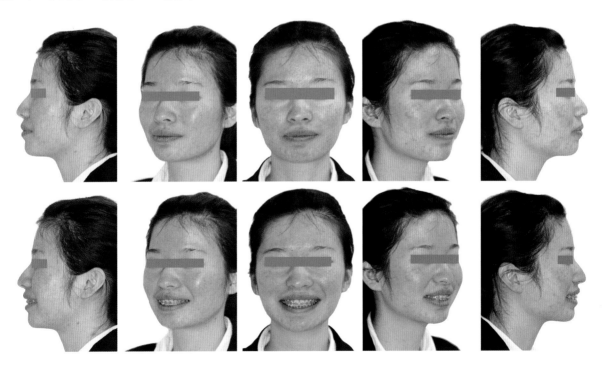

复诊（4个月）：全口曲面体层片

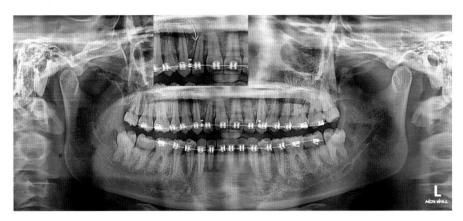

牙根控根移动良好，牙根直立；Spee 曲较平整，12 牙周膜间隙稍有增宽。

矫治阶段对比

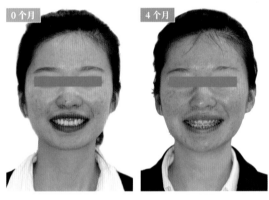

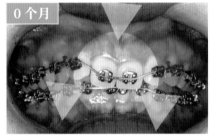

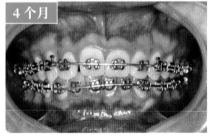

·矫正第 4 个月微笑照，11、21 垂直向控制及失状向转矩控制效果显著，露龈笑极大改善。

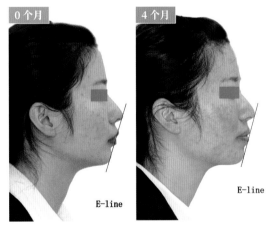

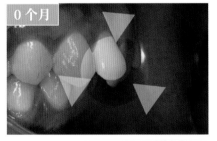

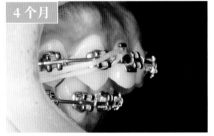

·矫正第 4 个月侧面相，下颌颏部较丰满紧张，上中切牙正转矩表达，切牙平整。

X线侧位片与侧面相重叠图对比

0个月　　　　　　　　　　　　4个月

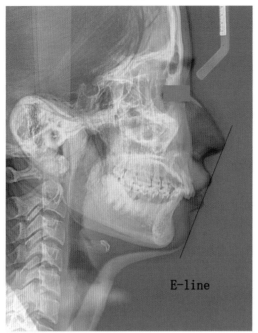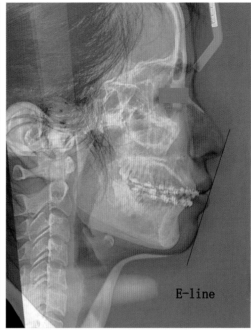

复诊（6个月）

·上下颌更换0.025英寸×0.017英寸超弹镍钛带状弓丝，调整小摇椅，继续配合轻力Ⅱ类牵引，使用3/8橡皮圈（3.5盎司）。

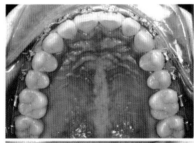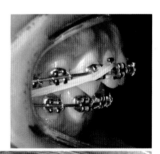

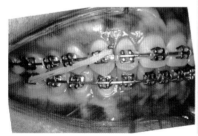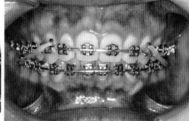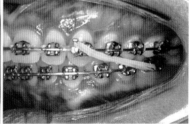

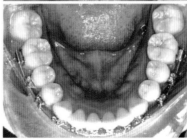

复诊（6个月）：颜面照、微笑照

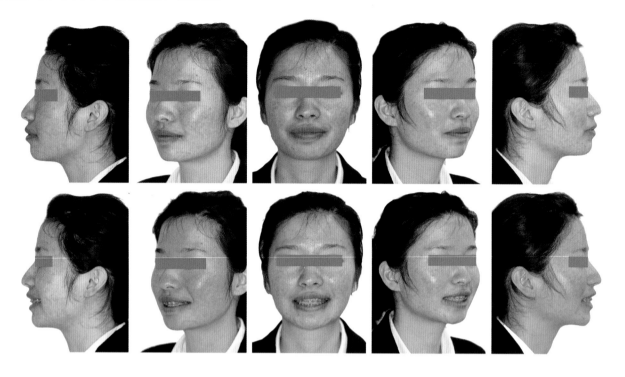

口内照对比

4个月

6个月

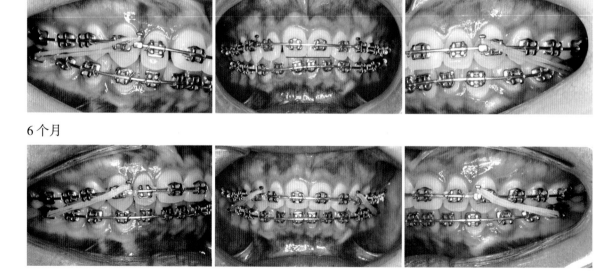

· 矫正到第6个月，上下颌牙列更加平整，上中切牙更加直立，同时覆盖减小。

4 个月

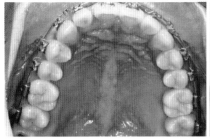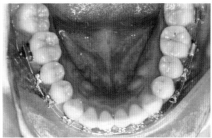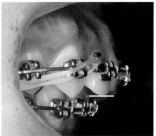

6 个月

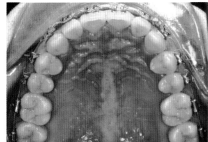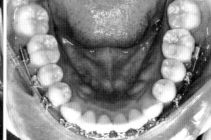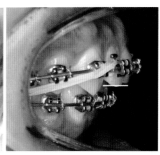

4 个月

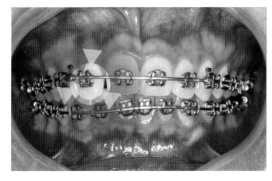

· 矫正到第 4 个月，上下更换 0.025 英寸 × 0.017 英寸超弹镍钛带状弓丝。

· 12 更换托槽粘接位置，将牙冠压低平整切端位置。

6 个月

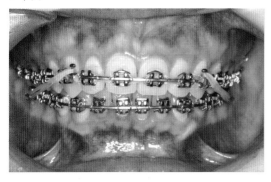

· 矫正到第 6 个月时，12 牙冠压低良好，牙列更加平整。

· 13~23 利用橡皮圈关闭散在牙间隙。

复诊（8个月）

·上下颌更换 0.025 英寸 × 0.017
英寸不锈钢带状弓丝，继续轻力
Ⅱ类牵引，同时配合下颌颌内牵
引，防止下颌过度唇倾。

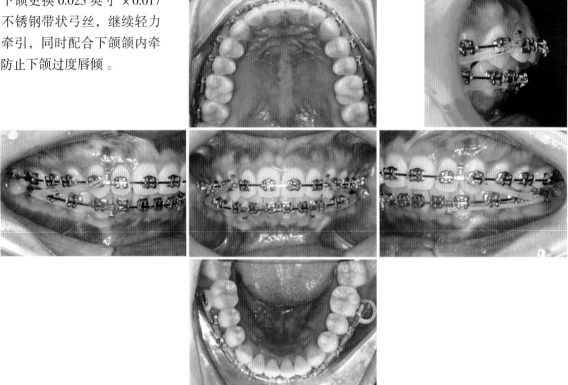

复诊（8个月）：颜面照、微笑照

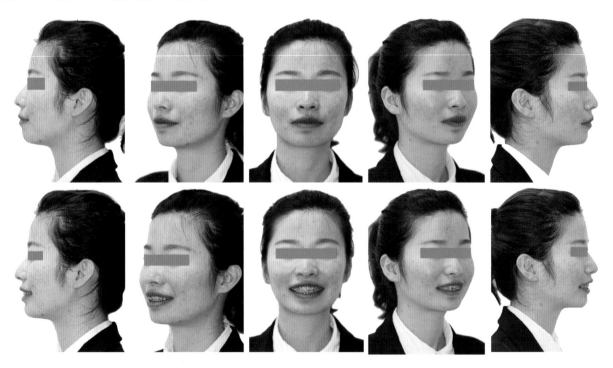

口内照对比

6 个月

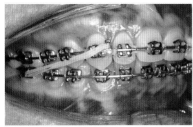 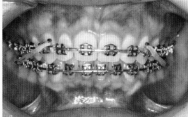 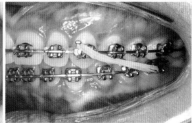

8 个月

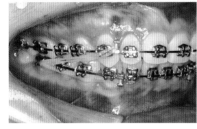 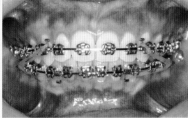 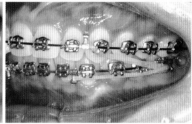

6 个月

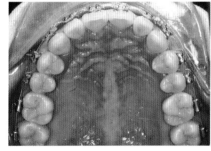 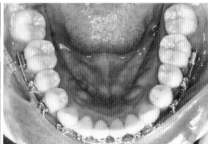 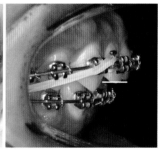

8 个月

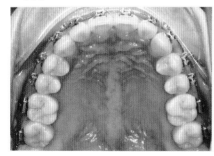 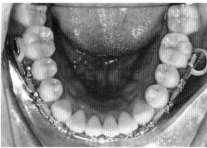 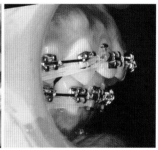

6个月

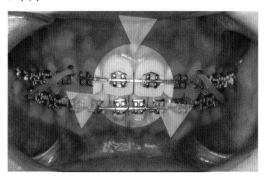

·矫正到第8个月时，牙列中线更加齐整，散在间隙已完全关闭。

8个月

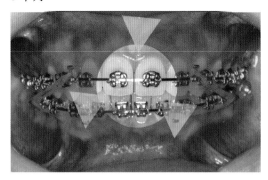

矫治阶段颜面照对比

6个月

8个月

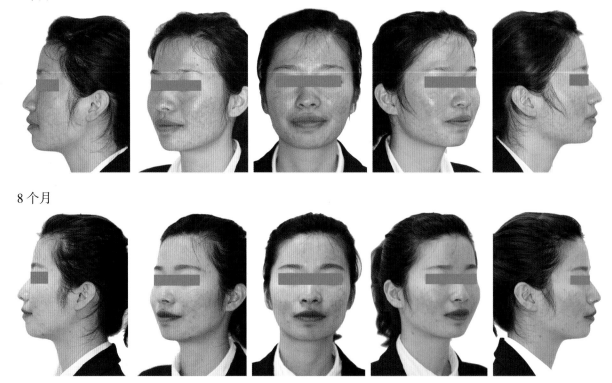

矫治阶段颜面微笑照对比

6 个月

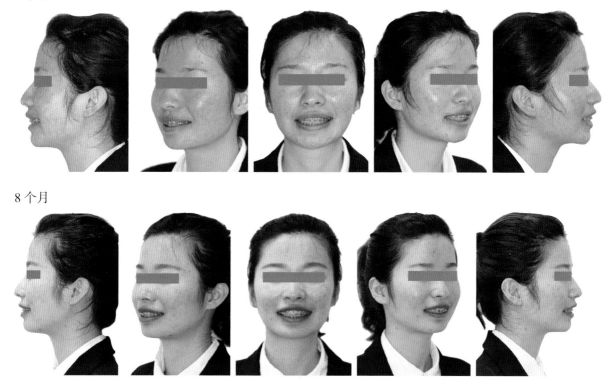

8 个月

矫治阶段全口曲面体层片对比

· 12 压低，牙周膜状况良好，牙弓平整，牙根平行度良好，13 近中牙周膜稍有增宽。

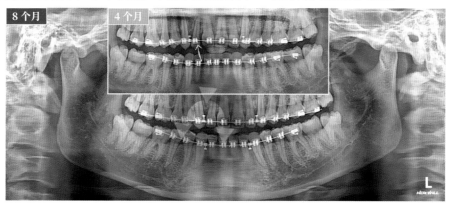

矫治阶段侧面相对比

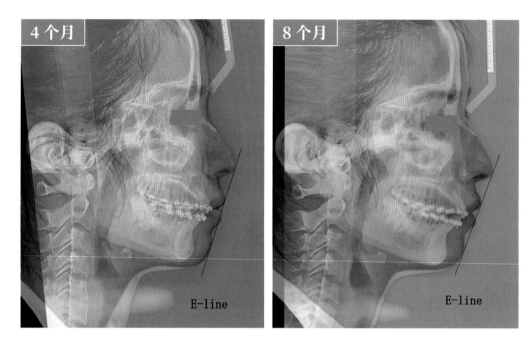

复诊（10个月）

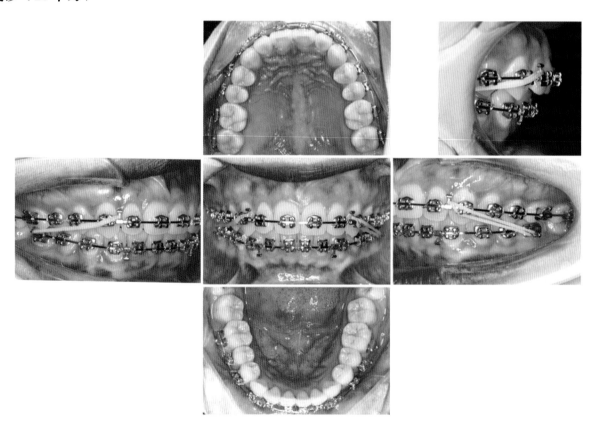

复诊（10 个月）：颜面照、微笑照

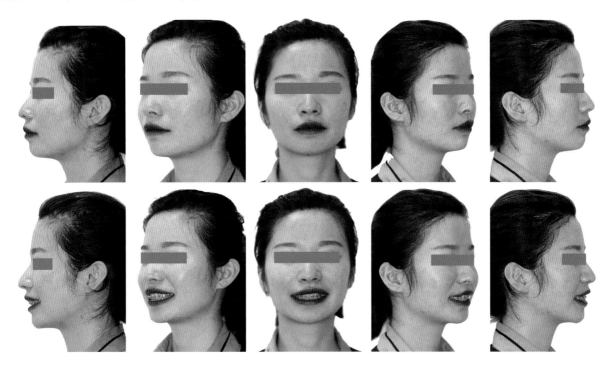

口内照对比

8 个月

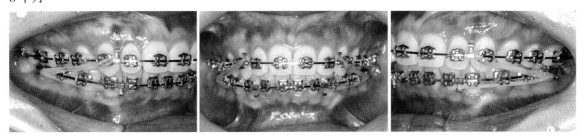

10 个月

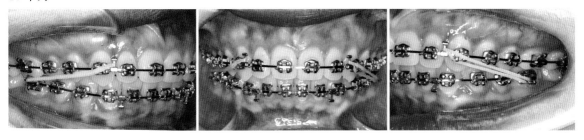

8 个月

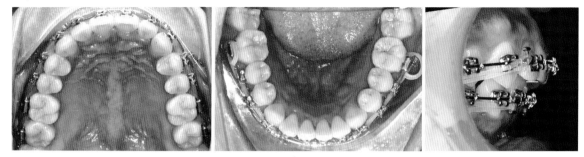

10 个月

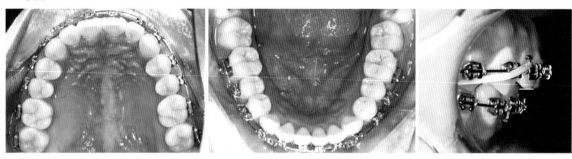

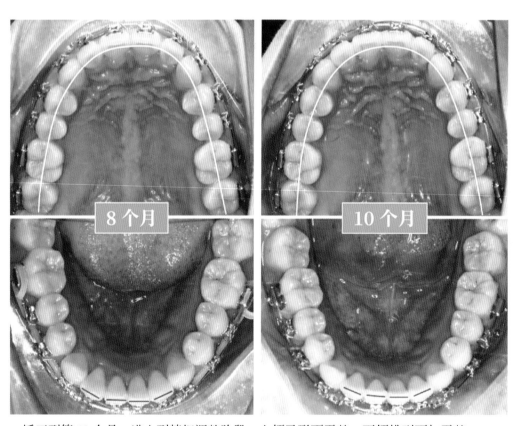

·矫正到第 10 个月，进入到精细调整阶段，上颌弓形更平整，下颌排列更加平整。

复诊（10 个月）：弓丝

· 上下颌使用 0.022 英寸 ×0.017 英寸不锈钢带状弓丝弯制理想弓型。

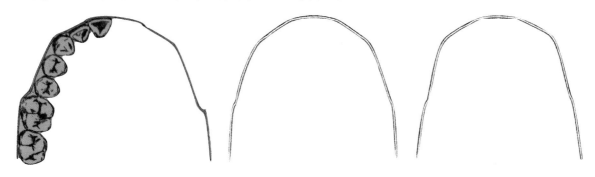

复诊（12 个月）

· 上下颌弯制理想弓型，21 牙位
弯制牵引钩，斜形牵引调整中线。

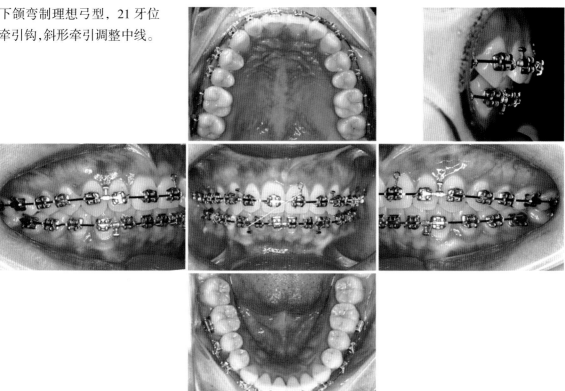

复诊（12 个月）：颜面照

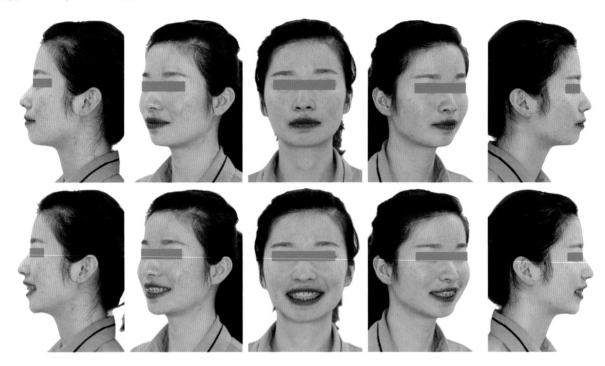

口内照对比

8 个月

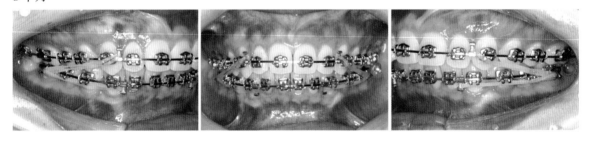

12 个月

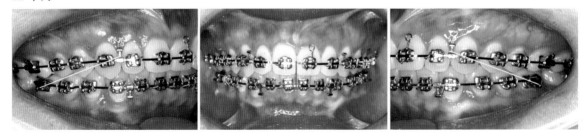

8 个月

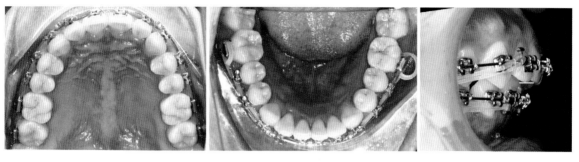

12 个月

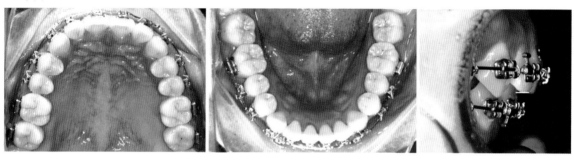

带状弓在垂直向及矢状向控制效果极佳

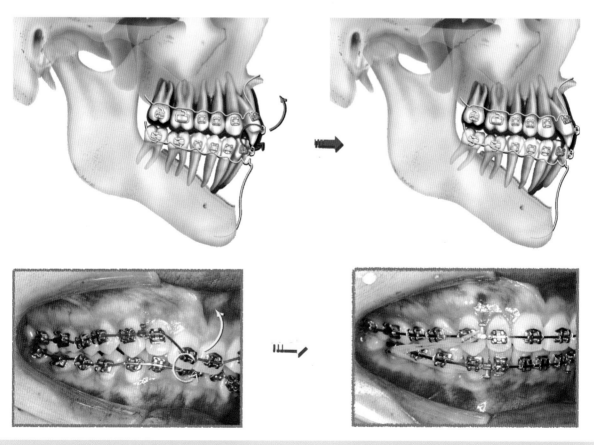

结束（14个月）

· 矫正到第14个月，拆除托槽，抛光洁治，取模制作改良哈氏保持器。

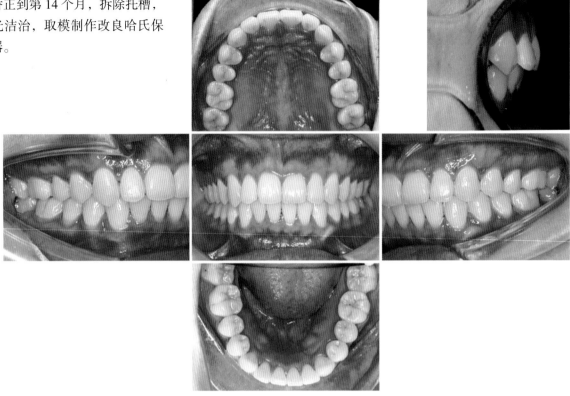

结束（14个月）：颜面照

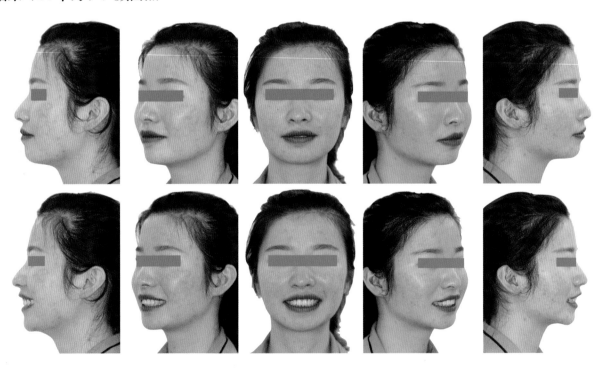

结束（14 个月）：全口曲面体层片

· 矫治后全景片牙根平行度良好，未见明显牙根吸收情况，双侧颞下颌关节未见髁状突磨损及异常情况。

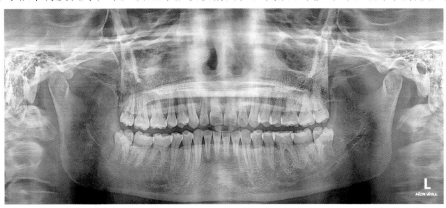

结束（14 个月）：X 线侧位片及头影测量数据分析

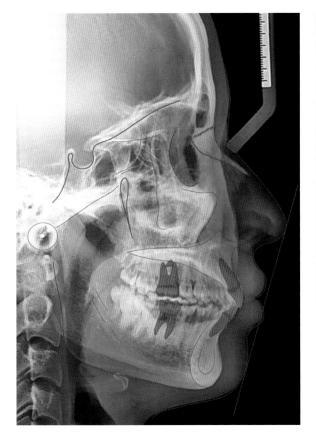

	测量指标	治疗前	治疗后	差值
骨组织及面高	SNA（°）	84	84	0
	SNB（°）	77	77	0
	ANB（°）	7	7	0
	SN-MP（°）	27	27	0
	FMA（°）	23	23	1
牙及牙槽	U1-NA（mm）	1	2.3	1.3
	U1-SN（°）	78	99	21
	L1-NB（mm）	8	4	2
	L1-MP（°）	100	111	11
	U1-L1（°）	145	117	28
软组织	E-LINE UL（mm）	1	1	0
	E-LINE LL（mm）	2	1.2	−0.8

结束（14个月）：模型分析

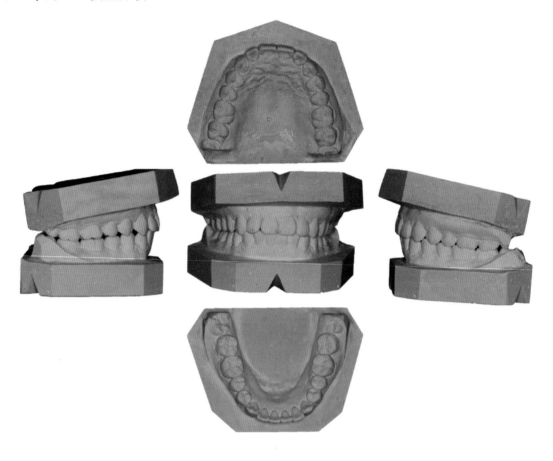

结束（14个月）：模型分析（术前、术后对比）

术前 ———
术后 ———

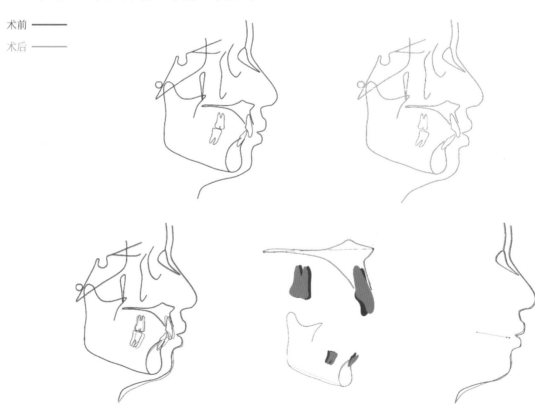

术前、术后口内照对比

0 个月

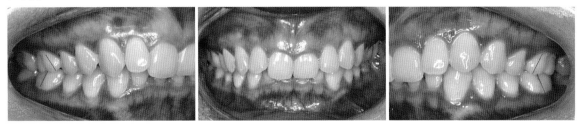

14 个月

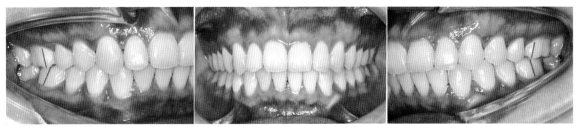

0 个月

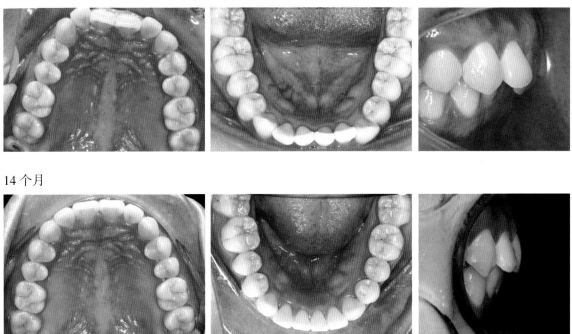

14 个月

术前、术中、术后正面相对比

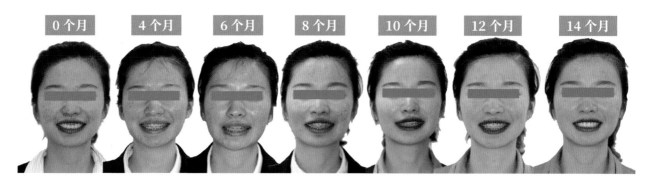

术前、术中、术后侧面相对比

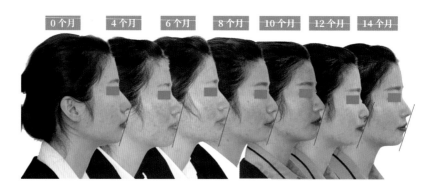

术前、术后正面相及侧面相对比

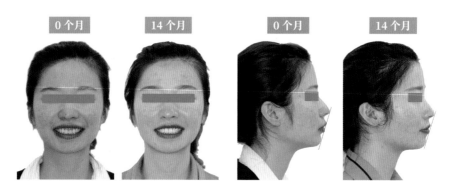

改良哈氏保持器

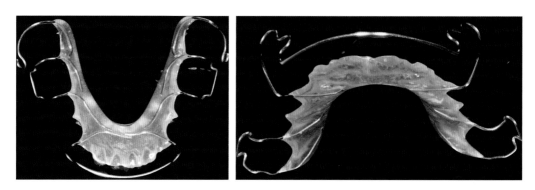

改良哈氏保持器佩戴到术后模型效果

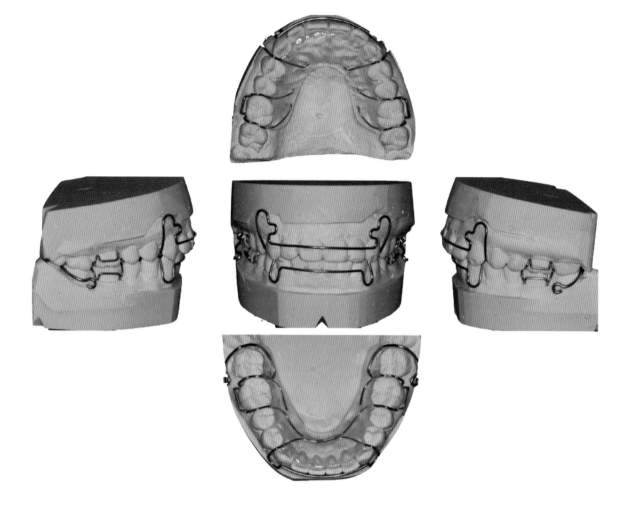

佩戴改良哈氏保持器

· 佩戴改良式哈氏保持器；配合Ⅱ类牵引长期保持。

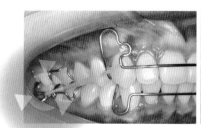 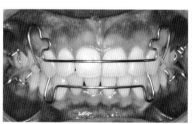 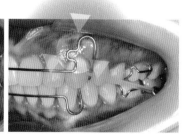

矫治后 6 个月：口内情况

· 矫治结束 6 个月后复查，整体咬合关系稳定，牙列排列情况良好。

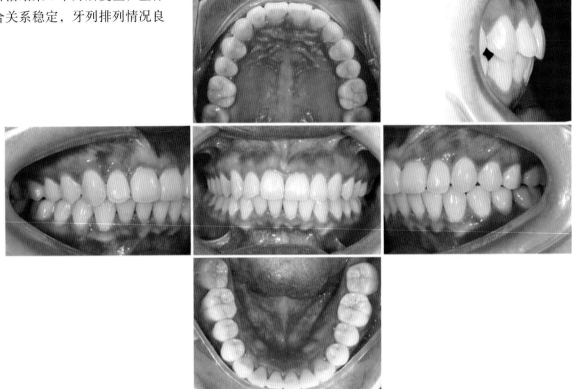

矫治后 6 个月：全口曲面体层片

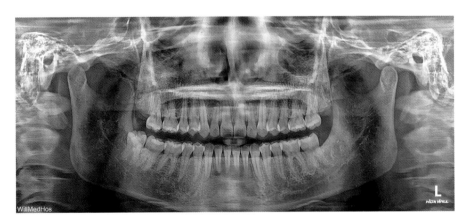

矫治后 6 个月：颜面照

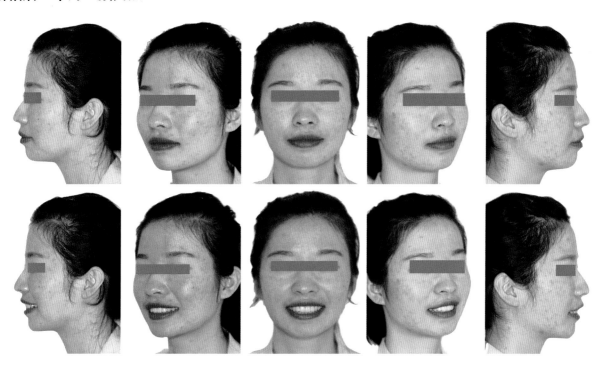

🦷 矫治体会

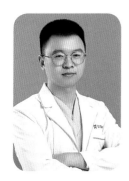

主诊医生：刘紫华

全同步带状弓的优势：

1. 改变了传统固定正畸技术的弓丝作用方式，利用了更适合牙齿移动的带状弓丝。

2. 实现了从初装矫治器开始即产生向着最终目标的各种移动，实现了牙齿的三维移动。

3. 转矩设计于托槽底部，与带状弓丝配合有利于转矩移动的精确表达。

4. 操作简便，仅需牵引及结扎即可实现各种移动和转矩数据的表达。

5. 矫治速度快，极大地缩短了矫治疗程，并且后期整体保持效果稳定。

专家点评

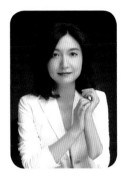

点评专家：侯玉霞

点评：

对于上下颌前牙过度萌出导致前牙深覆𬌗的病例，通过全同步带状弓顺序排齐，配合Ⅱ类牵引，实现上下前牙压低，下前牙唇向倾斜，打开咬合。

尽早使用较大尺寸不锈钢带状弓丝（0.025英寸×0.017英寸），能够对上前牙的转矩实现良好的控制。

建议：

（1）模型照片来看，咬合关系对位不是特别准确，建议检查核对。

（2）42牙根尖有暗影，需要长期观察。

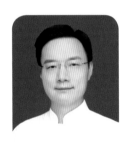

点评专家：武俊杰

点评：

该病例为骨性Ⅱ类伴安氏Ⅱ类2分类的患者，采用全同步带状弓矫治技术代偿性矫治，发挥全同步技术在矢状向及垂直向控制的优势，改变了传统固定矫治技术的作用方式，利用了更适合牙齿移动的带状弓丝，实现了从初装矫治器开始即产生向着最终目标的各种移动，实现了牙齿的"三维移动"。转矩设计于托槽底部，与带状弓丝配合有利于转矩移动的精确表达。操作简便，仅需牵引及结扎即可实现各种移动和转矩数据的表达，矫治速度快，极大地缩短了矫治疗程，并且后期整体保持效果稳定。

整个正畸治疗过程中，主诊医生应用全同步技术，精准控制上前牙转矩及垂直向控制，露龈笑改善明显。在病例早期的检查和诊断过程中，主诊医师能够根据患者实际情况进行有效评估、合理设计，再制订最具优势的矫治方案。

建议：

（1）该病例资料翔实，建议补充关节CBCT及前牙根骨关系影像。

（2）若37、47纳入矫治，效果会更完美。

病例 18
安氏II类2分类、不拔牙病例一例

主诊医生　　万建英　江西德安刘冠馥牙科

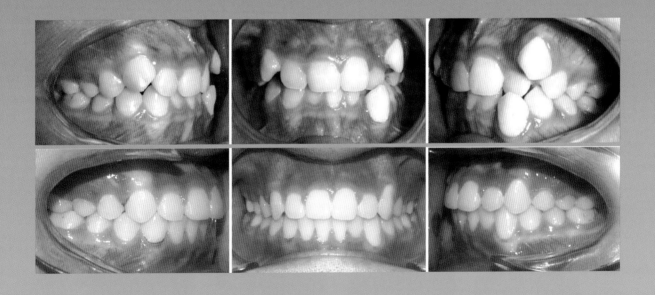

检查分析

患者：男，15岁。

主诉：牙列不齐，求矫正。

既往史：

· 否认全身系统性疾病病史。

· 否认牙齿或颌骨外伤史。

· 否认乳牙或恒牙拔牙史。

· 否认口腔不良习惯。

遗传史：家族无类似畸形。

社会行为史：正常。

对畸形在意程度：在意。

治疗要求：一般。

心理状态：合作。

生长发育：

· 身高：1.63m。

· 体重：55kg。

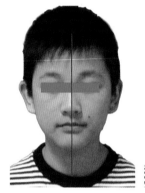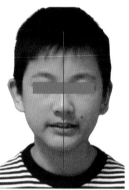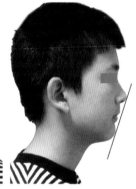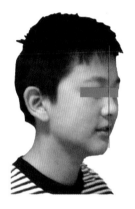

初诊正貌分析（正面照和正面微笑照）：

· 面型：基本正常。

· 左右对称：基本对称。

· 颏位：正中。

· 颏唇沟：深。

· 唇齿关系基本正常。

· 低位微笑。

· 面部中线居中。

· 上中线左偏2mm，下中线左偏3mm。

初诊侧貌分析：

· 鼻唇角：钝。

· 双唇均在E线后。

· 颏唇沟：偏深。

2016.10.16 初诊：颜面照

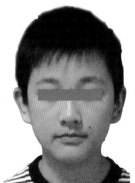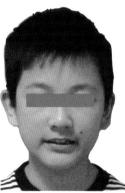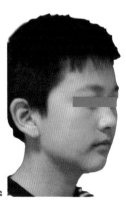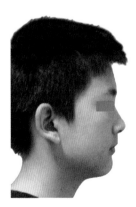

2016.10.16 初诊：口内照

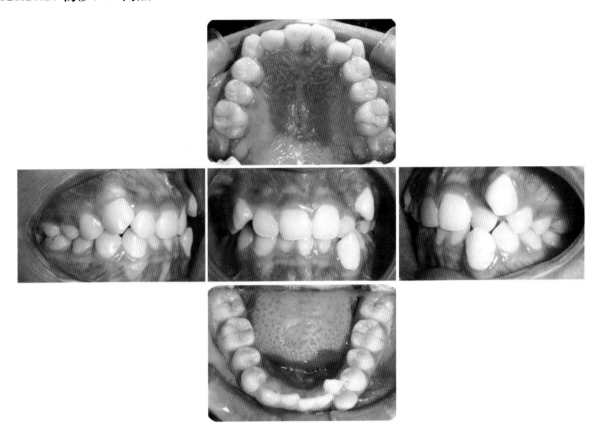

2016.10.16 初诊：全口曲面体层片、X 线侧位片

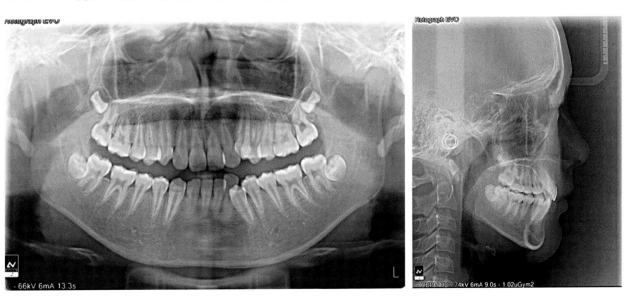

2016.10.16 初诊：X 线侧位描绘图及头影测量数据分析

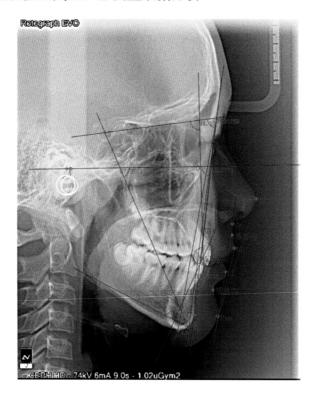

测量项目	标准值	标准差	测量值	测量结果描述
SNA（°）	82.8	4	77.53	上颌骨相对前颅底平面后缩
SNB（°）	80.1	3.9	75.59	下颌骨相对前颅底平面后缩
ANB（°）	2.7	2	1.94	颌骨位置正常
FH-NPo（面角）（°）	85.4	3.7	86.28	颏位正常
NA-APo（颌凸角）（°）	6	4.4	2.53	上颌相对面部突度正常
FH-MP（下颌平面角）（°）	31.1	5.6	24.95	水平生长型，下颌体平
SGn-FH（Y轴角）（°）	66.3	7.1	63.31	颏部发育正常
MP-SN（°）	32.5	5.2	34.9	下颌体陡度正常
Po-NB（mm）	1	1.5	1.31	颏部突度正常
U1-NA（mm）	5.1	2.4	2.41	上中切牙突度小
U1-NA（°）	22.8	5.7	21.33	上中切牙倾斜度正常
L1-NB（mm）	6.7	2.1	1.93	下中切牙突度小
L1-NB（°）	30.3	5.8	20.87	下中切牙舌倾
U1-L1（上下中切牙角）（°）	125.4	7.9	135.86	上下中切牙的相对突度小
U1-SN（°）	105.7	6.3	98.86	上中切牙相对前颅底平面舌倾
IMPA（下中切牙–下颌平面角）（°）	92.6	7	90.37	下前牙相对下颌平面唇倾度正常

诊断设计

诊断

1. 安氏Ⅱ类2分类。
2. 骨性Ⅱ类。
3. 下颌轻度后缩。
4. 11、21牙根吸收。

矫治方案

1. 不拔牙矫治。
2. 采用全同步带状弓矫治技术。
3. 安装即刻Ⅱ类牵引，早期打开咬合、排齐、扩弓、转矩同时进行。

矫治目标

1. 排齐牙列。
2. 打开咬合至前牙浅覆𬌗、浅覆盖，调整磨牙关系至中性。
3. 改善侧貌。

矫治过程

2016.10.16 初诊

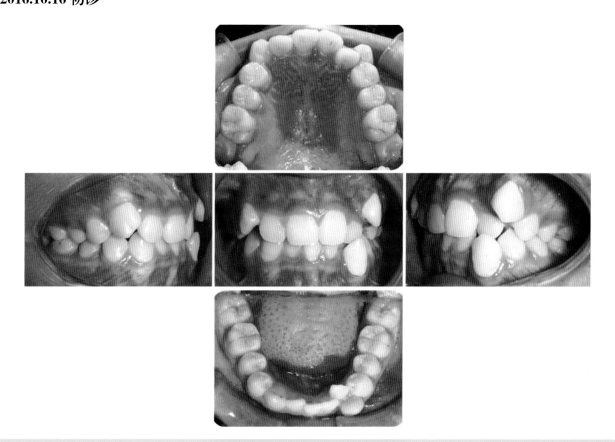

2016.10.23 初装

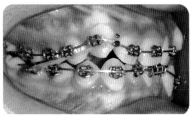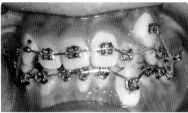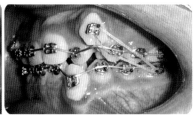

2016.11.27 复诊

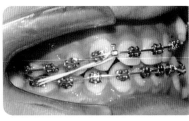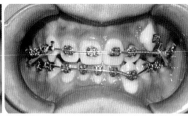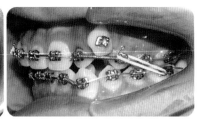

2017.01.08 复诊

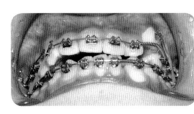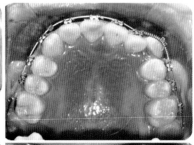

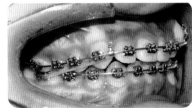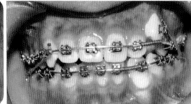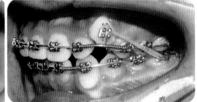

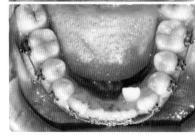

2017.02.16 复诊

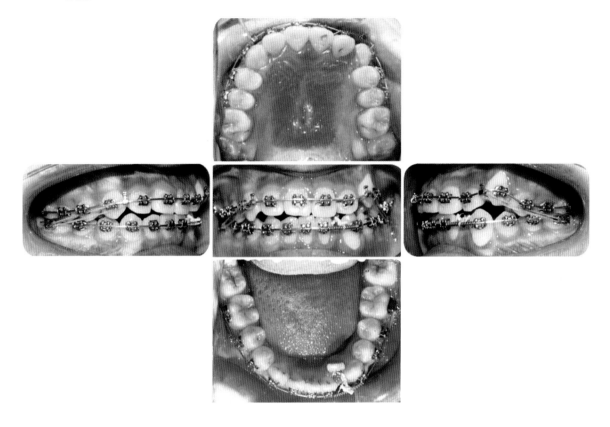

2017.03.26 复诊

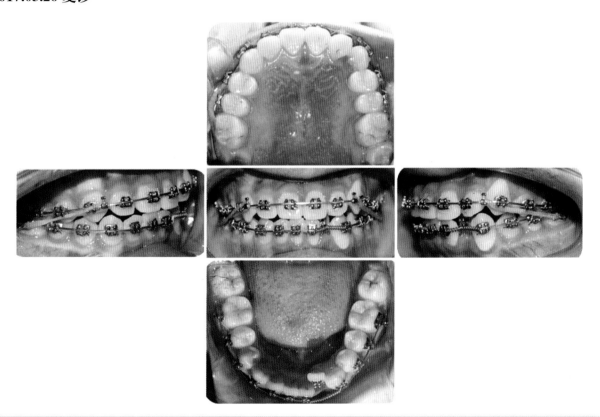

2017.04.29 复诊：口内照

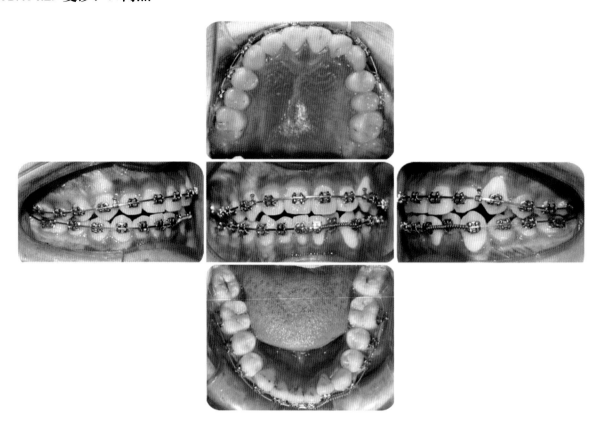

2017.04.29 复诊：颜面照

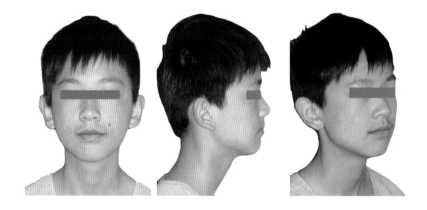

2017.04.29 复诊：X 线侧位片、全口曲面体层片、牙根片

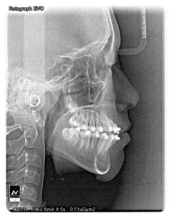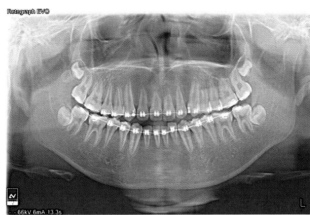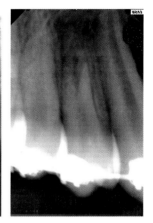

2017.06.04 复诊

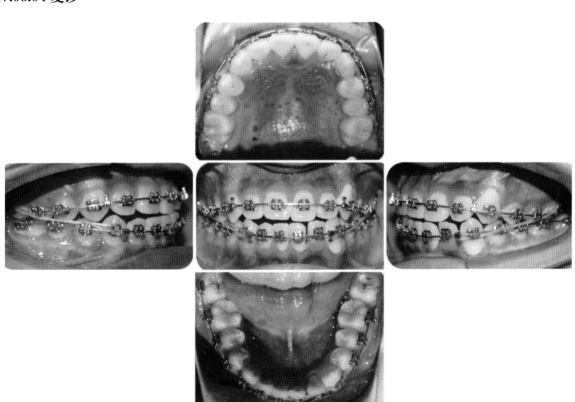

2017.07.30 复诊

· 23、34、35、44、45 托槽脱落重新粘接。

· 上下颌更换热激活带状弓丝。

· 前斜牵，使用 1/4 橡皮圈。

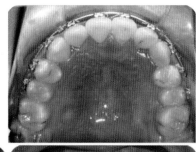

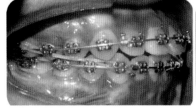
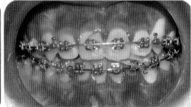
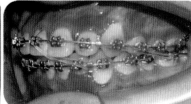

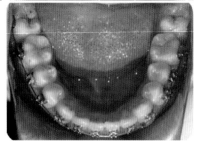

2017.09.20 复诊

· 21、23 托槽重新定位。

· 轻力维持 II 类牵引。

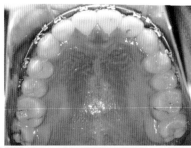

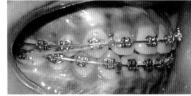
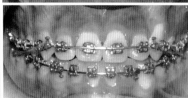
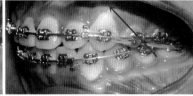

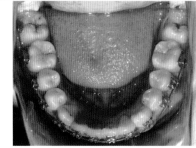

2017.09.20 复诊：X 线侧位片、全口曲面体层片、牙根片

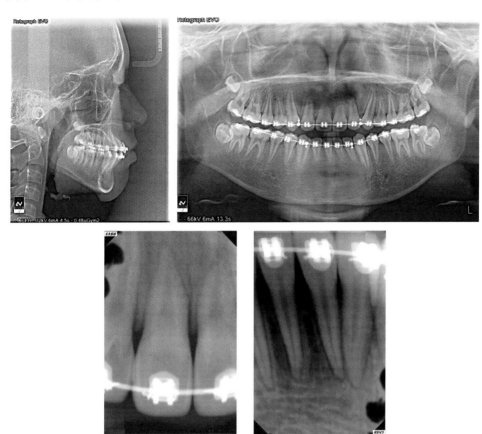

2017.11.25 复诊

· 更换理想弓。
· 精细调整。

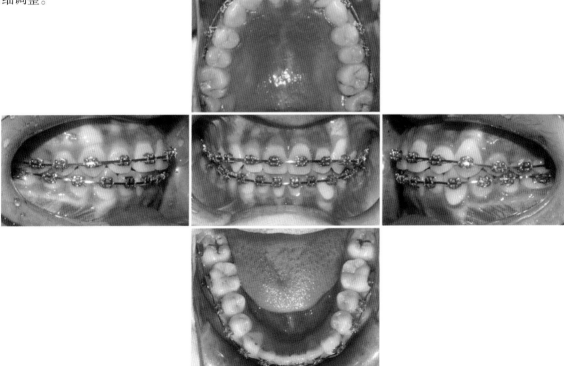

2017.11.25 复诊：颜面照

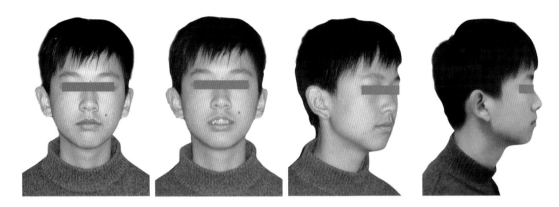

2018.03.11 复诊

· 33、35 托槽脱落重新粘接。
· 下颌更换超弹镍钛带状弓丝，
减小摇椅。

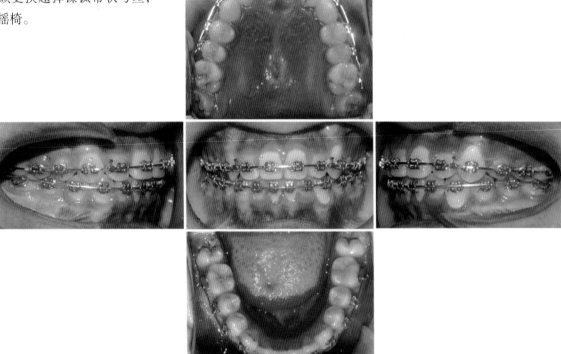

2018.03.11 复诊：颜面照

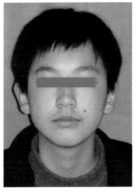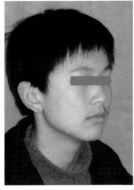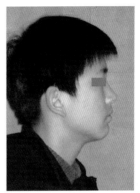

术前、术中 X 线侧位片对比

·转矩表达正常。

2016.10.16　　　　　　　　　　　2017.04.29

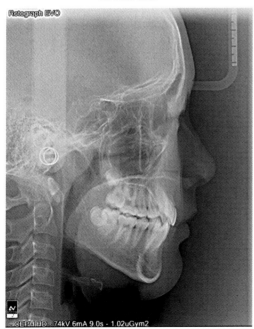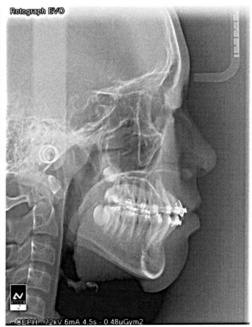

2017.09.03   2018.03.11

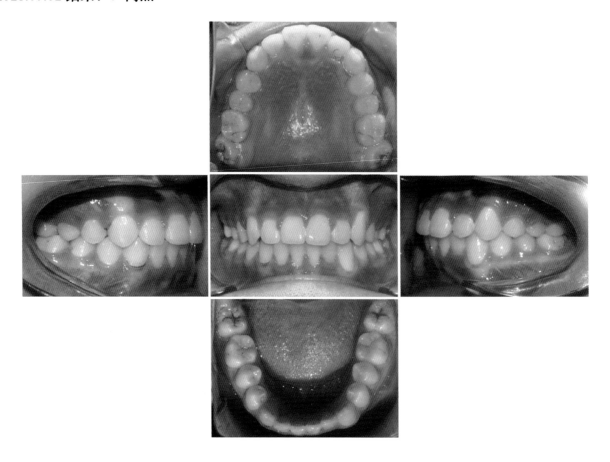

2018.07.01 结束：口内照

2018.07.01 结束：颜面照

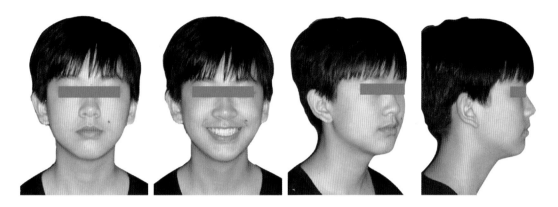

术前、术后口内照对比

2016.10.16 术前

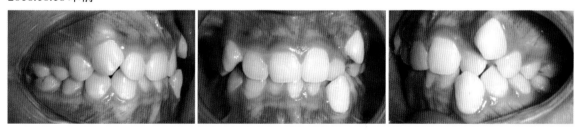

2018.07.01 术后

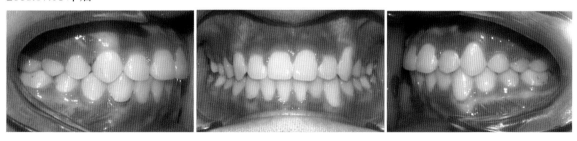

2016.10.16 术前   2018.07.01 术后

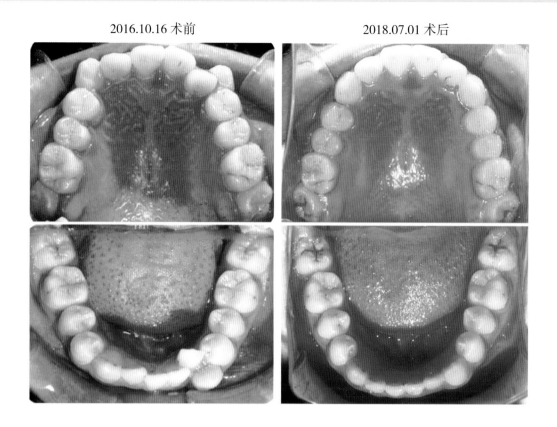

术前、术后颜面照对比

2016.10.16 术前

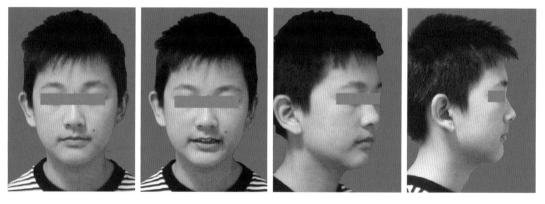

2018.07.01 术后

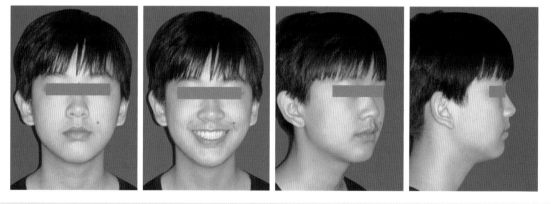

术前、术中、术后侧面相对比

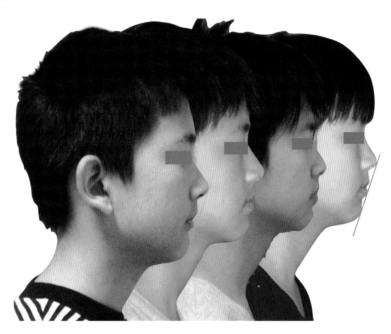

术前、术后 X 线侧位片对比

2016.10.16 术前   2018.07.01 术后

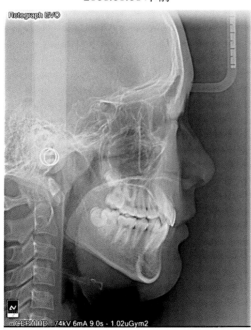
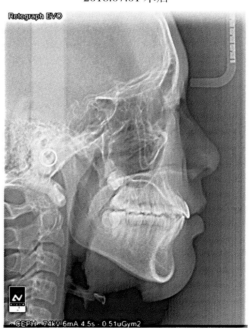

术前、术后 X 线侧位描绘图对比

2016.10.16 术前 　　　　　　　　　　　　 2018.07.01 术后

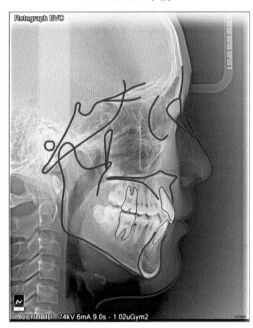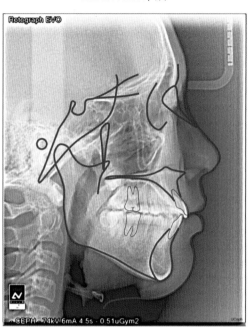

术前、术后侧位片对比

术前 ——

术后 ——

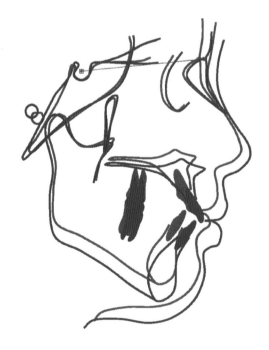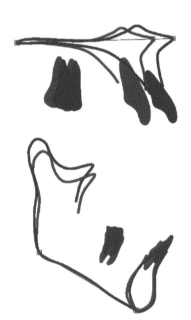

术前、术后头影测量数据分析对比

测量项目	标准值	标准差	术前	术后	测量结果描述
SNA（°）	82.8	4	77.53	76.73	上颌骨相对前颅底平面后缩
SNB（°）	80.1	3.9	75.59	75.66	下颌骨相对前颅底平面后缩
ANB（°）	2.7	2	1.94	1.07	颌骨位置正常
FH-NPo（面角）（°）	85.4	3.7	86.28	86.87	颏位正常
NA-APo（颌凸角）（°）	6	4.4	2.53	0.25	上颌相对面部后缩
FH-MP（下颌平面角）（°）	31.1	5.6	24.95	25.47	水平生长型，下颌体平
SGn-FH（Y轴角）（°）	66.3	7.1	63.31	63.16	颏部发育正常
MP-SN（°）	32.5	5.2	34.9	35.73	下颌体陡度正常
Po-NB（mm）	1	1.5	1.31	1.74	颏部突度正常
U1-NA（mm）	5.1	2.4	2.41	8.62	上中切牙突度大
U1-NA（°）	22.8	5.7	21.33	34.72	上中切牙唇倾
L1-NB（mm）	6.7	2.1	1.93	6.68	下中切牙突度正常
L1-NB（°）	30.3	5.8	20.87	31.45	下中切牙倾斜度正常
U1-L1（上下中切牙角）（°）	125.4	7.9	135.86	112.76	上下中切牙的相对突度大
U1-SN（°）	105.7	6.3	98.86	111.44	上中切牙相对前颅底平面倾斜度正常
IMPA（下中切牙–下颌平面角）（°）	92.6	7	90.37	97.06	下前牙相对下颌平面唇倾

2020.08 术后复查

·2020 年 8 月复查，未坚持佩戴保持器。

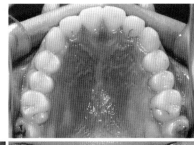
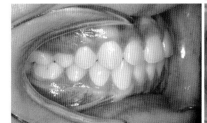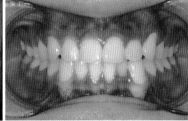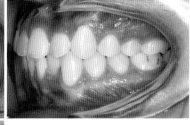
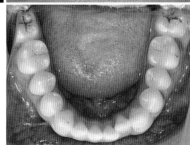

2020.08 术后复查：颜面照

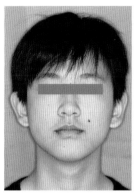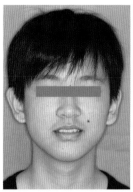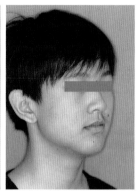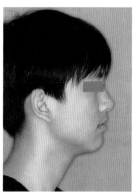

🦷 矫治体会

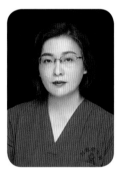

主诊医生：万建英

　　1. 对于生长发育期安氏Ⅱ类2分类患者谨慎考虑拔牙，因为上前牙舌倾使下颌发育受限，矢状向处于后位，快速纠正上前牙舌倾，髁状突向前下方移位，借助生长发育潜力从而建立新的颌位。

　　2. 采用全同步带状弓Ⅱ类托槽，因0.022英寸×0.016英寸热激活良好的弹性，同时在激活状态又具备一定的刚性，可以早期实现Ⅱ类牵引，控制前牙过度唇倾，同时打开咬合并排齐。

　　3. 排齐后使用0.025英寸×0.017英寸不锈钢带状弓丝弯制理想弓，紧结扎表达转矩，同时维持弓形。

　　4. 严重拥挤患者需要长时间保持，特别是下前牙拥挤的患者，否则容易复发。

🦷 专家点评

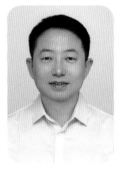

点评专家：樊永杰

点评：

　　本病例完成度较高，未设计拔牙，巧妙地利用了全同步带状弓对于前牙咬合打开的优势，同时利用全同步弓丝垂直向的刚性，尽早采用Ⅱ类牵引，防止了上前牙过度唇倾。

　　该病例充分证明了全同步带状弓在前牙转矩控制及牙弓中段扩弓的优势，并且转矩控制与排齐同步进行，疗程显著缩短。

　　该病例伴随着患者的生长发育，使扩弓主要表达在牙弓中段，排齐上下颌牙列，高效地完成了该病例。

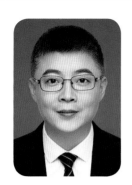

点评专家：郑之峻

点评：

　　该男性患者，上下牙列重度拥挤，上下前牙舌倾，但侧位片显示颈椎处于 CVS III 期，颏部发育好，鼻唇角钝角，上下唇部丰满度不足，应该要慎重拔牙，否则随着患者的鼻部颏部继续发育，牙弓缩小，面型塌陷加重则是一场不可挽救的灾难。

　　主诊医生通过采用全同步带状弓矫治技术非拔牙矫治，治疗后上下牙列排齐整平，唇部丰满度增加，面型更加协调自然，思路正确、治疗高效，达到了牙列排齐整平与面型协调统一的治疗目标。

建议：

　　患者治疗前检查到牙根有吸收，治疗后吸收会有一定程度的加重，这在正畸治疗中是一种常见现象，但也要引起医生们的关注。治疗前需要与患者做充分的沟通。

第四章

安氏III类错殆畸形

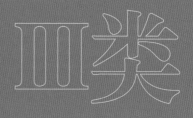

病例 19
安氏III类、骨性III类、局部磨牙缺失病例一例

主诊医生　　卓文玲　广东惠州卓文玲口腔诊所

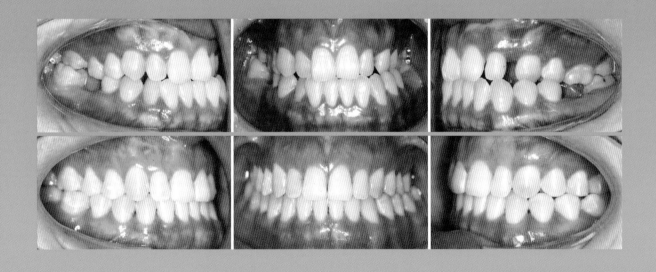

检查分析

患者：女，26 岁。

身高：167cm。

体重：54kg。

主诉：下后牙缺失两年，拒绝种植，要求矫正。

既往史：

·否认全身系统性疾病病史。

·否认牙齿或颌骨外伤史。

·否认口腔不良习惯。

现病史：2014 年 3 月因龋坏拔除两侧下颌第一磨牙，拒绝种植牙和镶牙修复，故要求正畸关闭拔牙间隙。

遗传史：家族轻微类似畸形。

社会行为史：一般。

对畸形要求程度：强烈。

治疗要求：强烈。

心理状态：渴望。

功能检查：

·张口度及张口型未见异常。

·颞下颌关节无明显弹响、疼痛。

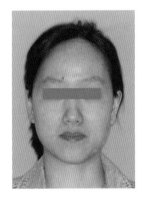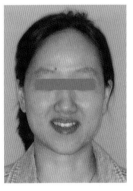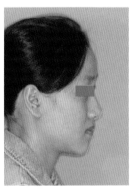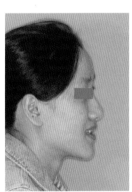

正貌分析：

·长面型。

·五官基本对称。

·面下 1/3 微偏长。

·颏部稍左偏。

·微笑口角右高左低。

·上中线与面中线居中、对齐。

·唇齿关系基本正常。

侧貌分析：

·鼻唇角正常。

·上下唇在 E 线内。

·直面型（凹）。

·颏沟浅。

·下颌高角轮廓。

2016.05.10 初诊：颜面照

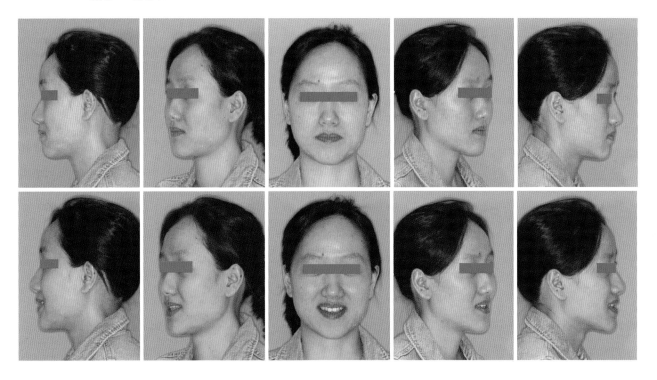

2016.05.10 初诊：口内照

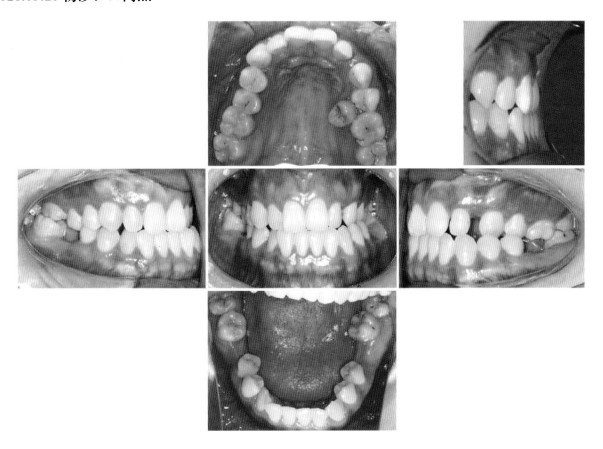

2016.05.10 初诊：口内检查

- 口腔卫生良好。
- 恒牙列。
- 上中线正常。
- 下中线左偏 2mm。
- 33、34、35 反𬌗。
- 37 舌倾。
- 45 对刃，47、48 反𬌗。
- 下颌左偏。
- 齿槽座欠丰满、薄骨薄龈型。
- 根形明显。

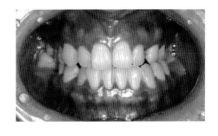

上颌：

- 卵圆形牙弓 17~28。
- 22~23 间隙 3mm。
- 25 腭向错位。
- 26 前移。
- 两侧牙弓不对称。
- 腭盖狭窄高拱。

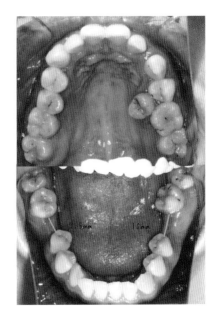

下颌：

- 卵圆形牙弓 38~48。
- 36 缺失间隙 10mm。
- 46 缺失间隙 7.5mm。
- 前牙区轻度拥挤。
- 37 舌倾，Ⅰ~Ⅱ度松动。

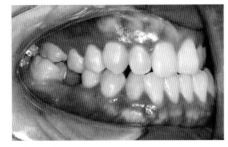

右侧咬合：

- 47 反𬌗，46 缺失。
- 磨牙超近中、尖牙近中尖对尖关系。

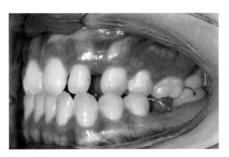

左侧咬合：

- 22~23 存在间隙，中段反𬌗；26 伸长，36 缺失。
- 磨牙中性偏远中、尖牙接近完全近中关系。

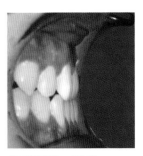

前牙覆𬌗、覆盖：

- 上下切牙直立、接近对刃。
- 前牙覆盖：0.5mm。
- 覆𬌗：1mm。

2016.05.10 初诊：模型分析

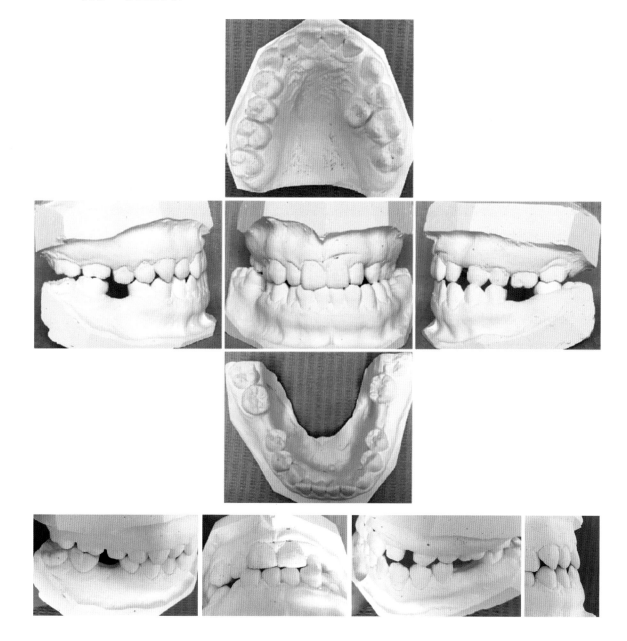

1. 拥挤度：上颌 13mm；下颌前牙区 3mm。
2. 36 缺牙间隙 10mm，牙槽嵴宽度 8.5mm。
3. 46 缺牙间隙 7.5mm，牙槽嵴宽度 6.8mm。
4. 前牙 Bolton 比：79.3%。
5. Spee 曲线：3mm。

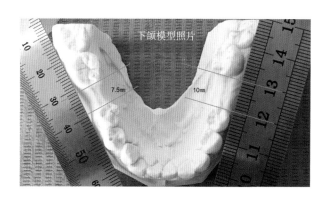

2016.05.10 初诊：全口曲面体层片

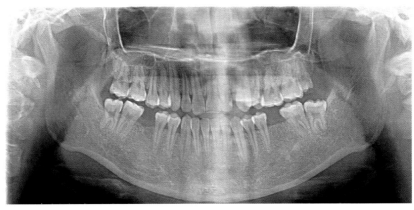

· 上颌恒牙列 17~28，左侧牙根平行度差；下颌 38~48，36、46 缺失；牙槽嵴水平吸收，黑三角明显。

· 双侧髁突不对称（右小左大），升支长度不一致（右短左长）。

2016.05.10 初诊：X 线侧位片及头影测量数据分析

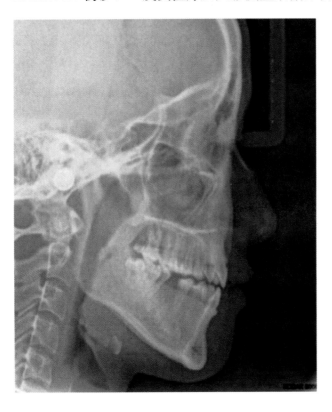

	测量指标	参考值	术前
骨组织及面高	SNA（°）	82.8 ± 4.0	78.3
	SNB（°）	80.1 ± 3.9	75.8
	ANB（°）	2.7 ± 2.0	2.1
	SN-MP（°）	32.5 ± 5.6	40
	FH-MP（°）	20~30	31.7
	Y 轴角（°）	65.03 ± 3.89	68.3
	S-Go/N-Me（%）	67.02 ± 3.97	60.2
	ANS-Me/N-Me（%）	53.05 ± 1.83	0.569
牙及牙槽	U1-L1（°）	125.4 ± 7.9	150.1
	U1-SN（°）	105.7 ± 6.3	91.3
	L1-MP（°）	92.6 ± 7.0	79.9
	FMIA（°）	51.81 ± 7.26	70
软组织	UL-EP（mm）	−1.2 ± 1.63	−3.9
	LL-EP（mm）	0.50 ± 1.79	−2.6
	Z 角（°）	71.85 ± 5.20	77

诊断设计

问题列表

1. 骨性偏Ⅲ类。

2. 牙性右侧Ⅲ类；左侧磨牙Ⅱ类、尖牙Ⅲ类。

3. 22~23 牙列间隙 3mm。

4. 25 腭侧错位。

5. 37 舌倾，Ⅰ～Ⅱ度松动。

6. 下颌左偏，下中线左偏 2mm。

7. 36 缺失间隙 10mm。

8. 46 缺失间隙 7.5mm。

9. 牙槽宽度欠丰满，薄骨龈型。

10. 上下牙弓不匹配，上小下大。

11. 高角。

12. 直面型（凹）。

13. 牙槽嵴水平吸收。

矫治目标

1. 针对主诉，关闭下颌两侧缺牙间隙，排齐整平上下牙列，尽量调整上下颌接近中性咬合关系。

2. 恢复接近正常的覆殆、覆盖。

3. 尽量维持现有面型。

矫治方案

1. 充分告知风险。

2. 拔除 28，全同步带状弓Ⅲ类托槽排齐整平牙列，关闭缺牙间隙，调整覆殆、覆盖，达到磨牙、尖牙中性关系。

🦷 矫治过程

2016.05.10 初诊

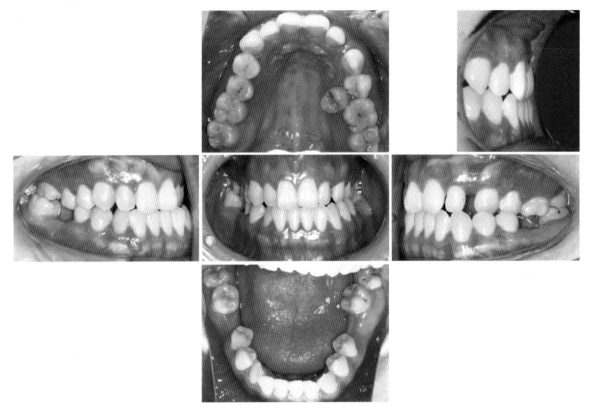

2016.06.17 初装

·初装 0.022 英寸 ×0.016 英寸热
激活带状弓丝。上颌减小摇椅，
24~26 间放置推簧。下颌摇椅丝
配合 I 类牵引，力量约 60g。

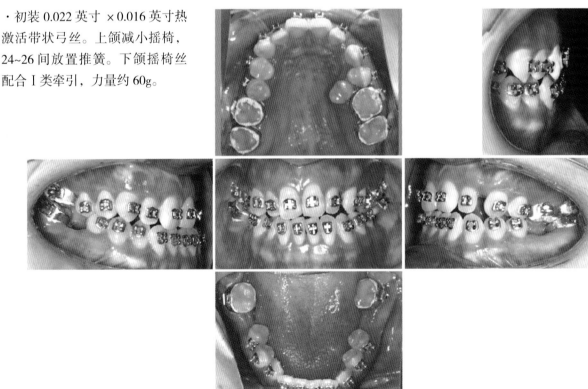

2016.07.17 复诊（1 个月）

· 扎紧托槽。
· 继续用 0.022 英寸 ×0.016 英寸
热激活带状弓丝。
· 调平上颌弓丝，24~26 间放置
推簧。
· 下颌摇椅丝，配合 I 类牵引，
力量约 60g。

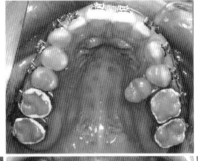
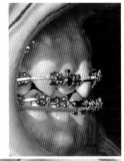
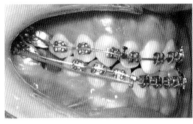
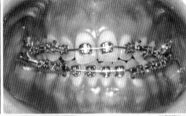
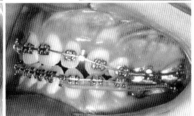
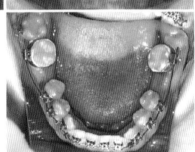

2016.09.23 复诊（3 个月）

· 扎紧托槽，观察。

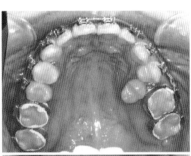
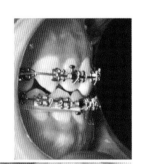
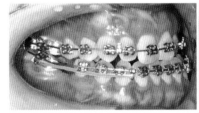
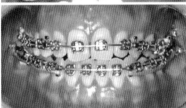
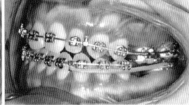
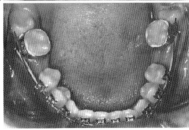

2016.10.29 复诊（4个月）

· 继续 0.025 英寸 ×0.017 英寸超弹
镍钛带状弓丝。

· 前牙斜牵引，力量约 60g。

· 扎紧托槽，持续观察。

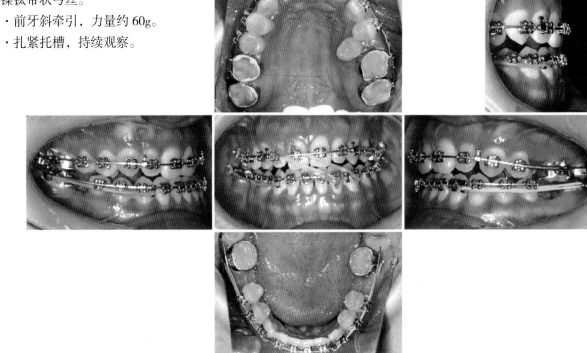

2017.02.13 复诊（8个月）

· 上颌更换 0.025 英寸 ×0.017 英
寸不锈钢带状弓丝。

· 下颌更换 0.025 英寸 ×0.017 英
寸不锈钢带状弓丝。

· 25 悬吊结扎。

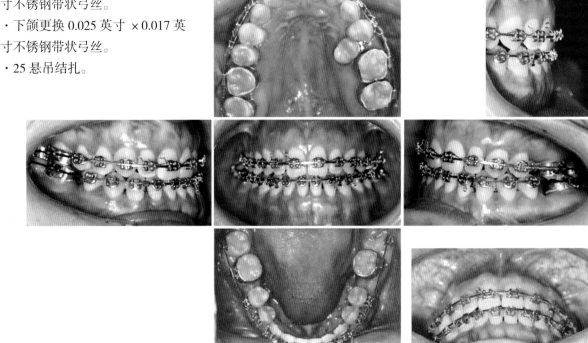

2017.02.13 复诊：颜面照

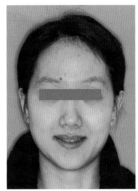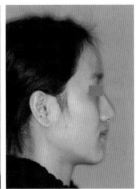

2017.06.13 复诊（12个月）

· 下颌间隙已关闭 2/3。

· 在等待上颌排齐。

· 上颌原 0.025 英寸 ×0.017 英寸不锈钢带状弓丝。

· 下颌原 0.025 英寸 ×0.017 英寸不锈钢带状弓丝。

· 25 悬吊结扎。

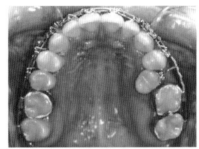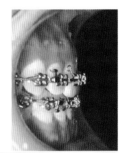

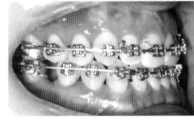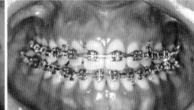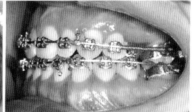

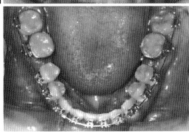

2017.06.13 复诊：颜面照

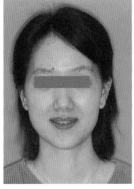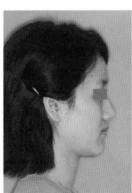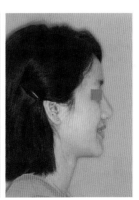

2018.04.12 复诊（22 个月）

· 上颌原 0.025 英寸 ×0.017 英寸不锈钢带状弓丝。

· 下颌原 0.025 英寸 ×0.017 英寸不锈钢带状弓丝。

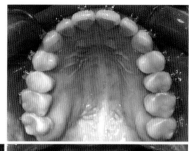
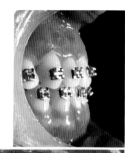
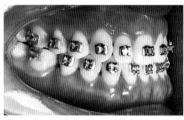
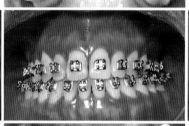
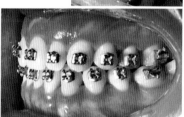
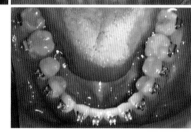

2018.04.12 复诊：颜面照

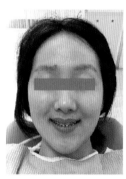
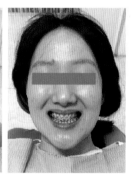

2018.04.12 复诊：全口曲面体层片，X 线侧位片

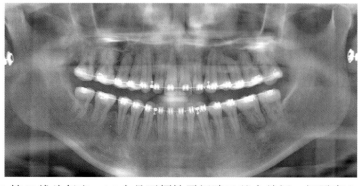
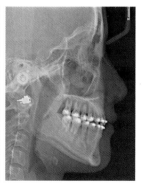

· 2018.4.12 拍 X 线片复查，16 个月下颌缺牙间隙已基本关闭，切牙直立于基骨内，未见不良反应；患者满意度高。

· 间隙基本关闭，牙根平行度良好，牙周状况基本维持原状，双侧髁突基本对称，升支长度基本原状（右短左长）。

术前、复诊 X 线侧位片对比

2016.05.10 术前　　　　　　　　　2018.04.12 复诊

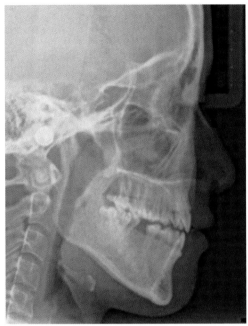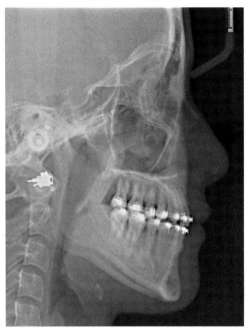

术前、术后头影测量数据分析对比

	测量指标	参考值	术前	术中	矫治后变化
骨组织及面高	SNA（°）	82.8 ± 4.0	78.3	79.5	
	SNB（°）	80.1 ± 3.9	75.8	76	
	ANB（°）	2.7 ± 2.0	2.1	3.5	骨性 I 类
	SN-MP（°）	32.5 ± 5.6	40	40	
	FH-MP（°）	20~30	31.7	32.5	下颌平面角变化不大
	Y 轴角（°）	65.03 ± 3.89	68.3	75	
	S-Go/N-Me（%）	67.02 ± 3.97	60.2	59.3	面高比例变化不大
	ANS-Me/N-Me（%）	53.05 ± 1.83	0.569	56.3	
牙及牙槽	U1-L1（°）	125.4 ± 7.9	150.1	150	
	U1-SN（°）	105.7 ± 6.3	91.3	93	上前牙唇倾度稍增加
	L1-MP（°）	92.6 ± 7.0	79.9	75.5	下前牙舌倾度增加
	FMIA（°）	51.81 ± 7.26	70	70	
软组织	UL-EP（mm）	−1.2 ± 1.63	−3.9	−3.3	上下唇较之前丰满
	LL-EP（mm）	0.50 ± 1.79	−2.6	−2.2	
	Z 角（°）	71.85 ± 5.20	77	75	颏部突度变小，凹面型改善

2018.06.02 复诊（24 个月）

· 上颌 0.025 英寸 ×0.017 英寸不锈钢带状弓丝。
· 下颌 0.025 英寸 ×0.017 英寸不锈钢带状弓丝。
· 精细调整。

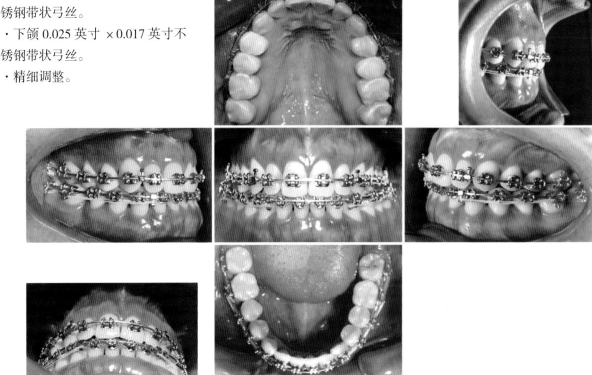

2018.06.02 复诊（24 个月）：颜面照

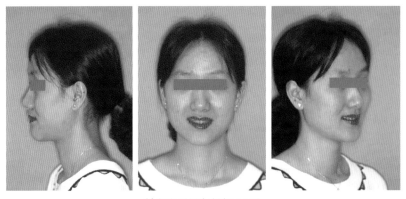

精细调整阶段颜面照

2018.08.23 结束（26个月）：口内照

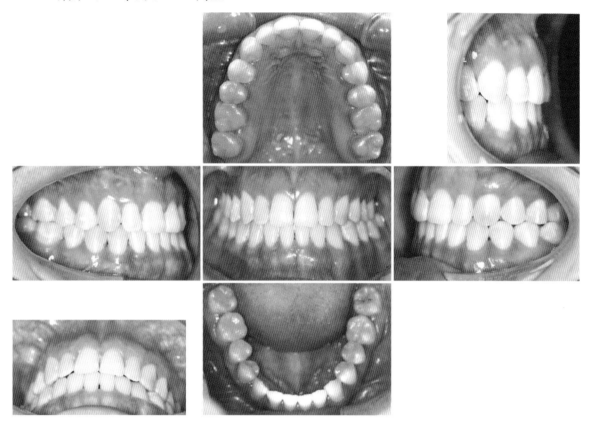

2018.08.23 结束：模型

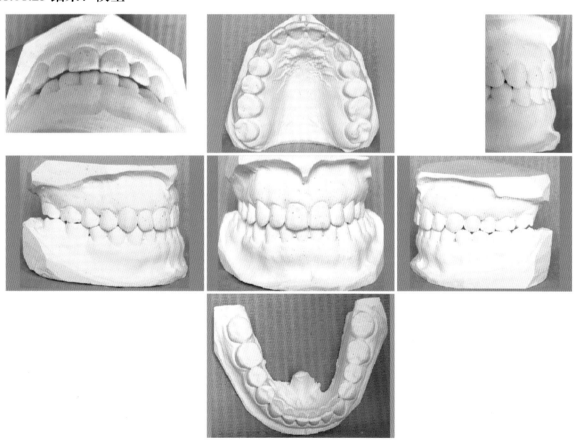

术前、术后口内照对比

·间隙已经关闭，术前 36 缺牙间隙 10mm，46 缺牙间隙 7.5mm。

·牙列排齐，磨牙、尖牙中性关系，覆𬜯、覆盖正常。

·偏凹面型改善为直面型，偏颌改善。

·牙周状况良好，牙齿无松动，达到预期矫治目标。

2016.05.10 术前　　　　2018.08.23 术后

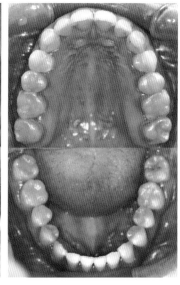

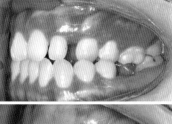

2016.05.10 术前

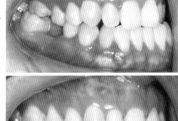
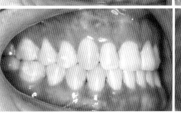
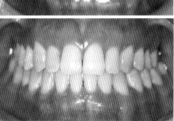
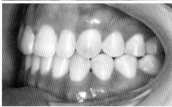

2018.08.23 术后

术前、术后颜面照对比

2016.05.10 术前

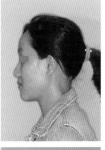
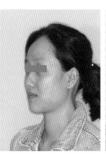
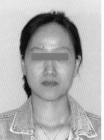
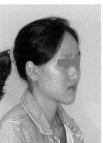
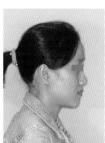

2018.08.23 术后

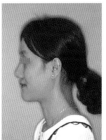
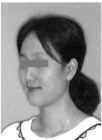
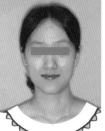
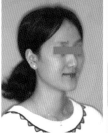
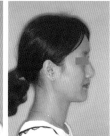

术前、术后微笑颜面照对比

2016.05.10 术前	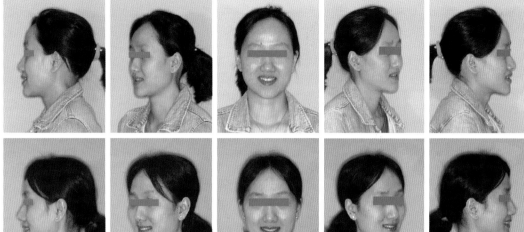

2018.08.23 术后

2019.02.19 结束半年后复查：口内照

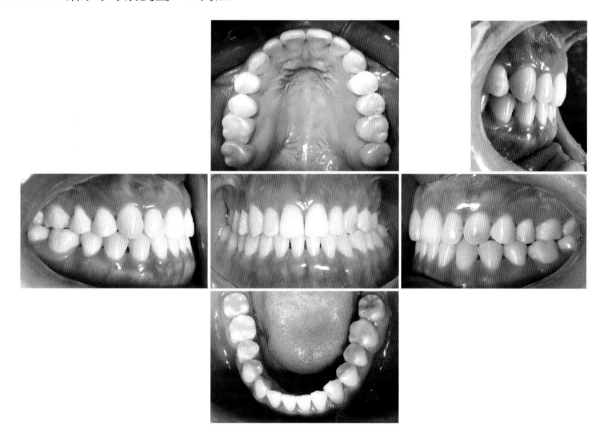

2019.02.19 结束半年后复查：颜面照

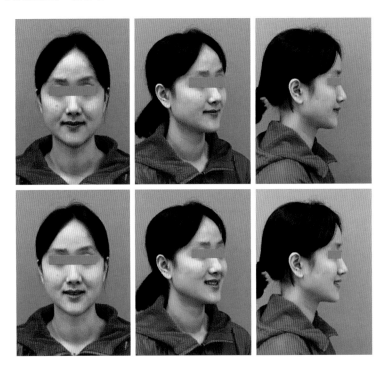

2019.02.19 结束半年后复查：模型

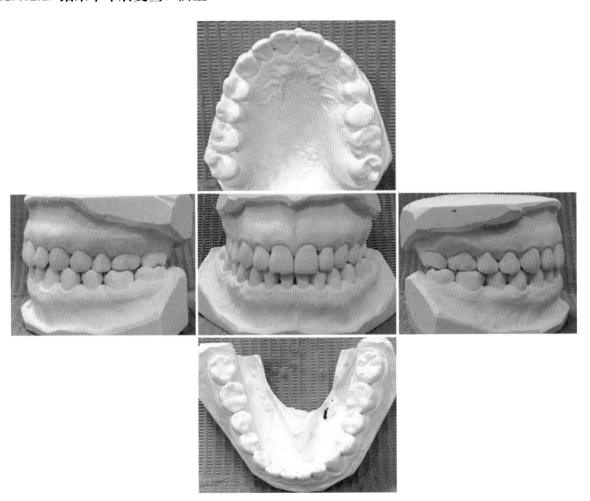

结束半年后复查：模型对比

2018.08.23 术后

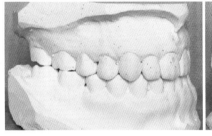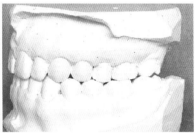

2019.09.02 复查

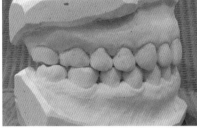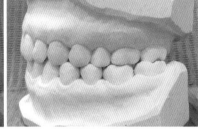

结束半年后复查：全口曲面体层片对比

2018.08.23 结束	2019.02.09 复查

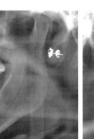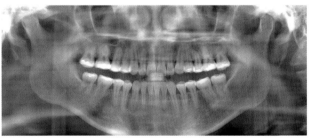

结束半年后复查：X 线侧位片对比

2018.08.23 结束	2019.02.09 复查

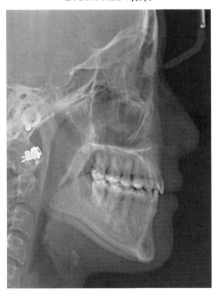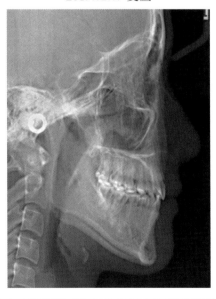

结束半年后复查：颜面照对比

2018.08.23 结束

2019.02.09 复查

矫治体会

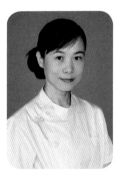

主诊医生：卓文玲

1. 2016 年 6 月至 2018 年 8 月，历时 26 个月完成该病例。

2. 间隙已经关闭（术前 36 缺牙间隙 10mm；46 缺牙间隙 7.5mm）。

3. 前牙舌倾无明显增加、后牙直立于基骨中，说明全同步带状弓托槽对转矩具有优良的控制作用。

4. 在没有任何辅助支抗下排齐牙列，磨牙、尖牙中性关系，覆𬌗、覆盖接近正常，说明全同步带状弓托槽对𬌗平面的稳定控制。

5. 偏凹面型改善为直面型，偏颌改善。

6. 牙周状况良好，维持原状，牙齿无松动，口腔卫生良好达到预期矫治目标。

7. 患者对矫治效果满意度较高。

8. 矫治进入保持阶段，随诊。

9. 两年后复查，患者自述可能二胎怀孕，故暂未做 X 线检查。

专家点评

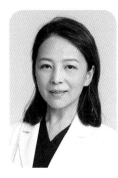

点评专家：郭泾

点评：

该医生的治疗方案设计思路清晰，用较为简洁的临床操作实现了难度较大的双侧下颌磨牙近中移动，利用全同步带状弓系统的优势对牙齿三维方向进行了良好的控制，总体上实现了较好的治疗效果。

建议：

（1）在诊断上可以再明确分析此患者骨性分类的诊断依据。

（2）需注意评估患者上下颌宽度问题，治疗结束时依然存在后牙反殆问题。

（3）收集更完善的临床资料，照片需清晰。在治疗过程中补充 CBCT 分析根骨关系，进一步调整下颌磨牙的牙轴和下前牙区的牙根位置，则此病例展示更加完善。

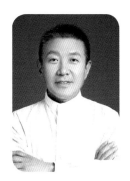

点评专家：曹宝成

点评：

这是一例展示成人骨性Ⅲ类错殆伴双侧下颌第一磨牙缺失的病例，具有一定的治疗难度。主要体现在患者年龄较大，骨性Ⅲ类，前牙代偿，特别是下前牙舌倾明显。另外，双侧下颌第一磨牙缺失，能否顺利关闭间隙存在一定的未知性。

主诊医生应用全同步带状弓矫治器，经过 26 个月就结束了该病例的治疗。治疗效果良好，完成质量较高。主要表现为：

（1）病例资料收集较为完整，特别对治疗过程的监控较为细致。

（2）关闭双侧下颌后牙间隙过程中，较为出色地控制了后牙的近中倾倒及舌向扭转，应是得益于全同步带状弓矫治器的控制能力。

（3）较好地实现了下颌间隙关闭过程中垂直向控制和下前牙过度代偿的纠正。

（4）作为一名从事正畸仅三年的基层医生，能顺利完成一例复杂Ⅲ类畸形的治疗，一方面与卓医生自身的努力有关，同时也与全同步带状弓矫治器优异的性能密不可分。

建议：

作为分析展示的病例，如果在治疗前后能提供 CBCT 影像，对判断预期效果、结果评价等具有更重要的意义。

病例 20
安氏III类、高角开𬌗反𬌗、减数 46 病例一例

主诊医生　　丛赫　知默铭洋口腔门诊部

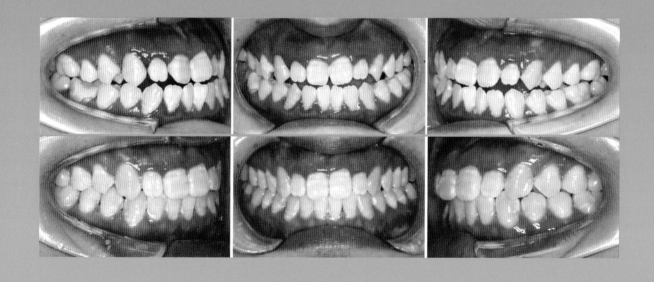

检查分析

患者：女，25岁。

主诉：咬合不好多年，求治。

2017.04.19 初诊：颜面照

· 开唇露齿，闭嘴时唇肌紧张。面中 1/3 偏短。

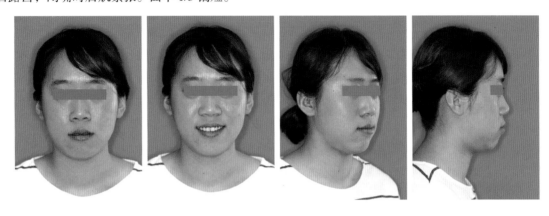

2017.04.19 初诊：口内照

· 恒牙列，双侧磨牙完全近中关系，上中线基本正，下中线略左偏，前牙区反覆盖浅，6~6 反𬌗，3~3 开𬌗。
· 偏左侧进食，双侧关节弹响，关节绞索存在，开口型偏左。
· 慢性扁桃体炎，慢性鼻炎，伴口呼吸，婴儿式吞咽，舌低位。

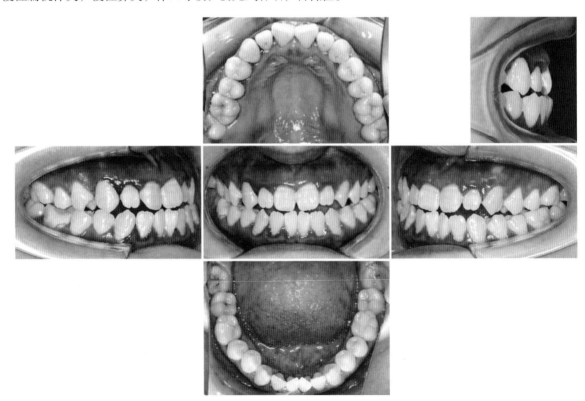

2017.04.19 初诊：全口曲面体层片、X 线正位片

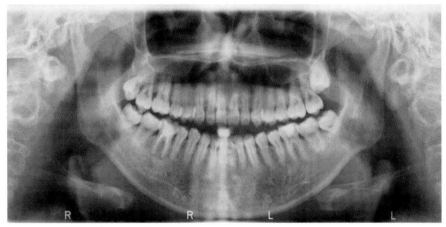

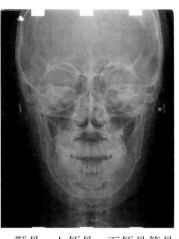

·28 阻生，36 大面积充填，46 已行根管治疗，根尖周低密度影，余未见明显异常。

·颧骨、上颌骨、下颌骨等骨性解剖结构基本对称。

2017.04.19 初诊：X 线侧位片及头影测量数据分析

·骨性 II 类（假性）；上前牙略舌倾；高角（高角下颌后下旋，是造成骨性 II 类测量结果及前牙区开𬌗的主要原因）。

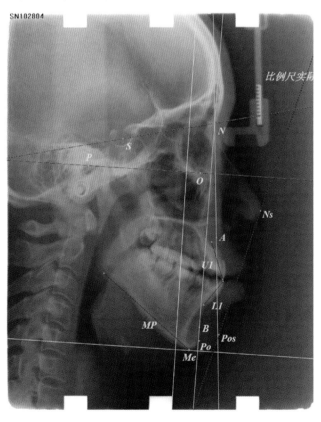

测量指标	参考值	术前
SNA（°）	82.8 ± 4.0	81.5
SNB（°）	80.1 ± 3.9	76.3
ANB（°）	2.7 ± 2.0	5.2
U1-NA（°）	22.8 ± 5.7	16.2
U1-NA（mm）	5.1 ± 2.4	3.3
U1-SN（°）	105.7 ± 6.3	97.8
U1-AP（°）	7.2 ± 2.2	7.3
L1-NB（°）	30.3 ± 5.8	35.6
L1-NB（mm）	6.7 ± 2.1	11.3
L1-MP（°）	92.6 ± 7.0	88.8
L1-AP（mm）	4.2 ± 2.2	7.7
U1-L1（°）	125.4 ± 7.9	123
U1-L1（mm）	3 ± 1.0	−0.4
MP-FH（°）	31.1 ± 5.6	37.6
MP-SN（°）	32.5 ± 5.2	50.5
Po-NB（mm）	1.0 ± 1.5	0.5

检查

- 恒牙列，12、22 轻度过小牙，36、46 大面积充填物。
- 双侧磨牙完全近中关系，上中线基本正，下中线略左偏。
- 前牙区反覆𬌗无、反覆盖浅，6~6 反𬌗，3~3 开𬌗。
- 偏左侧进食，双侧关节弹响（开口末闭口初），关节绞索轻度，开口型偏左，开口度正常。
- 慢性扁桃体炎，慢性鼻炎，口呼吸习惯，婴儿式吞咽习惯，舌低位。

X 线

曲面体层片：28 阻生，46 已行根管治疗，根尖周低密度影，36 大面积充填，余未见明显异常。

头颅侧位片：骨性Ⅲ类倾向，上前牙略舌倾，高角。

头颅正位片：颧骨、上颌骨、下颌骨等骨性解剖结构基本对称。

诊断设计

诊断

- 假性骨性Ⅱ类（Ⅲ类倾向）。
- 牙性Ⅲ类错𬌗畸形。
- 高角。
- 伴开𬌗、反𬌗。
- 伴不良口腔习惯。
- 翼外肌亢进。

矫治设计

1. 全同步带状弓矫治技术。

2. 减数 18、28、38、46 矫治（未减数前磨牙原因：下牙弓宽大，弧形明显，减数前磨牙后要承担牙弓外展角度加剧及皮质阻力过大甚至造成牙根吸收、暴露的风险）。

3. 排齐、整平、转矩、关闭间隙同步进行，配合牵引改善磨牙关系，纠正前牙覆𬌗、覆盖关系，尽量对正上下中线，侧貌基本维持。

4. 过程中观察 48，适时纳入矫治系统。

5. 破除不良口腔习惯，以稳定疗效。

6. 颌位及错𬌗畸形因素去除后，随诊观察双侧翼外肌亢进是否改善，并酌情处置。

7. 疗程 1.5~2 年。

8. 保持。

🦷 矫治过程

2017.04.19 初诊

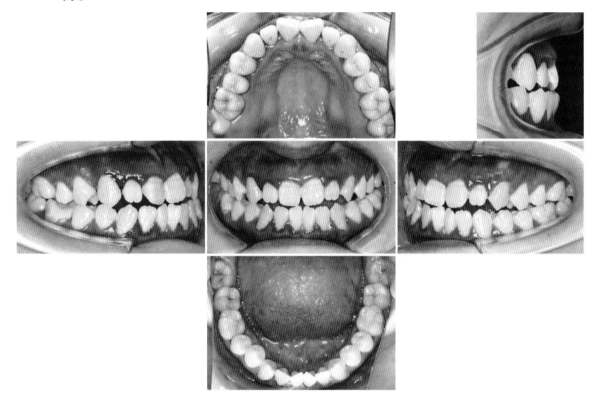

2017.06.22 初装

- 初装全同步带状弓Ⅲ类矫治器。
- 上下颌使用 0.022 英寸 × 0.016 英寸热激活带状弓丝。
- 双侧Ⅲ类牵引，分别使用 1/4 橡皮圈，力量约为 80g，24h 佩戴。
- 舌位、吞咽训练。

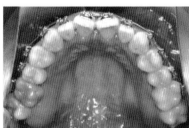
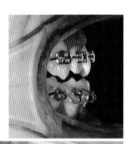
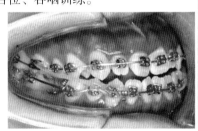
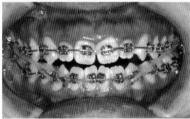
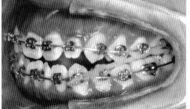
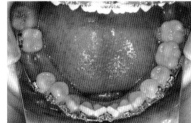

2017.08.03 复诊（第 1 次）

- 前牙区开𬌗加重。
- 舌习惯改善。
- 拥挤解除中。

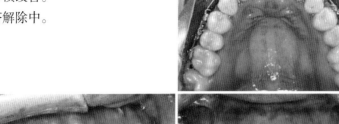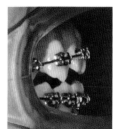

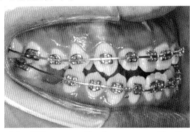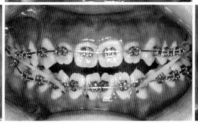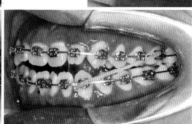

- 上下原 0.022 英寸 ×0.016 英寸热激活带状弓丝，摇椅减小。
- 重新紧扎弓丝。
- 双侧 Ⅲ 类牵引，分别使用 1/4 橡皮圈，力量约为 80g，24h 佩戴。
- 舌位、咀嚼训练。

2017.09.14 复诊（第 2 次）

- 开𬌗改善。
- 前牙浅覆盖。
- 26、36 近中尖对。
- 前牙区扭转纠正中。
- 左侧后牙区反𬌗。
- 舌习惯改善中。

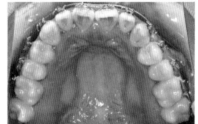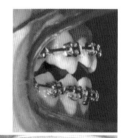

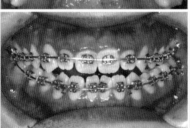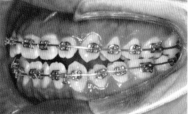

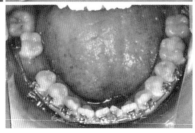

- 上颌更换 0.025 英寸 ×0.017 英寸超弹镍钛带状弓丝，下颌原弓丝，摇椅减小。
- 紧扎弓丝。
- 双侧 Ⅲ 类牵引，分别使用 1/4 橡皮圈，力量约为 80g，24h 佩戴。
- 舌位、咀嚼、吞咽训练。

2017.10.26 复诊（第 3 次）

- 前牙覆盖正常，覆𬌗浅。
- 26、36 中性偏近中。
- 前牙区扭转纠正中。
- 左侧后牙区反𬌗。

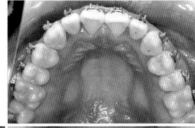
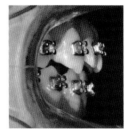
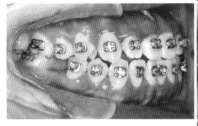
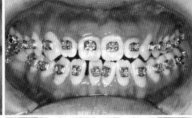
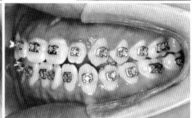
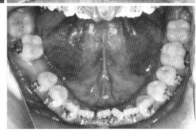

- 上颌用 0.025 英寸 ×0.017 英寸不锈钢带状弓丝扩弓，下颌放置 0.025 英寸 ×0.017 英寸超弹镍钛带状弓丝，摇椅减小。
- 紧扎弓丝。
- 双侧III类牵引，分别使用 5/16 橡皮圈（力量约为 150g）+ 第四象限颌内牵引，1/4 橡皮圈（力量约 150g），24h 佩戴。
- 舌位、咀嚼、吞咽训练。

2017.10.26 复诊（第 3 次）：颜面照

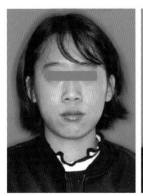
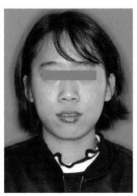
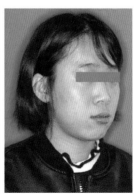
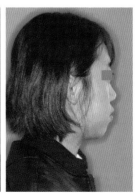

2017.12.07 复诊（第 4 次）

- 前牙覆𬌗覆盖正常。
- 26、36 中性偏近中。
- 前牙区扭转纠正中。
- 左侧后牙区对刃。

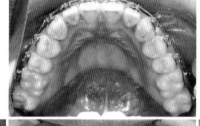
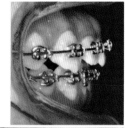
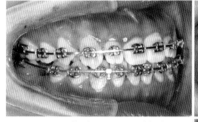
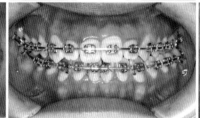
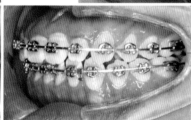

- 上颌原 0.025 英寸 ×0.017 英寸不锈钢带状弓丝扩弓，下颌原 0.025 英寸 ×0.017 英寸超弹镍钛带状弓丝，紧扎弓丝。
- 牵引同前。
- 吞咽训练。

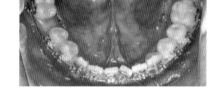

2018.03.12 复诊（第 6 次）

- 26、36 基本中性。
- 前牙区扭转纠正中，空间足够。
- 左侧后牙区覆盖浅。
- 12 远中微隙。

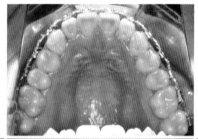
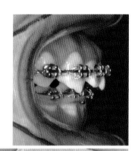
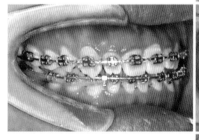
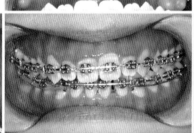
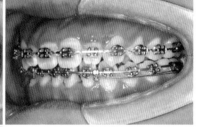

- 上颌原不锈钢带状弓丝，下颌原 0.025 英寸 ×0.017 英寸超弹镍钛带状弓丝。
- 第四象限颌内牵引，5/16×2 橡皮圈（力量约 280g），24h 佩戴，第三象限被动紧扎。
- 上颌弹力线。

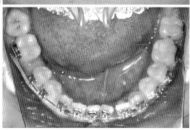

2018.03.12 复诊（第 6 次）：颜面照

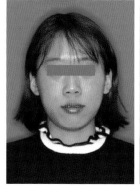 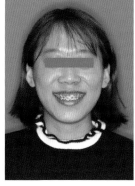 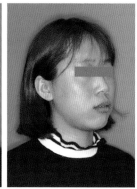 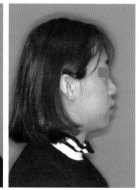

2018.08.12 复诊（第 10 次）

- 26、36 基本中性，16、47 偏远中。
- 47 近中约 2mm 余隙。
- 前牙区扭转纠正中余隙少许。
- 双侧尖牙偏远中，适时调整。
- 48 近中间隙伴近中倾，适时纳入系统。
- 上下原不锈钢带状弓丝。

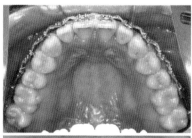 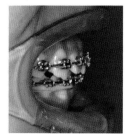

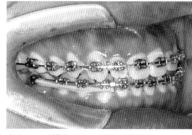 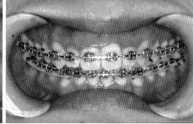 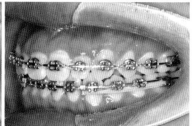

- 上颌 6~6 弹力线，紧密邻接；31 紧扎，纠正扭转。
- 下颌双侧颌内牵引，第三象限使用 5/16 橡皮圈（力量约为 140g）、第四象限使用 5/16×2 橡皮圈（力量约为 280g），24h 佩戴。

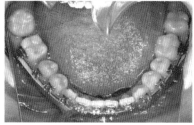

2018.08.12 复诊（第 10 次）：颜面照

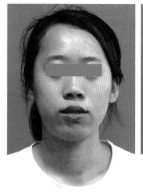 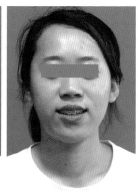 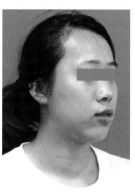 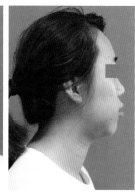

2019.05.27 结束：口内照

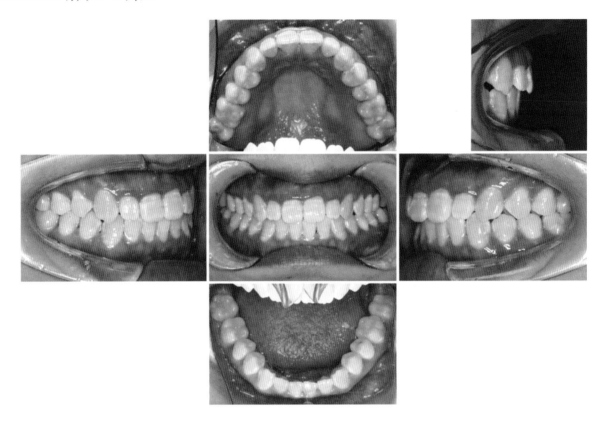

2019.05.27 结束：颜面照

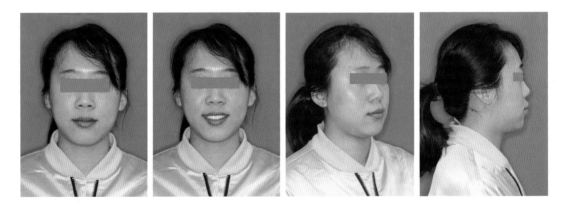

2019.05.27 结束：全口曲面体层片

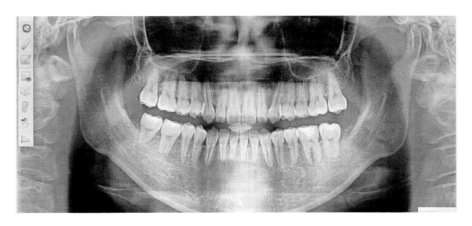

2019.05.27 结束：X 线侧位片及头影测量数据分析

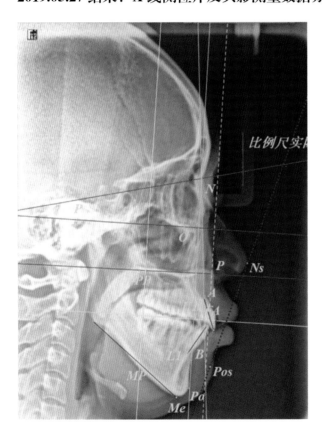

测量指标	标准值	术后
SNA（°）	82.8 ± 4.0	81.7
SNB（°）	80.1 ± 3.9	77.2
ANB（°）	2.7 ± 2.0	4.5
U1-NA（°）	22.8 ± 5.7	19.5
U1-NA（mm）	5.1 ± 2.4	5.3
U1-SN（°）	105.7 ± 6.3	101.1
U1-AP（°）	7.2 ± 2.2	8.9
L1-NB（°）	30.3 ± 5.8	29.7
L1-NB（mm）	6.7 ± 2.1	8.3
L1-MP（°）	92.6 ± 7.0	81.2
L1-AP（mm）	4.2 ± 2.2	4.9
U1-L1（°）	125.4 ± 7.9	126.3
U1-L1（mm）	3 ± 1.0	4
MP-FH（°）	31.1 ± 5.6	38.1
MP-SN（°）	32.5 ± 5.2	51.4
Po-NB（mm）	1.0 ± 1.5	−0.3

术前、术后 X 线侧位片描绘重叠图对比

2017.04.19 初诊   2019.05.27 术后

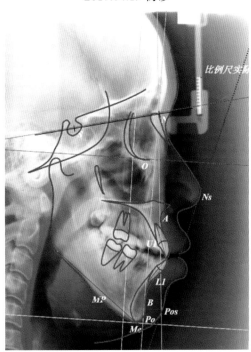
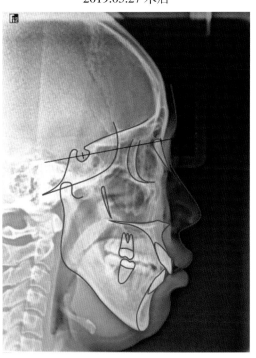

术前、术后 X 线侧位图、重叠图及头影测量数据分析对比

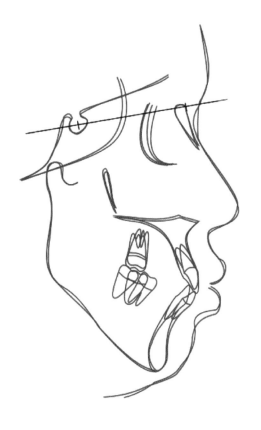

测量指标	标准值	术前	术后
SNA（°）	82.8 ± 4.0	81.5	81.7
SNB（°）	80.1 ± 3.9	76.3	77.2
ANB（°）	2.7 ± 2.0	5.2	4.5
U1-NA（°）	22.8 ± 5.7	16.2	19.5
U1-NA（mm）	5.1 ± 2.4	3.3	5.3
U1-SN（°）	105.7 ± 6.3	97.8	101.1
U1-AP（°）	7.2 ± 2.2	7.3	8.9
L1-NB（°）	30.3 ± 5.8	35.6	29.7
L1-NB（mm）	6.7 ± 2.1	11.3	8.3
L1-MP（°）	92.6 ± 7.0	88.8	81.2
L1-AP（mm）	4.2 ± 2.2	7.7	4.9
U1-L1（°）	125.4 ± 7.9	123	126.3
U1-L1（mm）	3 ± 1.0	−0.4	4
MP-FH（°）	31.1 ± 5.6	37.6	38.1
MP-SN（°）	32.5 ± 5.2	50.5	51.4
Po-NB（mm）	1.0 ± 1.5	0.5	−0.3

术前、术中、术后正面相对比

2017.04.19 初诊	2017.10.26 复诊	2018.03.12 复诊	2018.08.12 复诊	2019.05.27 结束

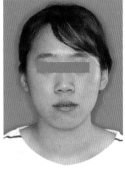 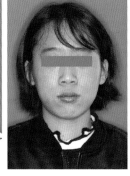 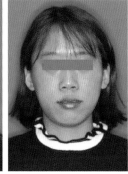 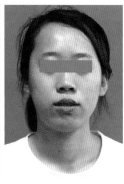 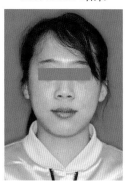

术前、术中、术后微笑相对比

2017.04.19 初诊	2017.10.26 复诊	2018.03.12 复诊	2018.08.12 复诊	2019.05.27 结束

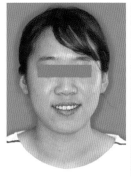 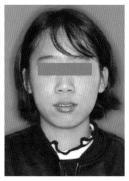 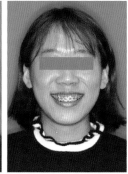 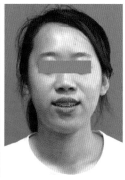 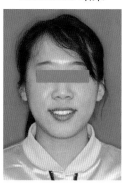

术前、术中、术后侧面相对比

2017.04.19 初诊	2017.10.26 复诊	2018.03.12 复诊	2018.08.12 复诊	2019.05.27 结束

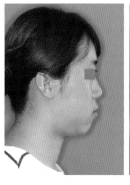 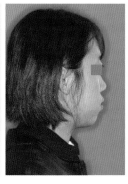 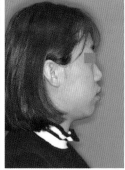 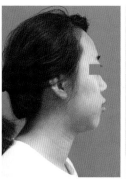 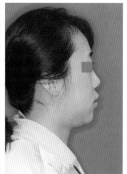

术前、术后口内照对比

2017.04.19 初诊

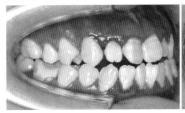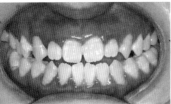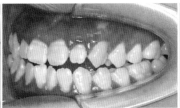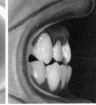

2019.05.27 结束

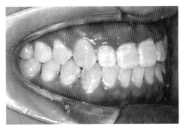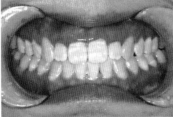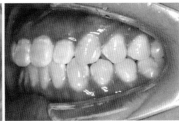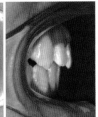

2017.04.19 初诊   2019.05.27 结束

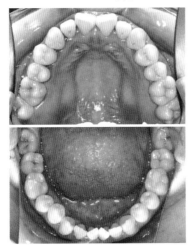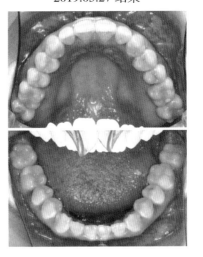

2022.01.03 术后复查（保持 31 个月）

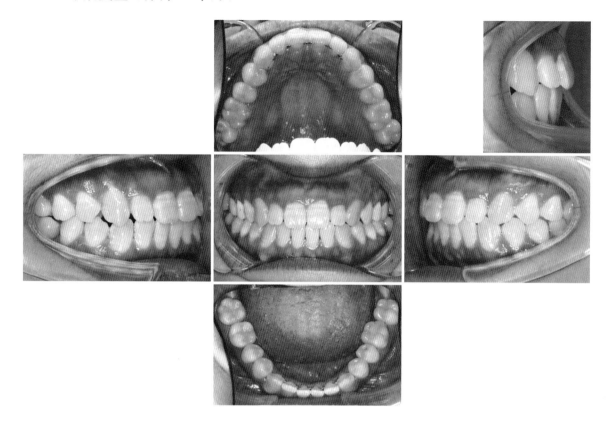

2022.01.03 术后复查（保持 31 个月）：颜面照

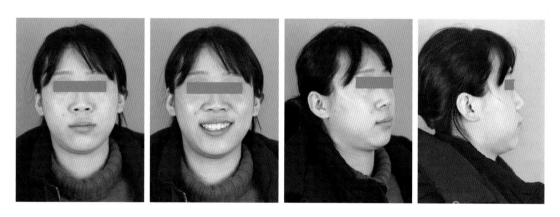

矫治体会

病例分析内容

· 开𬌗。

· 前牙转矩。

· 𬌗平面稳定。

· 磨牙整体移动。

· 牙列远移。

· 关节。

开𬌗原因：肌源、医源

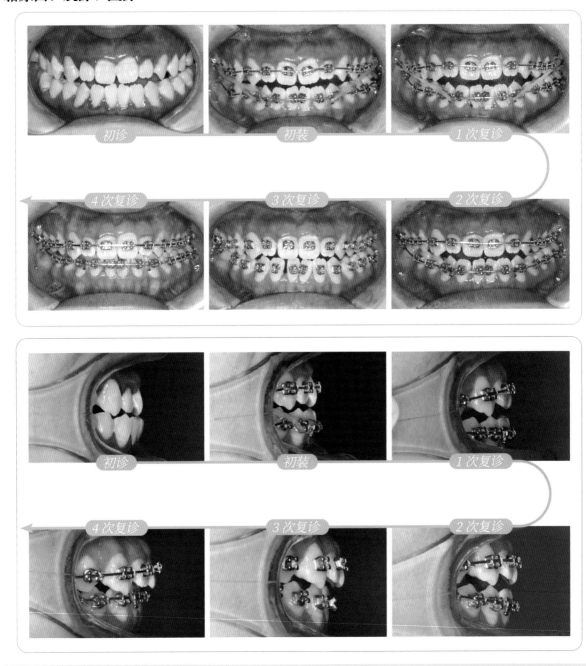

前牙转矩控制

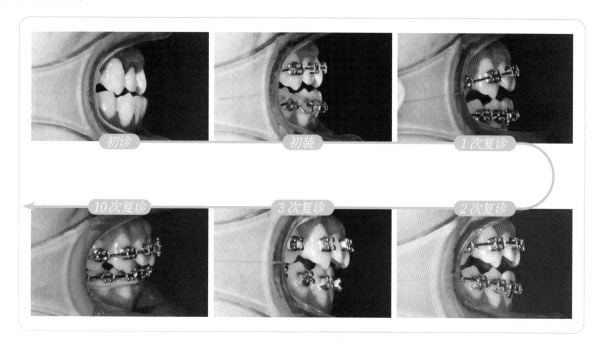

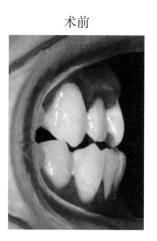
术前

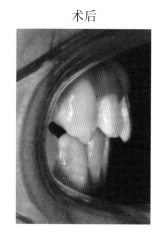
术后

关节

患者自述随着矫治进行，咬合关系改善，双侧关节症状明显好转，随诊触诊弹响消失。

颌平面稳定；磨牙整体移动

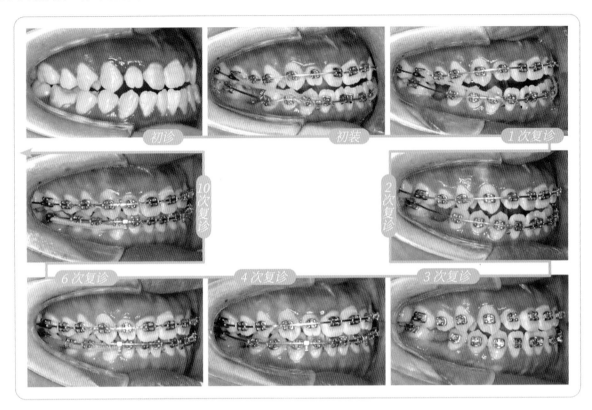

磨牙整体移动；牙列远移

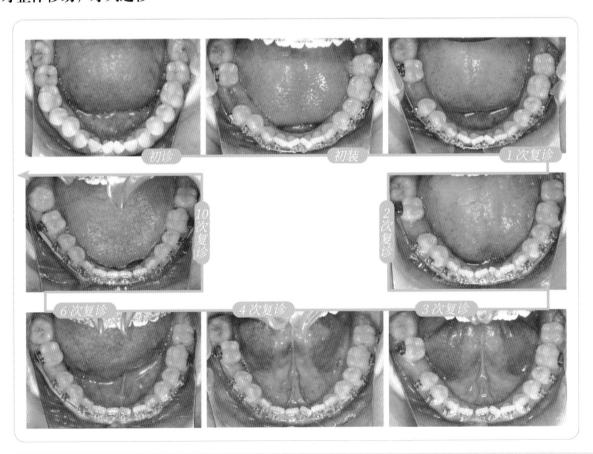

术前 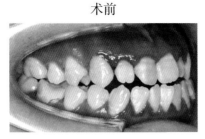   术后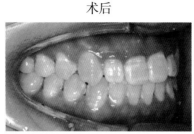

临床操作回顾

一、接诊开殆病例，重点在病因排查；诊疗过程中开殆加重，提示力学系统在垂直方向上存在问题，对垂直方向上的要素进行检查和调整（弓丝摇椅、牵引力度角度、咬合力等）。

本病例从诊断分析到设计施治，垂直向控制方面都需要额外注意。

在诊断分析时，由于下颌骨解剖特点，使其高角内容同时影响矢状向的诊断与判断，而使得下颌骨逆钟转的同时进行适量的远移，在解决垂直向问题的同时，也会对颌骨间矢状向有利；所以不存在单独某一方向的问题，所有错殆畸形都是多维度下共同作用的结果；借此病例仅仅是剖析垂直向的内容来与大家共同讨论学习。

在矫治过程中，出现医源性开殆的表象，原因有二：一是弓丝摇椅弓形未减小到匹配力值；二是牵引垂直向力值不足以抵抗弓丝及口周肌肉习惯带来的垂直向殆力。却能从侧面证明带状弓在垂直向控制上的优越性，这与传统直丝弓系列矫治器垂直向控制难度大，形成了鲜明的对比，但只要是掌握其各自原理，合理运用各种力量，结果都是殊途同归的。

牵引力度应在生理性最适力范围进行加载，而垂直向应该更多考虑其坐标系内合力的结果，通过力量、角度及复诊牙齿变化情况，进行不断调整；而具体垂直向力量与合力角度的关系问题，可参考物理的三角形法则，这里不再赘述。

咬合力量是在建立咬合过程中不可或缺的内容，无论是正畸过程中的建殆还是其他内容，都是如此，尤其对于此病例，强化咀嚼肌的强度，将有利于对整体殆平面在垂直向上的调整！

二、不良习惯的早期破除极其重要！不但对疗效的取得有益，更有助于疗效的巩固。

此处的早期破除，不是指更早的年纪，而是指在开始接受牙齿矫治时，尽早开始。越早发现易导致错殆畸形的不良习惯，越早有针对性地进行干预与破除，同时建立正确的口周肌肉功能，效果越好；具体到每一位患者，无论在矫治过程中还是矫治结束之后，良好的牙列周围肌肉环境，将是最好的促进器和稳定器，对于患者将终身受益。

三、前牙转矩控制，应重新紧扎弓丝入槽，以表达或维持现有转矩；应明白全同步带状弓在转矩上的表达原理。

四、对于高角、开殆病例，咬合平面控制尤其重要；垂直向控制能力决定了牙齿整体移动和牙弓整体远移的可能。

五、解决下前牙个别空间不足的扭转问题，应尽早结合其他方法，以免延长矫治疗程。

六、需确保患者具有较强的依从性，否则将影响整个力学系统的建立，继而影响疗效、疗程。

🦷 矫治体会

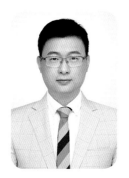

主诊医生：丛赫

1. 全同步带状弓矫治技术垂直向控制存在明显优势，力学系统明确。
2. 磨牙近中移动及前牙远移过程中，咬合平面十分稳定，控根能力强。
3. 牙列整体移动比较顺畅。
4. 全同步带状弓矫治技术相对简易，容易上手和掌握。
5. 患者主观感受无牙齿明显疼痛。
6. 复诊间隔六周，相对灵活；椅旁操作少，医生负担少。
7. 疗程相对短。

🦷 专家点评

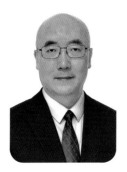

点评专家：张端强

点评：

该病例为骨性Ⅱ类高角、牙性Ⅲ类的病例，在临床上不常见。这种颌骨与牙齿咬合不一致的病例，更需要分析错𬌗畸形形成的机制，才能制订出良好的矫治方案，从面部侧貌上可以看出没有明显的Ⅲ类面型特征，但全牙弓表现为反𬌗，因此主要是牙齿位置导致牙齿咬合关系的异常，但上下前牙均未表现出反𬌗病例的代偿性倾斜，为矫正反𬌗提供良好的条件。

从矫正前后的头影测量数据对比可以看出，主要是上前牙唇向移动和下前牙舌向移动达到矫正反𬌗的效果。如果有矫正前后正位 X 线片或 CBCT 数据对比上下颌基骨及牙弓宽度的变化情况，就能更好地分析牙弓宽度协调的原理，该病例展示会更加完善。

不可否认该病例在垂直向控制上的良好效果，𬌗平面基本没有太大的改变，下颌平面稍有顺旋，对高角病例来说这已经是比较好的结果了。

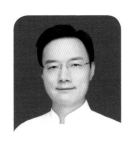

点评专家：武俊杰

点评：

本病例为运用全同步带状弓Ⅲ类托槽结合Ⅲ类牵引完成的Ⅲ类高角伴开𬌗的矫治，向我们完美展示了全同步带状弓的技术特点：

（1）操作简单，牵引结扎实现各种移动，无需频繁更换弓丝，节约椅旁时间，利于初学医生对牙齿的控制。

（2）疗程短，矫治效率高，患者就诊次数少。

（3）垂直向控制较好，可以进行早期牵引。Ⅲ类牵引解除了反𬌗，最重要一点是矫治后牙根平行度高，未见牙根明显吸收，体现了轻力的健康矫治理念。

本病例完美地体现了全同步技术的优点，值得我们学习借鉴。

建议：

（1）患者初诊时牙龈红肿，口腔卫生宣教及牙周维护应贯穿治疗始终。

（2）矫治早期未控制好垂直向力量，加重了开𬌗程度，但复诊及时发现并给予调整，没有后续影响。

（3）患者初诊时有关节弹响，应当拍摄关节CBCT及MRI明确关节问题，在矫治过程使用Ⅲ类牵引应当轻力为主，如有关节症状加重则及时停止牵引。

（4）该患者的不良舌习惯是导致错𬌗的重要病因，建议补充具体破除方法。

（5）该病例拔出46，47、48近移量较大，难度较高，充分体现了带状弓对后牙的良好控制，建议广大读者在临床实践中谨慎尝试并不断总结经验。

病例 21
安氏Ⅲ类、骨性Ⅲ类、反殆偏殆病例一例

主诊医生　　李文武　长春市口腔医院

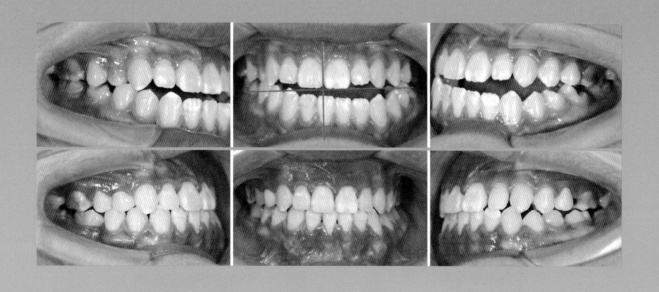

检查分析

患者：男，14 岁。

主诉：地包天。

口内检查：

- 16、26、36、46 龋齿。
- 左侧磨牙关系 III 类、右侧磨牙关系 III 类。
- 左侧尖牙关系 III 类、右侧尖牙关系 III 类。
- 前牙反颌、偏颌、开𬌗。
- 上牙弓卵圆、中线居中。
- 下牙弓卵圆、中线偏左。
- 舌体大，唇、舌系带正常。

颜面部检查：

- 正面观：长面型、颏位左偏、下唇位前。
- 侧面观：直面型、颏唇沟浅、轻度开唇露齿。
- 颏位前、高角。

功能检查：

- 下颌不能后退，发音正常，TMJ 无疼痛、弹响。
- 开口度正常，开口型左偏。

2017.07.02 初诊：颜面照

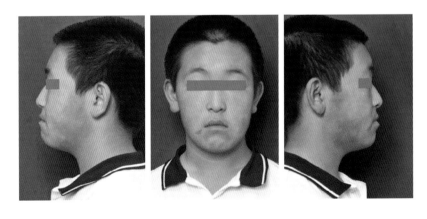

2017.07.02 初诊：口内照

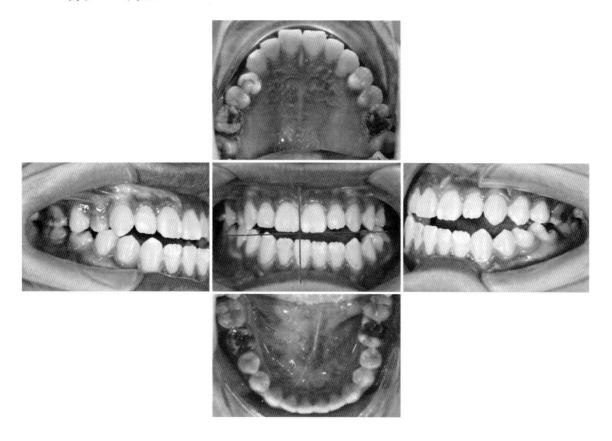

2017.07.02 初诊：全口曲面体层片、X 线侧位片及正位片

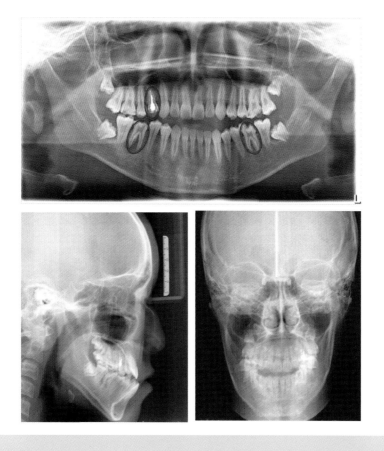

2017.07.02 初诊：头影测量数据分析

测量指标	参考值	测量范围	术前
SNA（°）	82.8	4.0	85.0
SNB（°）	80.1	3.9	84.2
ANB（°）	2.70	2.0	0.7
SDN（°）	77.3	3.8	80.1
U1-NA（mm）	5.1	2.4	4.2
U1-NA（°）	22.8	5.7	21.7
U1-NB（mm）	6.7	2.1	7.4
U1-NB（°）	30.3	5.8	28.6
Pog-NB（mm）	1.0	1.5	−3.1
U1-L1（°）	125.4	7.9	129.0
OP-SN（°）	21.0	3.8	19.8
Go-Gn-SN（°）	36.4	4.3	36.3
SL（mm）	52.1	5.4	45.7
SE（mm）	20.2	2.6	21.8
FMA（°）	31.3	5.0	28.0
IMPA（°）	93.9	6.2	86.3
FMIA（°）	54.9	6.1	65.7
Wits（mm）	−0.8	2.8	−9.5
Y轴角（°）	66.3	7.1	59.6

诊断设计

诊断

1. 安氏Ⅲ类。

2. 骨性Ⅲ类。

3. 毛氏Ⅱ³、Ⅲ²、Ⅵ²。

4. 反𬌗、偏𬌗、开𬌗。

矫治计划

1. 解除反𬌗。

2. 建立前牙浅覆𬌗、浅覆盖。

3. 改善咬合功能。

矫治方案

方案一：手术治疗（正畸 – 正颌联合治疗）。

方案二：掩饰性治疗（单纯正畸治疗）。拔除 36、46，治疗 26，全同步带状弓Ⅲ类托槽，Ⅲ类牵引，近中迁移 37、47，关闭拔牙间隙。

患者选择方案二。

矫治过程

2017.07.02 初诊

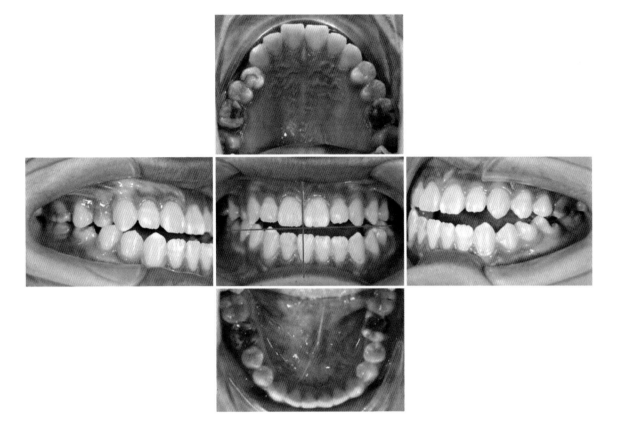

2017.07.02 初装

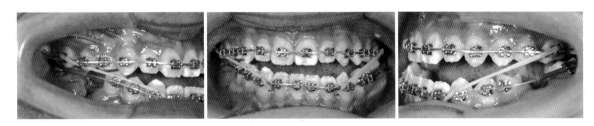

2017.08.12 复诊

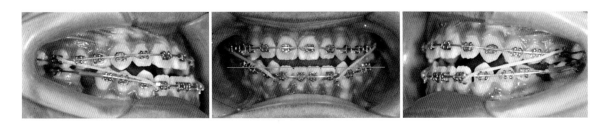

2017.09.17 复诊

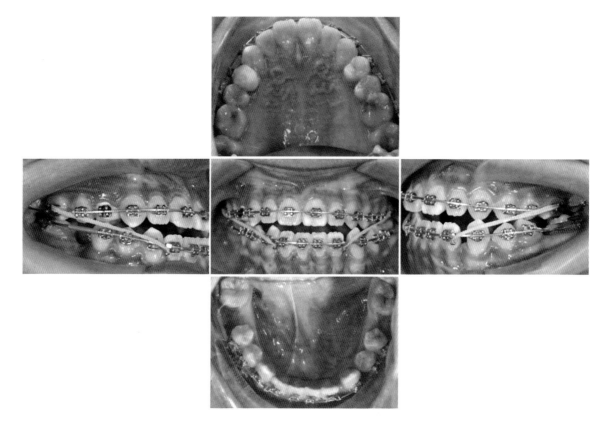

2017.11.09 复诊

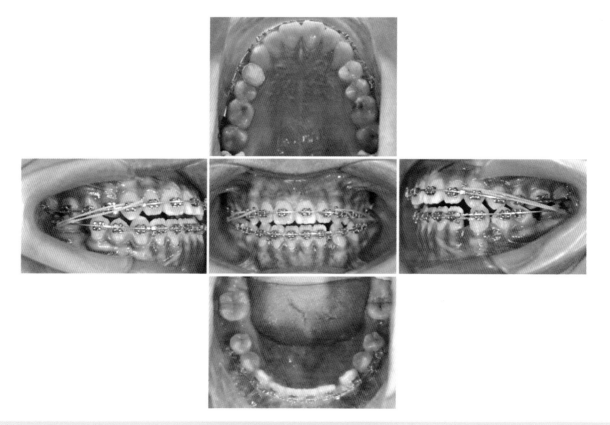

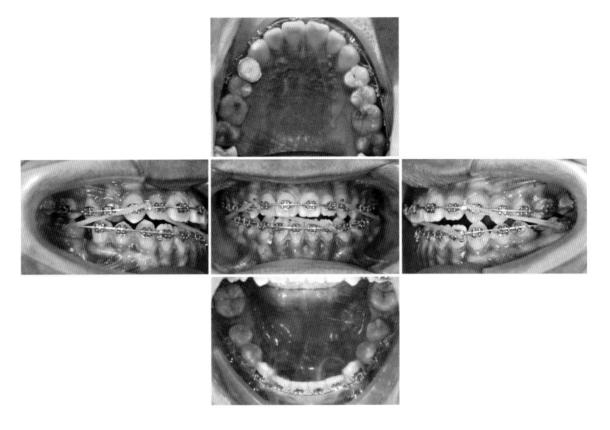

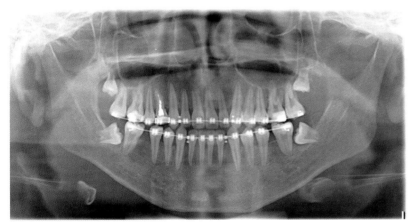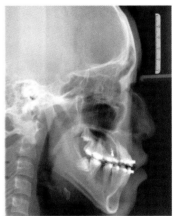

2017.12.18 复诊

2017.12.18 复诊：全口曲面体层片、X 线侧位片

2018.01.31 复诊

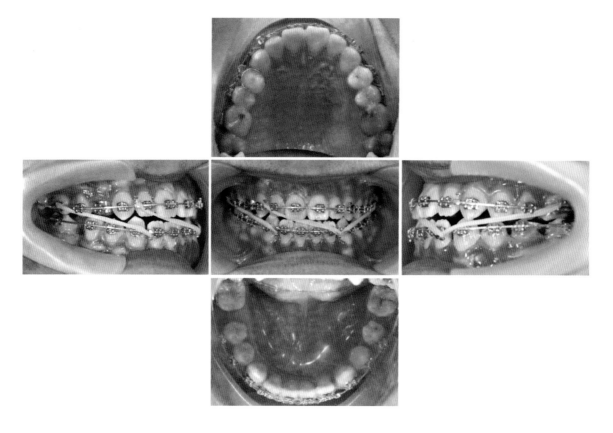

2018.03.19 复诊

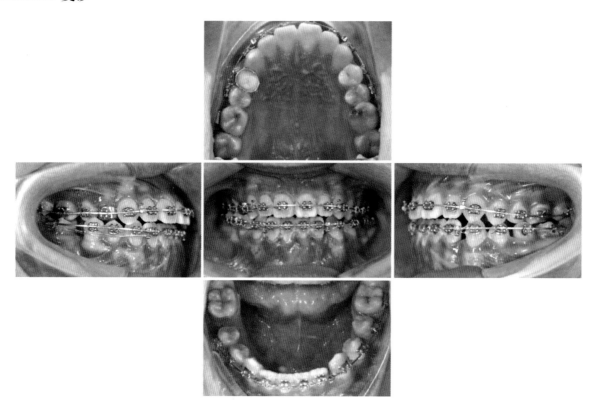

2018.05.01 复诊

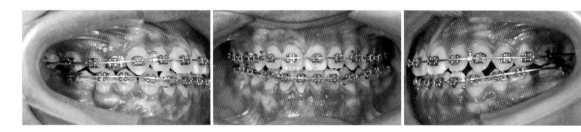

2018.05.01 复诊：口内照

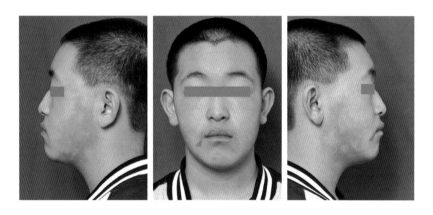

2018.06.28 复诊

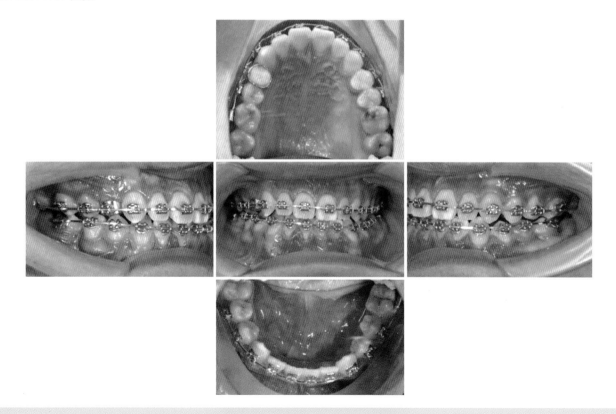

2018.08.07 结束：口内照

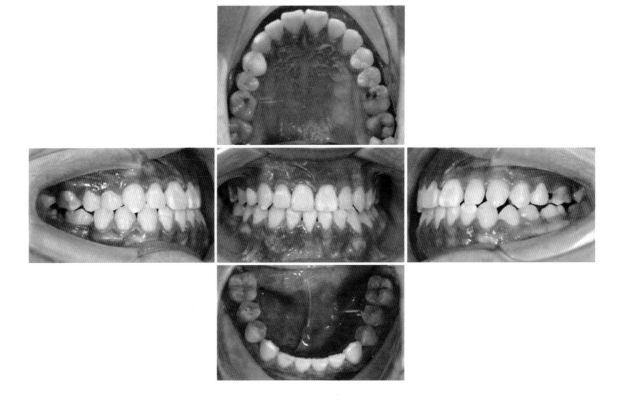

2018.08.07 结束：颜面照

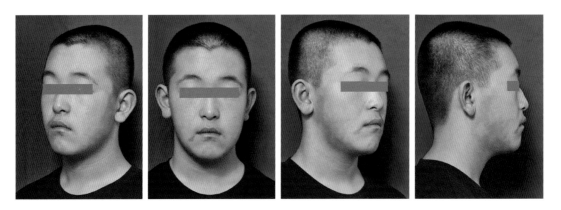

术前、术中、术后全口曲面体层片对比

2017.07.02 术前

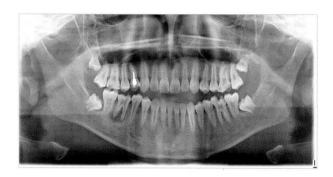

2017.12.18 术中

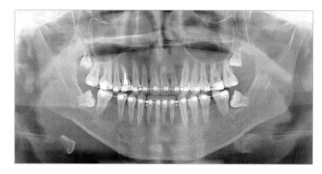

2018.08.07 术后

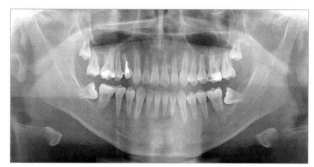

术前、术中、术后 X 线侧位片对比

2017.07.02 术前

2017.12.18 术中

2018.08.07 术后

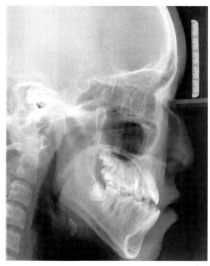
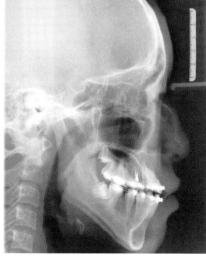
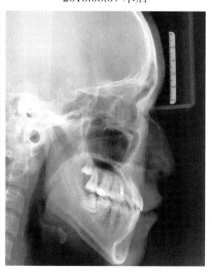

术前、术后口内照对比

2017.07.02 术前　　　　　　　　　2018.08.07 术后

术前、术中、术后口内照对比

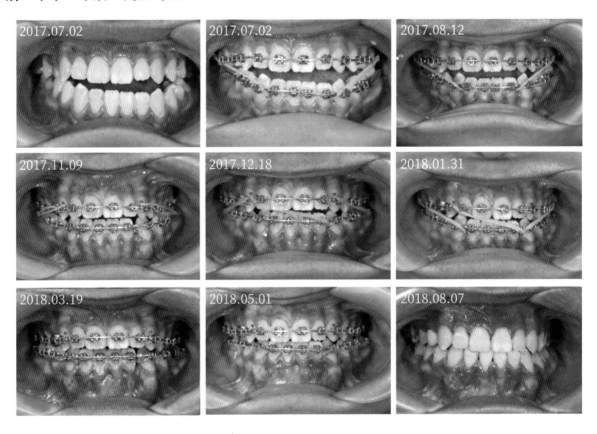

术前、术后颜面照对比

2017.07.02 术前　　2018.05.01 术中　　2018.08.07 术后

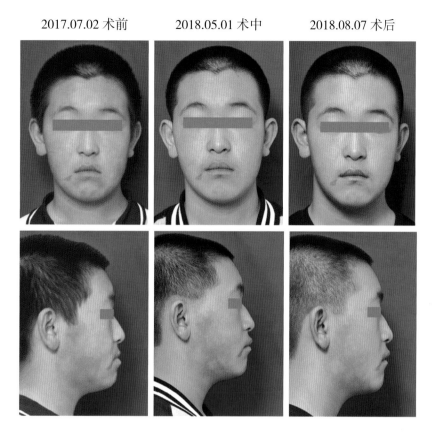

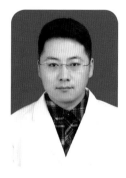

主诊医生：李文武

1.36、46无法保留予以拔除，下后牙前移，下颌角逆时针旋转，开𬌗改善。

2. 选用全同步带状弓Ⅲ类托槽，预备下前牙转矩，充分控制了Ⅲ类牵引可能引起的下前牙舌倾。

3. 全同步带状弓系统具有垂直向控制的优势，可以在早期牵引，Ⅲ类牵引配合斜牵引，接除反𬌗。

遗憾：由于患者为住校生，且为外地患者，复诊很不方便，达到患者预期后，其强烈要求拆除托槽，前磨牙区咬合关系欠佳，只能后期通过咀嚼改善。

专家点评

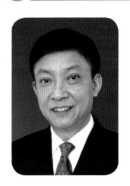

点评专家：杨四维

点评：

该病例为处于生长发育高峰初期14岁的骨性Ⅲ类错𬌗伴前牙开𬌗的患者。经治医生通过检查分析和诊断，利用该患者此时的生长发育特点，拔除36、46两颗已龋坏且保留价值不大的磨牙，选用专门针对Ⅲ类错𬌗而设计的为防止下前牙内收时过度舌倾的全同步带状弓Ⅲ类托槽，并通过Ⅲ类牵引有效地内收了下牙弓前中段，解除了前牙反𬌗及开𬌗，建立了较好的前牙覆盖与覆𬌗，Ⅲ类面型有明显改善。同时，也较好地控制了37和47前移，与对𬌗形成了较好的磨牙Ⅰ类咬合关系。

该矫治病例可圈可点之处：诊断正确；矫治方案可行；选用矫治器适配；反𬌗及开𬌗的矫治效果好；矫治时间较短（一年）；反𬌗及开𬌗矫治效果明显。

建议：

（1）所展示的病例，其矫治前后资料的收集、分析和整理有待精细化（如面相照片的裁剪处理，模型分析，矫治前后X线头影测量数据对比分析，头侧位片重叠分析等）。

（2）矫治过程上下前牙中线的调整和左侧后牙咬合关系的调整不太理想；38、48在矫治方案设计和矫治过程中没有涉及。

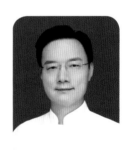

点评专家：武俊杰

点评：

本病例为一例运用全同步带状弓Ⅲ类托槽结合Ⅲ类牵引完成的Ⅲ类高角伴开𬌗及偏𬌗的正畸掩饰治疗病例，呈现了较好的牙根平行度和覆𬌗、覆盖关系，尤其是37、47向拔牙缺隙的整体移动堪称亮点。

值得注意的是：Ⅲ类牵引有造成上颌磨牙伸长的风险，建议使用轻力，矫治后上颌末端的第二磨牙无对颌牙，不能达到长期功能稳定的要求，后续仍需在下颌第三磨牙的竖直治疗及建立咬合方面做出努力；此外，建议拍摄CBCT以了解牙齿根骨关系，避免骨开窗、骨开裂。最终下牙弓中线与上中线不齐，需做好医患沟通。另外，该患者可能存在不良舌习惯及异常吞咽习惯，需引起重现并在矫治过程中予以纠正。

综上，作者熟悉带状弓矫治器的特性，较好地完成了一例高难度病例的矫治，值得初学者学习和借鉴。

病例 22
安氏III类、骨性III类、高角病例一例

主诊医生　　丛赫　知默铭洋口腔门诊部

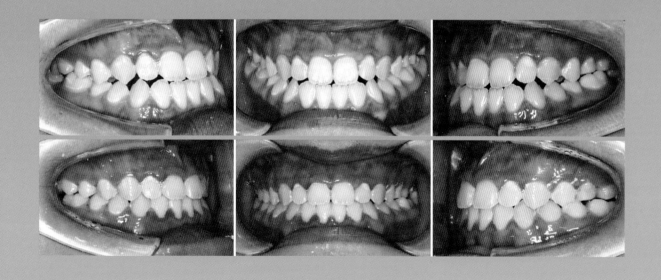

🦷 检查分析

患者：女，14 岁。

主诉：前牙咬合不好。

2018.06.09 初诊：颜面照

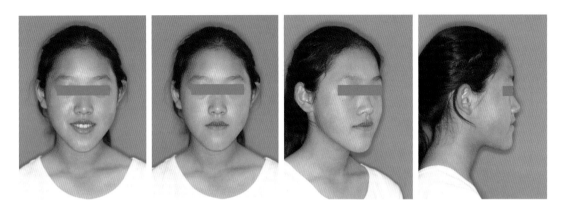

2018.06.09 初诊：口内照

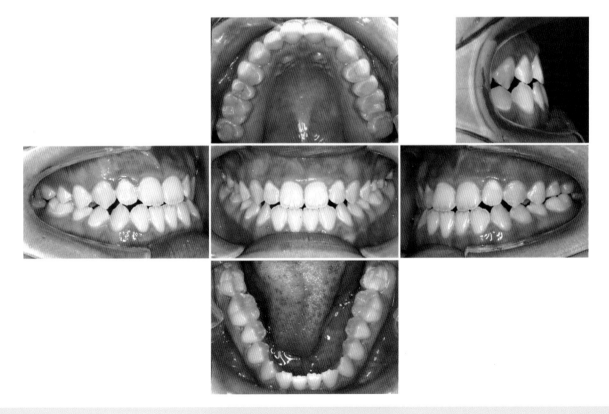

2018.06.09 初诊：全口曲面体层片、X 线侧位片

2018.05.20

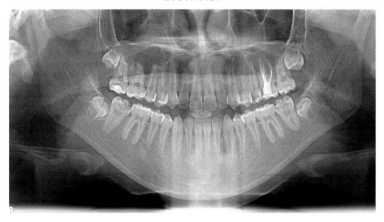

2018.06.09

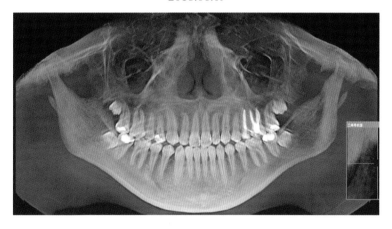

2018.06.09

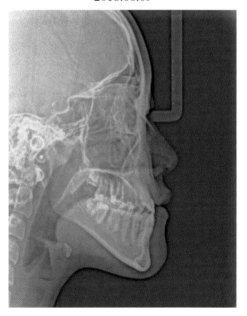

2018.06.09 初诊：头影测量数据分析

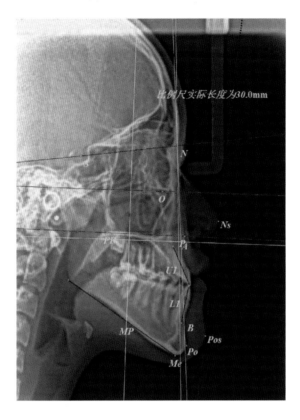

测量指标	参考值	测量值
SNA（°）	82.8 ± 4.0	85.2
SNB（°）	80.1 ± 3.9	86.7
ANB（°）	2.7 ± 2.0	−1.5
U1-NA（°）	22.8 ± 5.7	23.4
U1-NA（mm）	5.1 ± 2.4	6.3
U1-SN（°）	105.7 ± 6.3	108.6
U1-AP（°）	7.2 ± 2.2	4.8
L1-NB（°）	30.3 ± 5.8	14.1
L1-NB（mm）	6.7 ± 2.1	3.6
L1-MP（°）	92.6 ± 7.0	67.5
L1-AP（mm）	4.2 ± 2.2	4.1
U1-L1（°）	125.4 ± 7.9	143.9
U1-L1（mm）	3 ± 1.0	0.7
MP-FH（°）	31.1 ± 5.6	32.3
MP-SN（°）	32.5 ± 5.2	40.0
PP-GoGn（°）	21.0 ± 4.1	31.7
Po-NB（mm）	1.0 ± 1.5	1.0

2018.06.09 初诊：X 截断面、纵切面

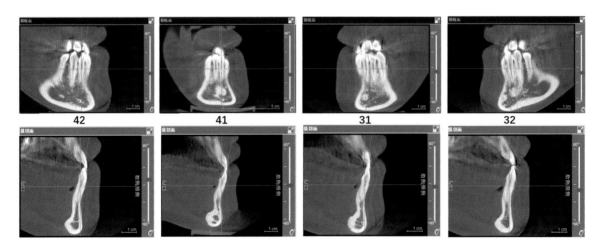

模拟矫治过程：常规思路推演

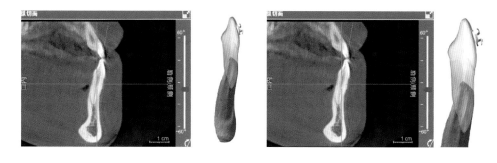

· 第一根弓丝入槽，开始涉及第三序列管控。

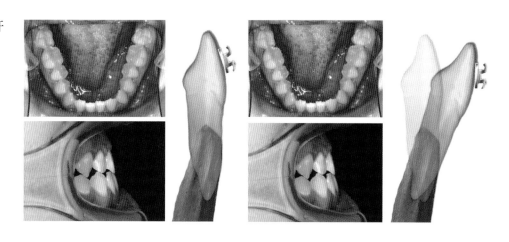

· 弓丝垂直向提供足够强度后，开始颌间牵引。

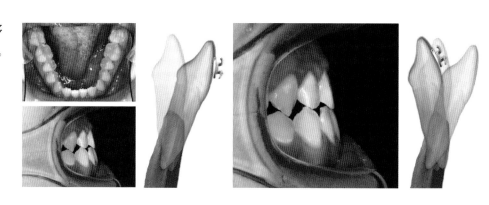

· 控根能力：全程、有效、准确、稳定。

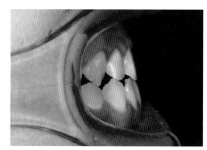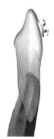

诊断设计

问题列表

1. 骨性Ⅲ类错𬌗畸形。

2. 牙齿存在自行代偿。

3. 高角。

4.17、37、47 大面积充填，未行完善根管治疗，牙冠高度不足。

5. 反式吞咽存在，舌低位等不良口腔习惯存在。

治疗设计

骨性Ⅲ类错𬌗畸形的最佳方案为正畸 – 正颌联合治疗，现采取正畸掩饰性治疗。

矫治方案

1. 采用全同步带状弓矫治技术。

2. 减数 37、47，观察 38、48 的萌出及建𬌗。

3. 排齐整平上下颌牙列，早期Ⅲ类牵引，调整磨牙咬合关系，改善前牙咬合关系，尽量对正上下牙列中线，侧貌改善。

4. 患者处于生长发育末期，Ⅲ类骨面型基本稳定，但仍存在颌骨继续发育的空间，矫治过程中及矫治后期应破除口腔不良习惯（前伸下颌、舌低位、反式吞咽等），以减轻后天环境因素对面型的影响；骨性Ⅲ类遗传倾向，咬合关系不能达到理想。

5.25、26 已行完善根管治疗，其中 25 建议正畸后行冠修复。

6. 疗程 1.5~2 年。

7. 保持 2~3 年，38、48 正常萌出年龄为 18 岁左右，正畸结束后需定期观察，保持器需佩戴至 38、48 萌出。

2018.07.22 拔牙后全口曲面体层片

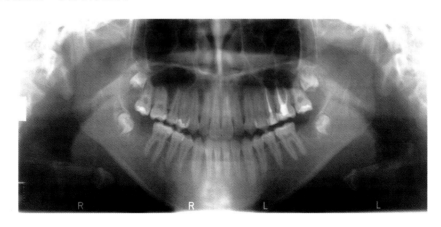

🦷 矫治过程

2018.06.09 初诊

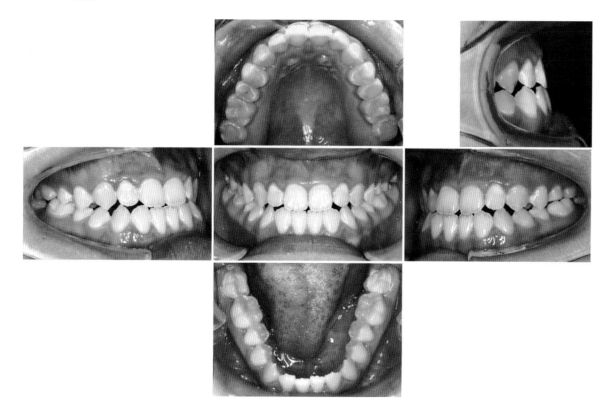

2018.09.02 初装

·托槽、弓丝、摇椅、牵引、𬌗垫
并配合口周肌肉训练。

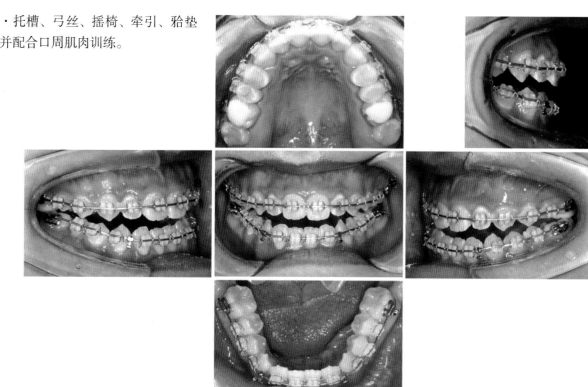

2018.10.14 复诊（第1次）

· 弓丝、摇椅、牵引。

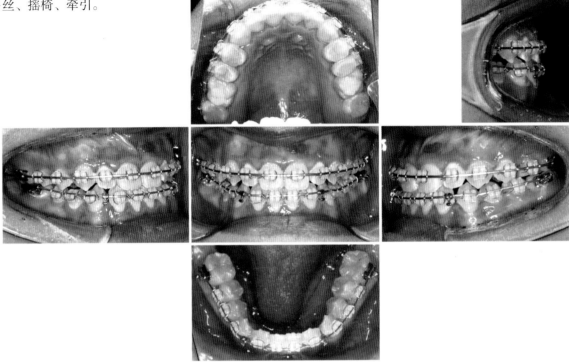

2019.03.17 复诊（第5次）

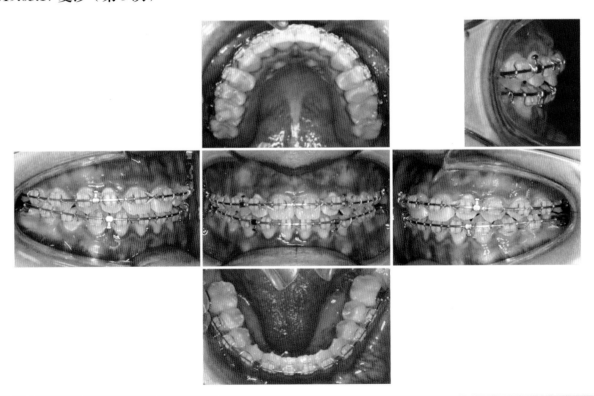

2019.03.17 复诊（第 5 次）： 全口曲面体层片

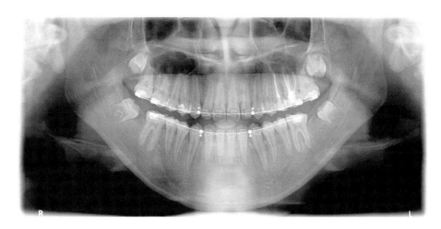

2019.04.14 复诊（第 6 次）： X 线截断面、纵切面

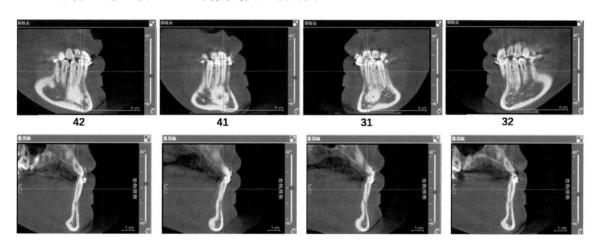

X 线纵切面对比

2018.06.09 初诊

2019.04.14 复诊（第 6 次）

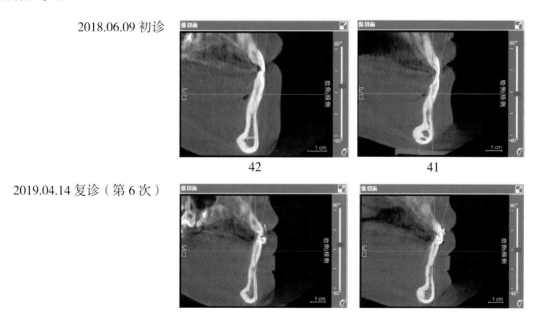

2018.06.09 初诊

2019.04.14 复诊（第 6 次）

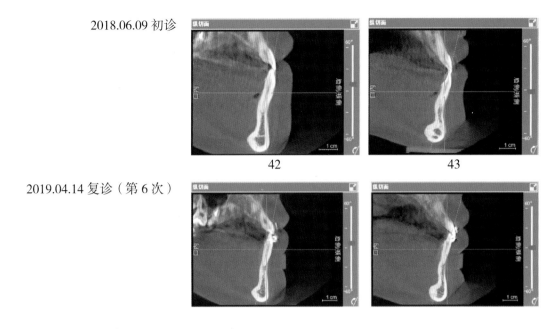

42　　　　　　　　43

X 线截断面、纵切面对比

2018.06.09 初诊

2019.04.14 复诊（第 6 次）

2018.06.09 初诊

2019.04.14 复诊（第 6 次）

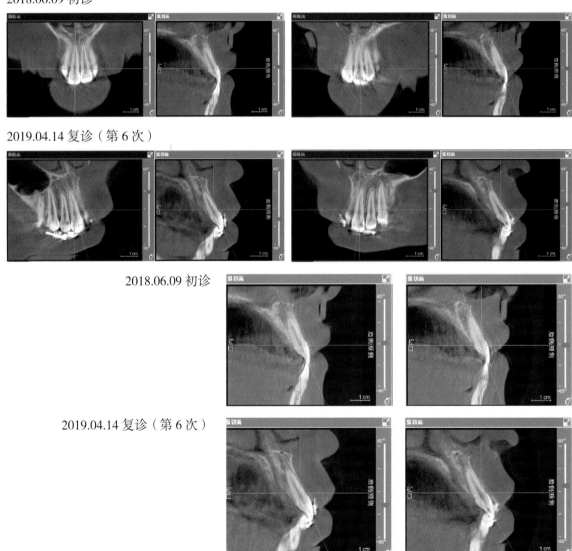

第 7 次复诊

检查：11~21 间微隙，双侧磨牙中性关系，前牙覆殆、覆盖正常，38、48 萌出中，牙根发育不足。

处理：①上下颌原 0.025 英寸 ×0.017 英寸不锈钢带状弓丝，重新紧扎；② 13~23 弹力线；③各象限Ⅰ类牵引，使用 5/16 橡皮圈。

第 8 次复诊

检查：磨牙关系中性，前牙覆殆、覆盖正常，上下牙列无间隙。

处理：①上下颌原 0.025 英寸 ×0.017 英寸不锈钢带状弓丝；② 16~26 弹力线，13~23 弹力线；③各象限Ⅰ类牵引，使用 5/16 橡皮圈。

第 9 次复诊

检查：磨牙关系中性，前牙覆殆、覆盖正常，上下牙列无间隙，中线基本正，38、48 萌出中，建议观察适时处置。

处理：①上下颌原 0.025 英寸 ×0.017 英寸不锈钢带状弓丝；②各象限Ⅰ类牵引，使用 5/16 橡皮圈。

2019.08.11 结束（第 10 次）：口内照

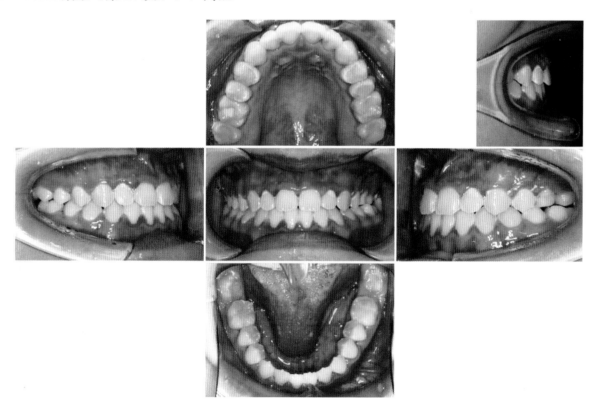

2019.08.11 结束（第 10 次）：颜面照

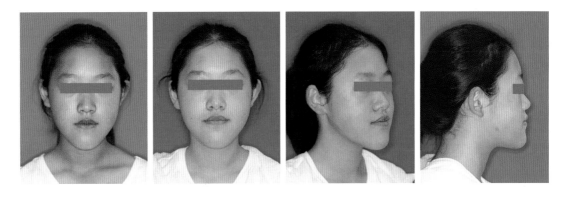

2019.08.11 结束（第 10 次）：全口曲面体层片、X 线侧位片

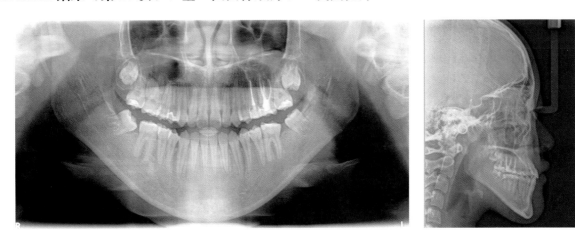

术前、术后口内照对比

2018.06.09 初诊

2019.08.11 结束（第 10 次）

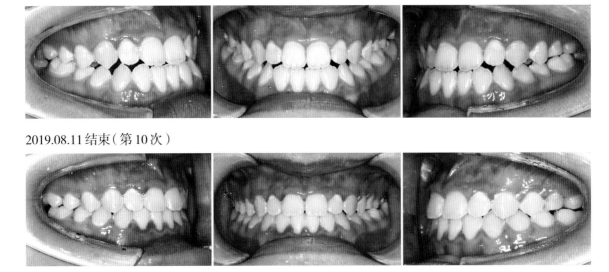

2018.06.09 初诊

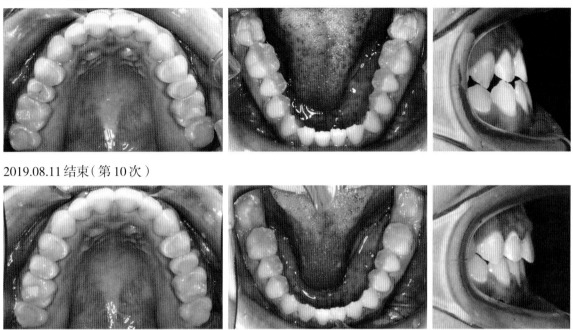

2019.08.11 结束（第 10 次）

术前、术后 X 线侧位片对比

2018.06.09 初诊　　　　　　　　　2019.08.11 结束（第 10 次）

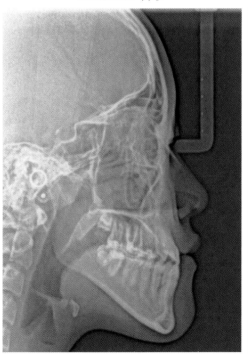
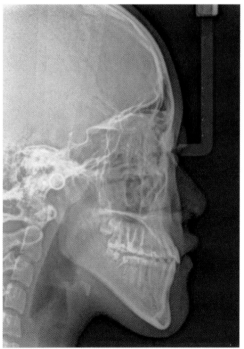

术前、术后头影测量数据分析对比

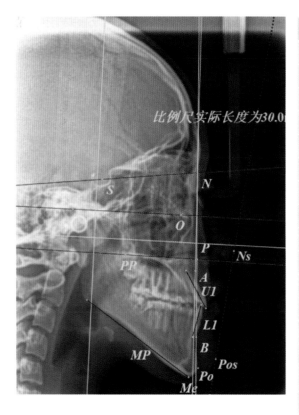

测量指标	参考值	术前	术后
SNA（°）	82.8 ± 4.0	85.2	85.4
SNB（°）	80.1 ± 3.9	86.7	85.1
ANB（°）	2.7 ± 2.0	−1.5	−0.7
U1-NA（°）	22.8 ± 5.7	23.4	24.9
U1-NA（mm）	5.1 ± 2.4	6.3	7.2
U1-SN（°）	105.7 ± 6.3	108.6	110.3
U1-AP（°）	7.2 ± 2.2	4.8	5.5
L1-NB（°）	30.3 ± 5.8	14.1	16.3
L1-NB（mm）	6.7 ± 2.1	3.6	3.0
L1-MP（°）	92.6 ± 7.0	67.5	69.2
L1-AP（mm）	4.2 ± 2.2	4.1	3.1
U1-L1（°）	125.4 ± 7.9	143.9	139.5
U1-L1（mm）	3 ± 1.0	0.7	2.4
MP-FH（°）	31.1 ± 5.6	32.3	33.3
MP-SN（°）	32.5 ± 5.2	40.0	41.0
PP-GoGn（°）	21.0 ± 4.1	31.7	32.8
Po-NB（mm）	1.0 ± 1.5	1.0	1.3

术前、术后全口曲面体层片对比

2018.06.09 初诊	2019.08.11 结束（第 10 次）
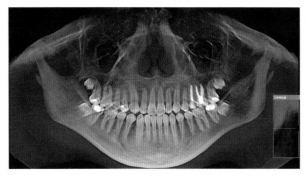	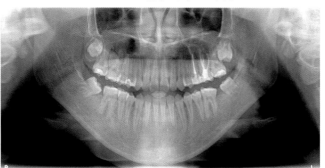

矫治体会

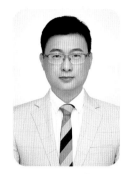

1. 全同步带状弓矫治技术在打开咬合、纠正前后牙丢失的转矩、牙弓整体远中移动、调整尖牙、磨牙关系的同时可以整平排齐、关闭间隙。

2. 全同步带状弓矫治技术操作简易，治疗时间和安全性可控。对正畸初学医生和有经验的医生都是很好的选择。

主诊医生：丛赫

专家点评

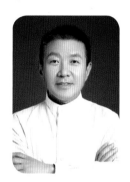

点评：

该病例为一例骨性III类高角青少年患者，难度极高！

错殆机制涉及上下颌骨的三个维度，同时患者尚处于生长期，对于颌骨特别是下颌骨预期的生长存在一定的未知性。但非常成功的治疗结果令人兴奋，充分展示了主诊医生扎实的正畸理论功底和良好的专业素养。

值得肯定的地方如下：

（1）资料收集完整，分析深入到位。

（2）诊断准确，提出的治疗方案合理可行。

（3）过程监控严密，分析细致。

（4）结果对比客观全面。

（5）掌握了全同步带状弓矫治器的性能并能熟练应用。

建议：

（1）应用全同步技术，初装殆垫的操作并无必要。

（2）继续观察下颌骨的生长以及可能引起的复发情况，同时增加对患者横向问题的分析和处理。

点评专家：曹宝成

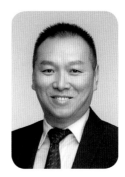

点评专家：米丛波

点评：

主诊医生是一位有个性，善思考的大夫，对这例浅覆𬌗和浅覆盖伴拥挤的骨性Ⅲ类病例在治疗前对前牙转矩进行了充分的考虑和控制，拔除两颗下颌第二磨牙，最终选择全同步Ⅲ类托槽进行美学正畸治疗，获得了较为满意的结果，应该属于"艺高人胆大"的治疗处理。

建议：

（1）这个患者应该做长期的追踪，因为在治疗后，其实际唇舌向的骨壁非常薄，也许是CBCT的成像度不够，也许是患者本身的骨丧失，应该做长期的追踪。甚至可以在治疗前就给患者进行骨增量的牙周处理，可建议患者做骨增量的手术。

（2）从全口曲面体层片上可以看出患者鼻甲相对较大，应该在治疗前对他进行病因学的一些追踪。例如：观察父母及其家属的面型是否有骨性Ⅲ类遗传倾向，也应该排除是否有口呼吸、吐舌等口腔不良习惯。治疗中、后可配合唇舌肌训练，避免其反𬌗进一步复发。

（3）该患者根尖区有大片的骨岛存在，治疗当中如何对这个问题进行有效的控制，是正畸界的难点之一，建议主诊医生对此进行相关的介绍和总结。

（4）该患者因为拔除下颌第二磨牙，应长期观察智齿，同时也观察上颌已行根管治疗的牙齿。做好第二磨牙、第三磨牙替代第一磨牙潜在的准备。

病例 23
安氏III类、牙列拥挤、深覆盖病例一例

主诊医生　　王　琛　山东省烟台市顺达口腔

指导老师　　戚仁才　山东省烟台市顺达口腔

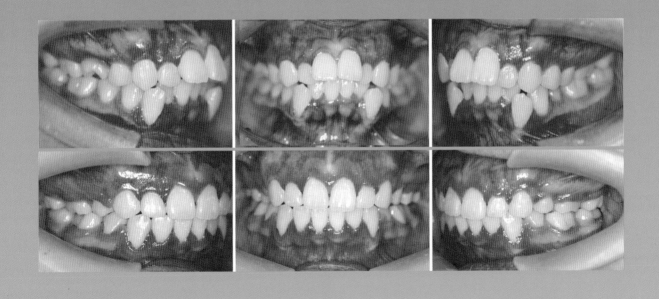

🦷 检查分析

患者：女，19 岁。

主诉：牙齿不齐，嘴突。

既往史：无。

家族史：母亲遗传。

不良习惯：无。

关节症状：无。

2018.01.20 初诊：颜面照

· 开唇露齿，闭嘴时唇肌紧张。面中 1/3 偏短。

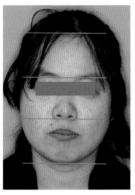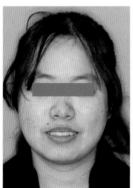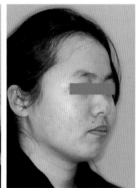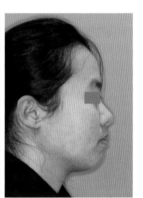

2018.01.20 初诊：侧面型

1. 凸面型。

2. 颏部形态不良。

3. 面中 1/3 偏短。

4. 上下唇均位于 E 线外。

5. 开唇露齿，闭嘴时唇肌紧张且有部分牙齿外露。

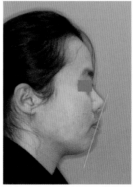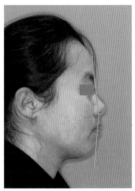

2018.01.20 初诊：口内照

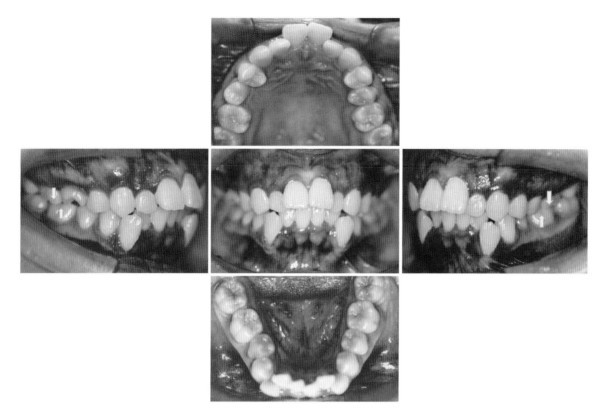

口内检查

1. 恒牙列。

2. 覆盖 5mm，覆殆 2mm。

3. 上颌拥挤度 4mm，下颌拥挤度 13mm。

4. 下中线左偏 1.5mm。

5. Spee 曲线 3mm。

6. 双侧磨牙偏近中咬合。

7. 11、21 唇倾，15 远中扭转 90°。

8. 33、43 唇侧低位，32、42 升高、扭转；45 舌倾。

9. 37 近中阻生，萌出高度不足。

10. 口腔卫生一般，牙龈红肿。

2018.01.20 初诊：全口曲面体层片

· 13、23、33、43 牙根弯曲，朝远中倾斜，18、38 近中阻生。

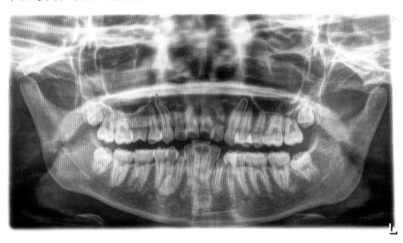

2018.01.20 初诊：X 线侧位片及头影测量数据分析

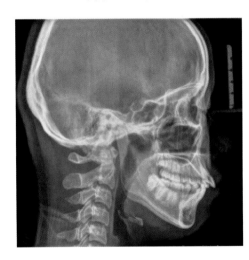

测量指标	参考值	标准差	术前	
SNA（°）	82.8	4.0	82.57	
SNB（°）	80.1	3.9	77.63	
ANB（°）	2.7	2.0	4.94	骨性Ⅱ类趋势
SND（°）	77.3	3.8	73.79	
Po-NB（mm）	1.0	1.5	0.97	
OP-SN（°）	16.1	5.0	13.34	
GoGn-SN（°）	32.5	5.2	36.18	
SE（mm）	20.2	2.6	21.82	
SL（mm）	52.1	5.4	36.26	颏部相对颅底后缩
U1-NA（mm）	5.1	2.4	7.80	上中切牙突度大
U1-NA（°）	22.8	5.7	31.58	上中切牙唇倾
L1-NB（mm）	6.7	2.1	6.16	
L1-NB（°）	30.3	5.8	28.63	
U1-L1（°）	124.0	8.2	114.85	上下中切牙的相对突度大

2018.01.20 初诊：CVS

· 颈椎骨骨龄：CS4。
· 第二、三和四颈椎体：底部均为凹陷。
· 第三、四颈椎体：呈横向矩形。
· 提示生长高峰期已过。

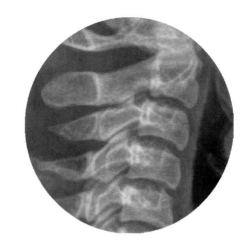

诊断设计

诊断

· 安氏Ⅲ类，骨性Ⅱ类。
· 毛氏 I^1+ II^5 类。

问题列表

1. 凸面型，开唇露齿。
2. 深覆盖Ⅱ度。
3. 上颌拥挤Ⅰ度，下颌拥挤Ⅲ度。
4. 双侧磨牙略偏近中咬合。
5. 下中线左偏 1.5mm。
6. 15 远中扭转接近 90°。
7. Spee 曲度深。

托槽选择：选用全同步带状弓矫治器。

治疗计划

1. 减数拔牙 14、24、34、44。
2. 减少突度，改善面型。
3. 排齐上下牙列。
4. 建立正常覆𬌗、覆盖关系。
5. 调整尖牙、磨牙咬合至中性关系。
6. 矫正扭转牙。
7. 压低上下前牙。
8. 调整上下颌牙弓为卵圆形。
9. 对齐上下颌中线，与面中线对齐。

🦷 矫治过程

2018.01.20 初诊

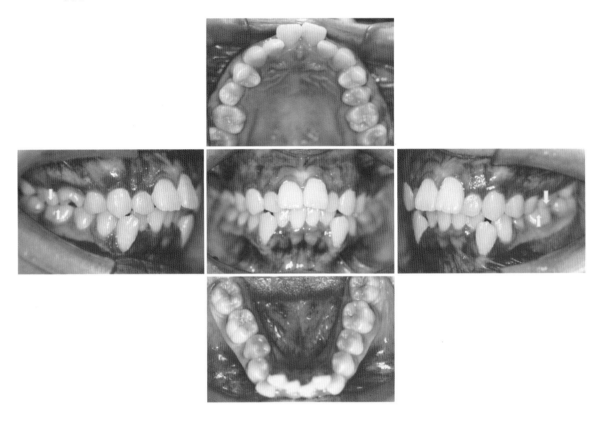

2018.01.26 初装

· Ⅱ类牵引，使用 3/8（2.5 盎司）橡皮圈，力量约 50g。

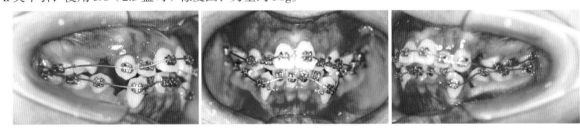

2018.01.26 初装：颜面照

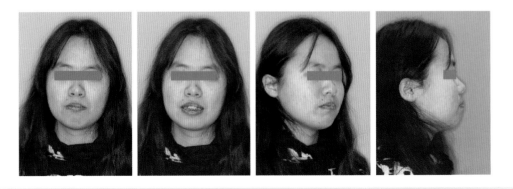

2018.04.23 复诊（3 个月）

· Ⅱ类牵引，使用 3/8（4.5 盎司）橡皮圈，力量约 50g。
· 颌内牵引，使用 3/8（4.5 盎司）橡皮圈，力量约 50g。

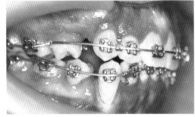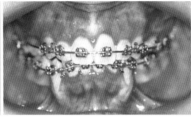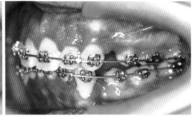

2018.04.23 复诊（3 个月）：颜面照

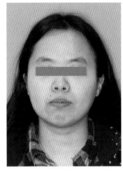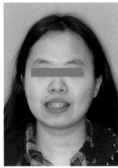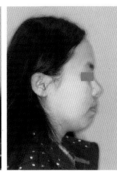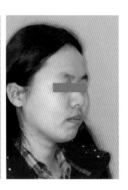

2018.08.22 复诊（7 个月）

· Ⅱ类牵引，使用 3/8（4.5 盎司）橡皮圈，力量约 50g。
· 颌内牵引，使用 1/4（2.5 盎司）橡皮圈，力量约 60g。

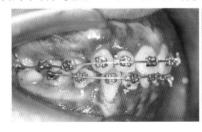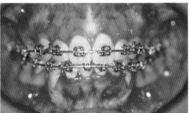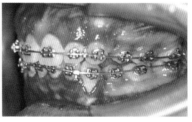

2018.08.22 复诊（7 个月）：颜面照

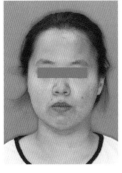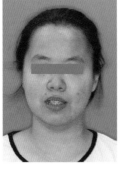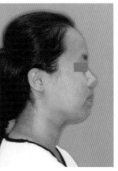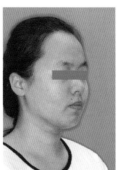

2019.01.04 复诊（12 个月）

· 更换上下颌超弹镍钛带状弓丝；Ⅱ类牵引，使用 5/16（4.5 盎司）橡皮圈，力量约 50g；颌间牵引，使用 1/4（4.5 盎司）橡皮圈，力量约 60g。

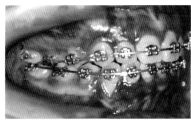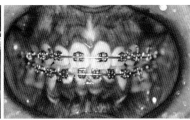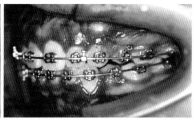

2019.01.04 复诊（12 个月）：颜面照

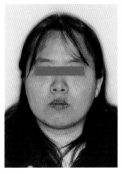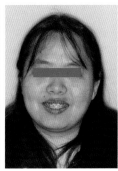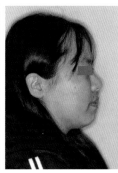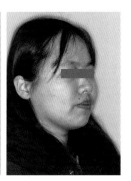

2019.05.17 复诊（16 个月）

· 左侧颌间牵引，使用 3/16（4.5 盎司）橡皮圈，力量约 60g。
· 右侧Ⅱ类牵引，使用 1/4（4.5 盎司）橡皮圈，力量约 60g。

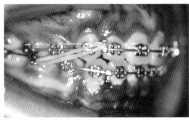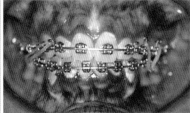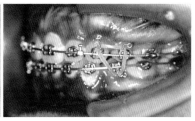

2019.05.17 复诊（16 个月）：颜面照

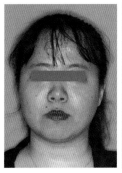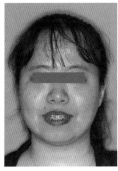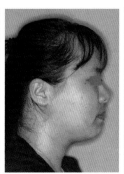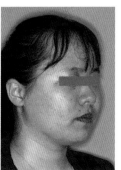

2019.10.02 复诊（19 个月）

·左侧颌间短Ⅱ牵引，使用 3/16（4.5 盎司）橡皮圈，力量约 60g；右侧颌间牵引，使用 3/16（4.5 盎司）橡皮圈，力量约 60g。

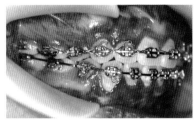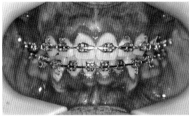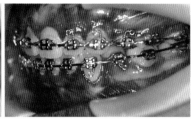

2019.10.02 复诊（19 个月）：颜面照

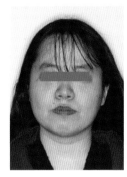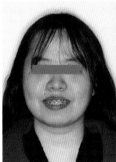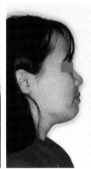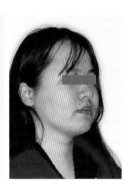

复诊操作

1. 初戴：粘接托槽及颊面管后，上下颌使用热激活带状弓丝。双侧配合Ⅱ类牵引。15 未粘托槽，只用结扎丝悬吊。

2. 第 1~2 个月每次复诊，上下颌使用 0.3mm 结扎丝重新结扎，双侧配合Ⅱ类牵引。第 2 个月中线基本对齐。

3. 第 3 个月复诊时，15 舌面粘接舌侧扣，矫正扭转。下前牙的压低效果明显。双侧继续Ⅱ类牵引，增加颌内牵引。

4. 第 7 个月复诊时，15 扭转基本解除，粘托槽入弓丝继续排齐。双侧继续Ⅱ类牵引、颌内牵引。

5. 第 8~14 个月行颌内牵引加Ⅱ类牵引，关闭拔牙间隙调整咬合。

6. 第 15~18 个月精细调整咬合关系及中线。

7. 第 19 个月上下颌更换 0.025 英寸 ×0.017 英寸不锈钢带状弓丝，精细调整。

8. 比格保持器保持。

总疗程：22 个月，2018 年 1 月 26 日（19 岁）至 2019 年 11 月 29 日（22 岁）。

2019.11.29 结束：口内照

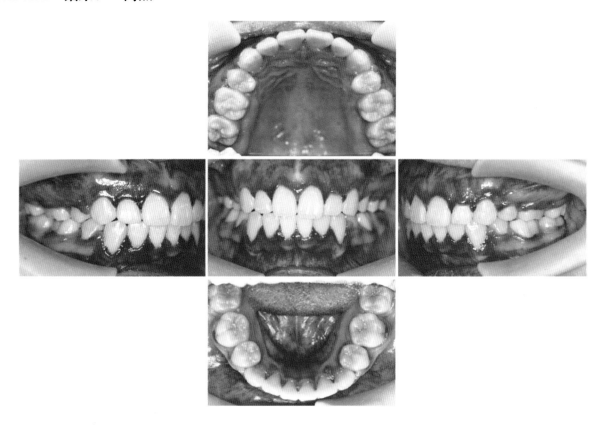

2019.11.29 结束：颜面照

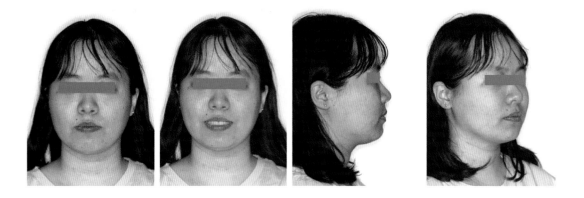

2019.11.29 结束：全口曲面体层片

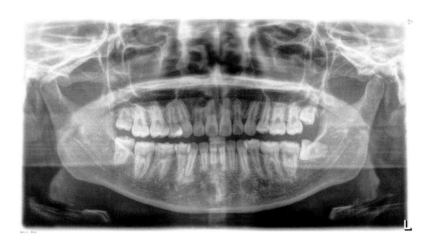

2019.11.29 结束：X 线侧位片及头影测量数据分析

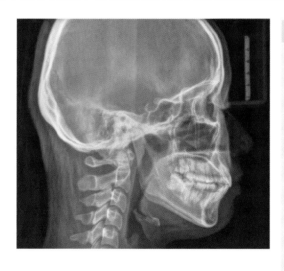

测量指标	参考值	标准差	术后
SNA（°）	82.8	4.0	82.88
SNB（°）	80.1	3.9	79.34
ANB（°）	2.7	2.0	3.54
SND（°）	77.3	3.8	74.58
Po-NB（mm）	1.0	1.5	1.11
OP-SN（°）	16.1	5.0	17.11
GoGn-SN（°）	32.5	5.2	36.59
SE（mm）	20.2	2.6	21.27
SL（mm）	52.1	5.4	38.36
U1-NA（mm）	5.1	2.4	2.90
U1-NA（°）	22.8	5.7	18.09
L1-NB（mm）	6.7	2.1	6.97
L1-NB（°）	30.3	5.8	36.04
U1-L1（°）	124.0	8.2	119.24

术前、术后口内照对比

2018.01.20 术前

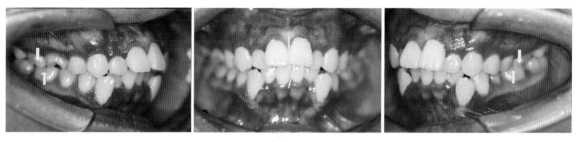

2019.11.29 术后

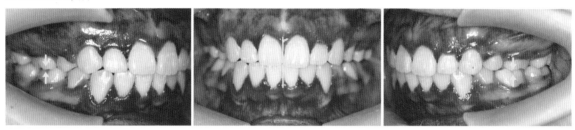

2018.01.20 术前　　　　　2019.11.29 术后

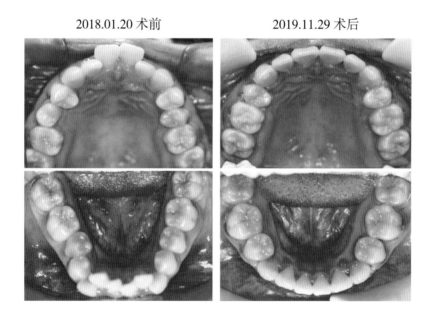

术前、术后全口曲面体层片及 X 线侧位片对比

2018.01.20 术前　　　　　　　　　　　　2019.11.29 术后

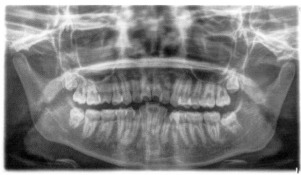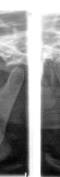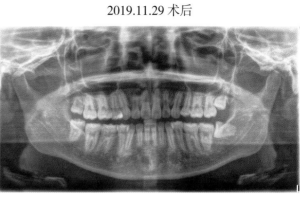

2018.01.20 术前　　　　　　　　　　　　2019.11.29 术后

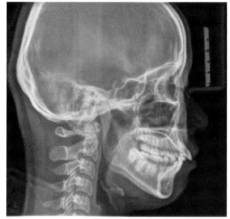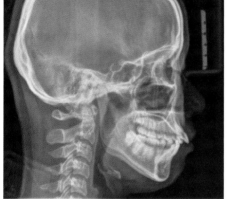

术前、术后侧位描绘重叠图对比

术前 ———

术后 ———

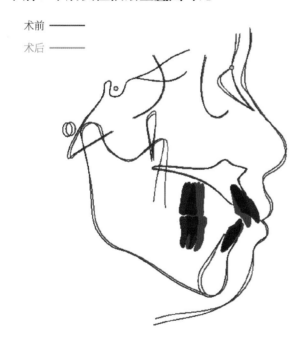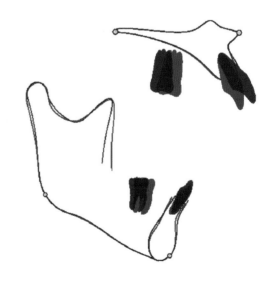

术前、术后头影测量数据分析对比

测量指标	参考值	标准差	术前	术后	
SNA（°）	82.8	4.0	82.57	82.88	
SNB（°）	80.1	3.9	77.63	79.34	
ANB（°）	2.7	2.0	4.94	3.54	骨性Ⅱ类趋势→颌骨位置正常
SND（°）	77.3	3.8	73.79	74.58	
Po-NB（mm）	1.0	1.5	0.97	1.11	
OP-SN（°）	16.1	5.0	13.34	17.11	
GoGn-SN（°）	32.5	5.2	36.18	36.59	
SE（mm）	20.2	2.6	21.82	21.27	
SL（mm）	52.1	5.4	36.26	38.36	颏部相对颅底后缩→改善
U1-NA（mm）	5.1	2.4	7.80	2.90	上中切牙突度大→突度正常
U1-NA（°）	22.8	5.7	31.58	18.09	上中切牙唇倾→倾斜度正常
L1-NB（mm）	6.7	2.1	6.16	6.97	
L1-NB（°）	30.3	5.8	28.63	36.04	
U1-L1（上下中切牙角）（°）	124.0	8.2	114.85	119.24	上下中切牙的相对突度（大→正常）

术前、术后颜面照对比

2018.01.20 术前

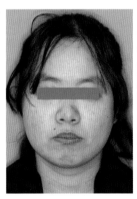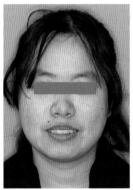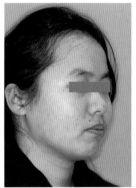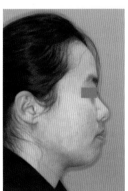

2019.11.29 术后

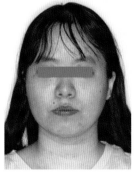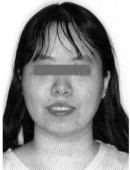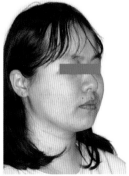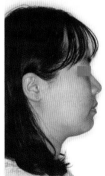

术前、术中、术后颜面照对比

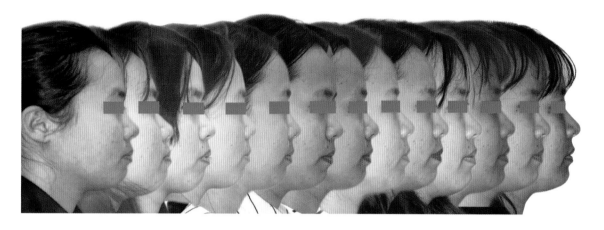

术后复查（矫治后 22 个月追踪）

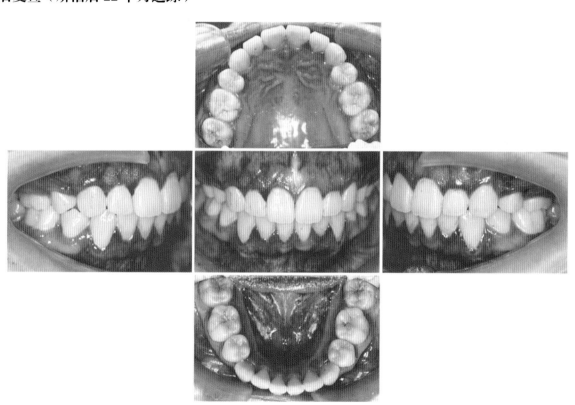

术后复查（矫治后 22 个月追踪）：颜面照

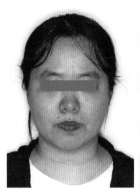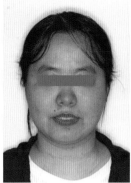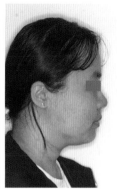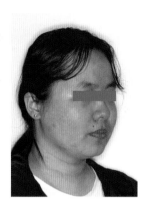

🦷 矫治体会

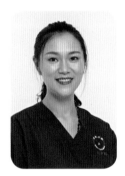

主诊医生：王琛

　　1.支抗。该患者为全同步带状弓矫治技术拔牙矫治病例，没有使用额外支抗，突度及侧貌的改善都比较明显。

　　2.快速。排齐、牵引、内收、关闭拔牙间隙同步进行，22 个月正畸治疗结束，缩短全程矫治时间。

　　3.高效。在不影响其他牙齿调整和整体进度的情况下，对于严重扭转牙的调整也很高效。

　　4.面型。下颌骨逆时针旋转，颏部及颏唇沟形态的改建效果也很理想。面型改善，患者较为满意。

　　5.稳定。术后 22 个月，牙齿排列整齐、牙弓形态良好，双侧尖牙、磨牙咬合状态稳定，中线维持对齐，覆𬌗、覆盖均正常，前牙牙冠角度良好。

🦷 专家点评

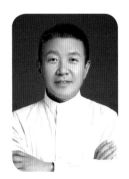

点评专家：曹宝成

点评：

　　这是一例成人安氏Ⅲ类骨性Ⅱ类凸面畸形患者，通过拔除四颗第一前磨牙，应用全同步带状弓矫治技术，经过两年的治疗取得了较好的矫治效果。

　　患者面型、咬合关系改善良好，尤其前牙垂直向的控制能力给我留下了深刻印象，体现了全同步带状弓技术在垂直向控制中的优势。

　　病例的检查、诊断、方案设计、临床处置等恰当、合理。

建议：

　　若能补充完善横向关系检查、CBCT 根骨关系评价、扭转牙长期追踪等方面的资料，病例展示将会更加完整。

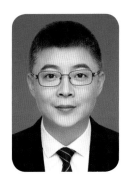

点评专家：郑之峻

点评：

病例主要问题：凸面型、深 OJ、深 OB，有扭转牙。

根据病例客观条件设计拔牙，同时选用全同步带状弓矫治器。凸面型改善的成功取决于最大限度地有效利用拔牙间隙及支抗磨牙的矢状向及垂直向的控制成功。

在初戴矫治器时，同时使用颌间牵引改善前牙咬合，矫治中支抗磨牙位置矢状向及垂直向控制稳定，在没有增加额外的辅助装置如支抗钉的前提下，根据牙齿移动早期牙周组织反应敏感，轻力即可使牙齿快速移动的生理特点，初始即开始"以牵引内收为主导的全同步牙齿移动"。牙移动效率大幅度提高。在牙齿移动过程中，不断进行托槽和弓丝的紧密结扎，使牙齿转矩逐渐表达，实现了转矩的全程进行。

可定量的轻矫治力应用，矫治器采用量化的轻力，实现牙齿健康移动的同时，获得了稳定的牙周组织改建，最大限度地避免了牙齿往复移动对牙周健康的不利作用。

带状弓丝刚性结构使垂直向控制机制可轻松实现并保持咬合稳定的维持；自动低摩擦力，自动保护支抗，最大限度地减少了 J 钩、支抗钉及其他辅助正畸装置的应用。

随着牙齿位置的"改邪归正"，15 扭转牙的矫治过程中，同侧的支抗磨牙位置控制良好，实现了牙齿三维空间移动的同时，保护了支抗不丢失。

咬合曲线的整平使下颌进行逆时针旋转，改善了部分颌骨之间位置的不协调，随着前牙内收移动面部侧貌更加协调。

安氏III类、骨性III类、低角型、上颌
拥挤病例一例

主诊医生　　　吴冬梅　安徽寿县新城口腔
武晓菲　安徽寿县新城口腔

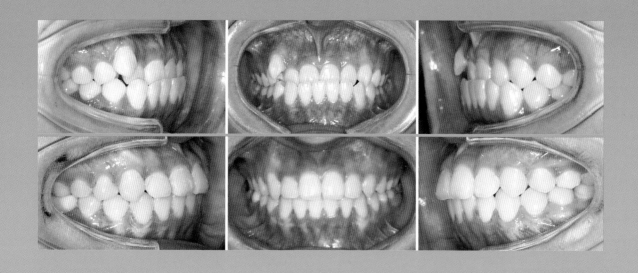

🦷 检查分析

患者：女，19 岁。

主诉：牙齿不齐。

软组织分析：

· 三庭比例略有不调。

· 上唇在审美线内。

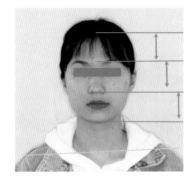
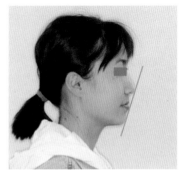

2020.04.28 初诊：颜面照

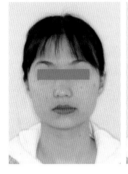
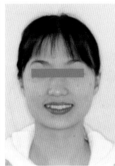
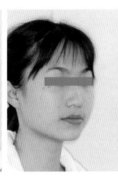
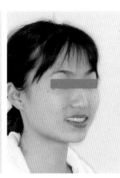
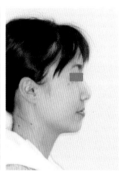

2020.04.28 初诊：口内照

· 前牙反𬌗。

· 上中线偏右 3mm。

· 尖牙完全在牙弓外。

· 磨牙中性咬合关系。

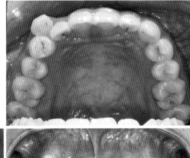
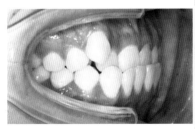
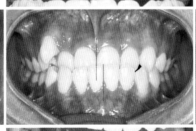
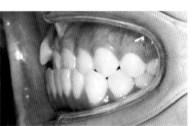
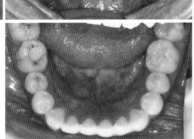

2020.04.28 初诊：全口曲面体层片、X 线侧位片

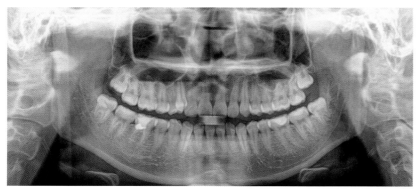
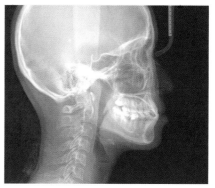

· 全口曲面体层片示双侧升支长度、髁状突基本对称。

· 四颗智齿存在。

· 46 RCT 术后。

· 17、36 曾做充填修复。

· 侧位片见下气道较窄。

· 舌低位。

· 无腺体异常。

2020.04.28 初诊：X 线侧位描绘图及头影测量数据分析

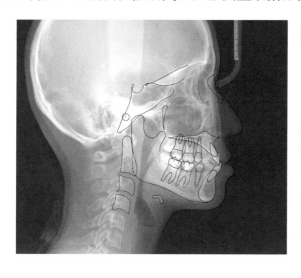

测量指标	参考值	术前
SNA（°）	82.8 ± 4.0	83.6
SNB（°）	80.1 ± 3.9	84.4
ANB（°）	2.7 ± 2.0	−0.8
MP-SN（°）	32.5 ± 5.2	24.2
FH-MP（°）	31.3 ± 5.6	24.9
U1-L1（°）	125.4 ± 7.9	124.4
U1-SN（°）	105.7 ± 6.3	108.6
L1-MP（°）	92.6 ± 7.0	102.9
Cm-Sn-Ls（°）	94~110	110.1

诊断设计

诊断

1. 低角型。

2. 骨性Ⅲ类。

3. 上颌重度拥挤。

问题列表

1. 面部软组织：右侧丰满，面下 1/3 稍长，上唇位于 E 线后。

2. 骨骼类型：低角型，骨性Ⅲ类。

3. 口内情况：前牙反𬌗、上中线偏右。

4. 18、28、38、48 存在，46 RCT 术后，13 位于牙弓外。

5. 关节：无弹响及杂音。

6. 气道：较窄。

7. 舌位：舌低位。

8. 家族史：有遗传史（其父为凹面型）。

9. 不良习惯：偏左侧咀嚼。

矫治方案

方案 1：掩饰性治疗

·拔除 18、28、38、48。

·上颌增加微种植体支抗后移上牙列。

·舌肌训练。

方案 2

·拔除 15、25、35、45（或 46）。

·解除拥挤。

·舌肌训练。

患者选择方案 1。

方案 3：掩饰性治疗

·拔除 18、28、38、48。

·使用头帽 J 钩后移上下颌牙列。

·舌肌训练。

方案 4

·使用隐形矫治技术推磨牙向后。

·舌肌训练。

方案 5

·正颌外科联合治疗。

矫治过程

2020.04.28 初诊

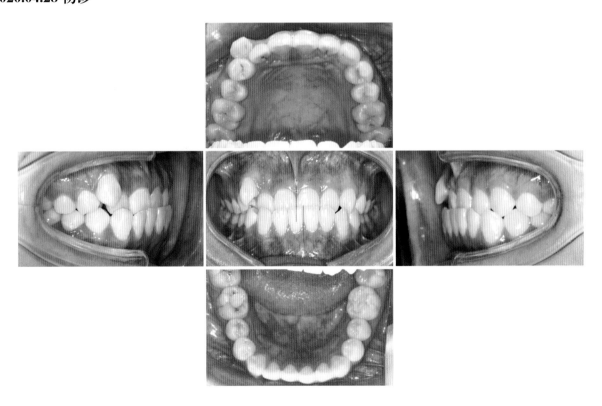

2020.04.30 初装

·上下颌放置 0.022 英寸 ×0.016 英寸热激活带状弓丝。

·上颌植入左右两侧微种植体。

·同期使用Ⅲ类牵引＋上颌颌内牵引。

·舌肌训练。

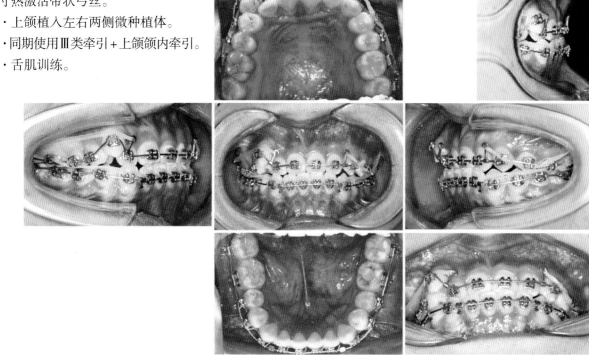

2020.05.11

·拔除 38、48，家长提出不再拔除 18、28。

2020.06.06 复诊（第 1 次）

·扎紧上下颌原弓丝，12~14 间放置推簧，13 不入槽。

·使用上颌颌内牵引挂至微种植体上 。

·右侧牵引力 98g 左右，左侧 80g 左右。

·Ⅲ类牵引暂停，进行舌肌训练。

2020.07.22 复诊（第 2 次）

·使用Ⅲ类牵引挂至上颌微种植体上。

·牵引力约为 80g。

·进行舌肌训练。

2020.09.05 复诊（第 3 次）

·下颌更换 0.025 英寸 ×0.017 英寸热激活带状弓丝（消除摇椅曲）。

·使用Ⅲ类牵引挂至上颌微种植体上。

·进行舌肌训练。

2020.10.24 复诊（第 4 次）

· 反颌解除。

· 扎紧下颌弓丝。

· 同期使用Ⅲ类牵引。

· 牵引力约为 80g。

· 继续舌肌训练。

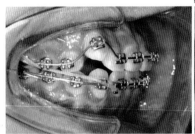
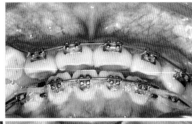
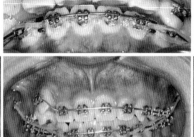
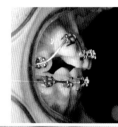
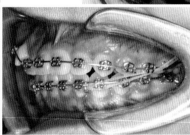

2020.10.24 复诊（第 4 次）：颜面照

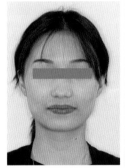
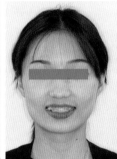
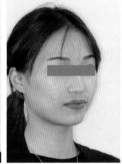
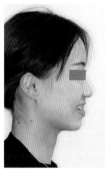
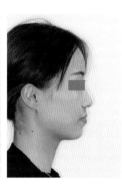

2020.11.27 复诊（第 5 次）

· 前牙覆盖 4mm。

· 上颌更换 0.025 英寸 ×0.017 英寸热激活带状弓丝。

· 使用上颌颌内牵引挂至微种植体上，牵引力约为 98g。

· 嘱患者舌肌训练。

2021.01.13 复诊（第 6 次）

· 右侧尖牙区咬合欠佳。

· 上下颌更换 0.025 英寸 ×0.017 英寸超弹镍钛带状弓丝（调平摇椅曲）。

· 局部牵引，牵引力约为 80g。

· 舌肌训练。

2021.04.17 复诊（第 7 次）

· 重新定位 11 托槽位置。

· 使用颌内牵引挂至上颌微种植体上，牵引力约为 80g。

2021.05.28 复诊（第 8 次）

· 上下颌更换规格为 0.025 英寸 × 0.017 英寸不锈钢带状弓丝。

· 加外展曲，左侧斜牵引调整中线。

· 转诊修复科，修复 46。

2021.07.06 结束（第 9 次）

· 拆除矫治器。

· 治疗时间 15 个月。

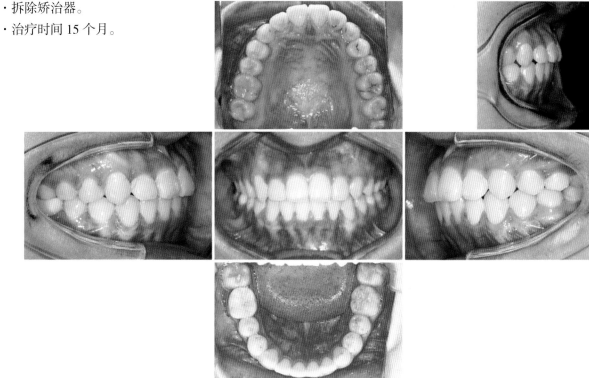

2021.07.06 结束（第 9 次）：颜面照

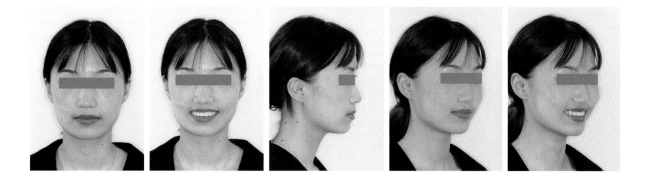

2021.07.06 结束（第 9 次）：全口曲面体层片、X 线侧位片

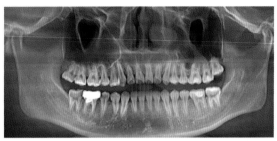
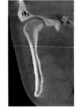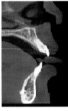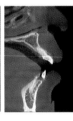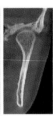
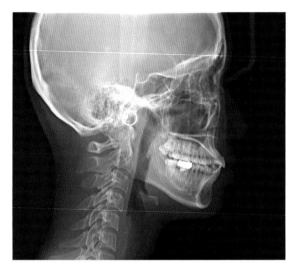

术前、术后头影测量数据分析

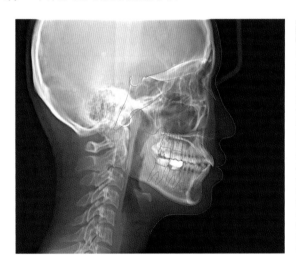

测量指标	参考值	术前	术后
SNA（°）	82.8 ± 4.0	83.6	81.5
SNB（°）	80.1 ± 3.9	84.4	80.5
ANB（°）	2.7 ± 2.0	−0.8	1.0
MP-SN（°）	32.5 ± 5.2	24.2	27.6
FH-MP（°）	31.3 ± 5.6	24.9	31.3
U1-L1（°）	125.4 ± 7.9	124.4	118.2
U1-SN（°）	105.7 ± 6.3	108.6	115.3
L1-MP（°）	92.6 ± 7.0	102.9	99.0
Cm-Sn-Ls（°）	94~110	110.1	89.1

2022.12.16 复查（结束后一年半）

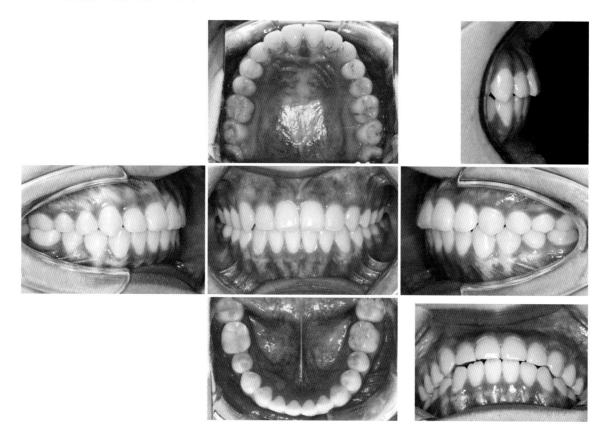

2022.12.16 复查（结束后一年半）：颜面照

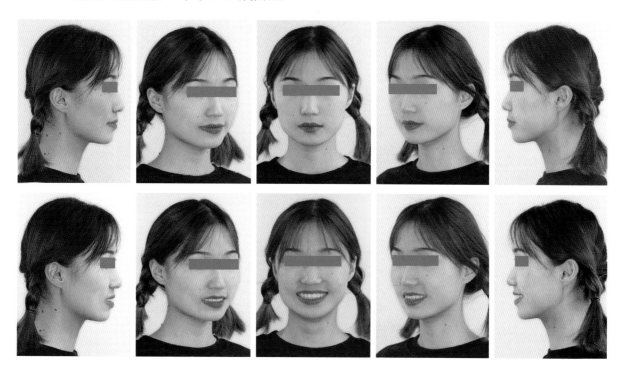

2022.12.16 复查（结束后一年半）：全口曲面体层片、X线侧位片

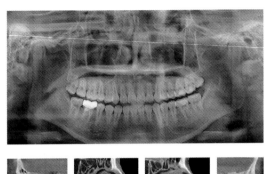
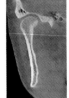
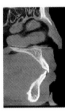
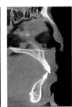
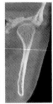
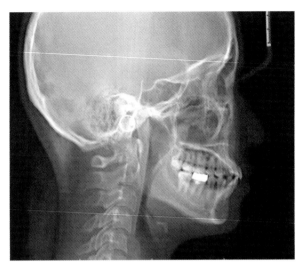

术前、术后、复查：颜面照对比

2020.04.26	2021.07.06	2022.12.16
术前	术后	复查（结束后一年半）

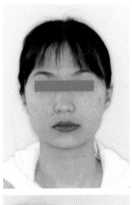
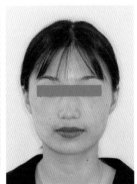
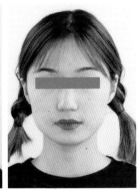
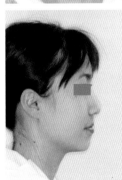
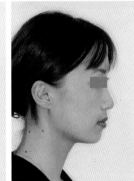
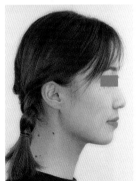

术前、术后、复查：口内照对比

2020.04.26 术前

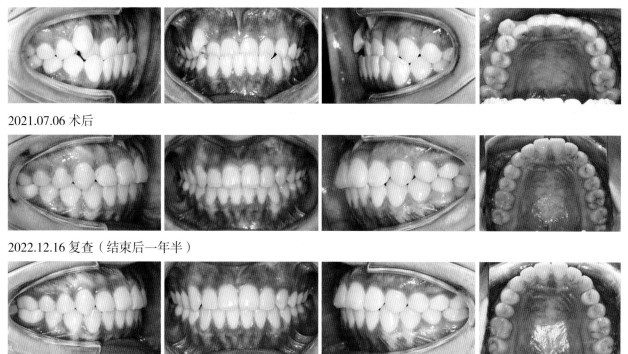

2021.07.06 术后

2022.12.16 复查（结束后一年半）

术前、术后、复查：X 线侧位片对比

2020.04.26 术前	2021.07.06 术后	2022.12.16 复查（结束后一年半）

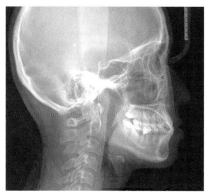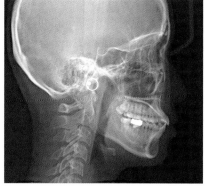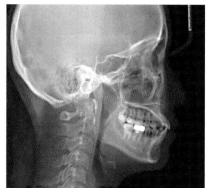

矫治体会

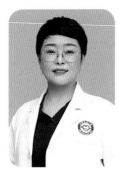

主诊医生：吴冬梅

1. 全同步带状弓矫治技术重新定义牙齿移动程序，以牵引内收为主导，排齐、整平、转矩融入到全疗程。实现了高效率的三维方向的"全同步牙移动"。

2. 安全稳定的牙列整体控制，最大限度地避免了牙齿往复移动对牙周健康的不利作用，减少了不必要的治疗时间的浪费，大幅度降低了矫治器操控的难度及其造成不良治疗病例的发生率。

3. 定量的轻牵引力（50~80g）可快速牙移动，支抗自动保护；自动降低了摩擦力的影响。

4. 垂直向控制机制可轻松实现并保持"浅覆𬌗、浅覆盖"这一咬合健康的"黄金指标"。

5. 从矫治器结构机制上实现了"自动转矩"和"精确转矩"。

专家点评

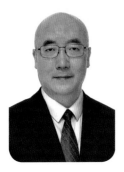

点评专家：张端强

点评：

患者为骨性Ⅲ类，牙性Ⅰ类的低角病例，前牙表现为反𬌗，但面部侧貌没有表现出严重的Ⅲ类面型，仅下唇略显前突。在磨牙咬合关系中性的情况下，由于上前牙舌倾或下前牙唇倾导致前牙反𬌗，所以矫正方案是通过上前牙唇倾与下前牙的内收矫正前牙反𬌗，同时保持后牙区良好的尖窝咬合关系。

因磨牙为中性咬合关系，原矫正计划拔除上颌第三磨牙，通过推磨牙向远中为拥挤的尖牙提供间隙排齐并不是很好的矫治方案，这可能会导致后牙咬合关系的异常，说明矫正前全面间隙分析的重要性。

虽然矫正后上下前牙仍有唇倾趋势，但软组织侧貌保持良好，患者矫正前比较直的侧貌及低角特征也为不拔牙矫正前牙反𬌗及侧貌的保持提供条件。

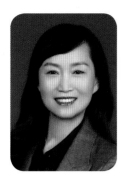

点评专家：张月兰

点评：

该案例完成度较高，面型改善明显。

治疗后咬合良好、中线对齐、磨牙关系Ⅰ类；拥挤解除后没有引起前牙的前突，且颊廊大小合适。这些数据均表明主诊医生正畸专业技术娴熟、诊断设计合理，对全同步带状弓技术的应用也非常到位。

尤其是在总共 15 个月的治疗时间中，没有引起明显的牙根吸收，治疗时间短，效果明显，充分发挥了全同步的技术特点，体现了全同步带状弓技术及热激活丝的优势。

患者治疗初始位时，上前牙舌倾，为代偿治疗解除反𬌗提供了生理基础，带状弓的负转矩效应，更保证了治疗结束后的前牙合适转矩度；该患者经过治疗后面下 1/3 长度增加，下颌后旋，为解除Ⅲ类面相提供了帮助。

建议：

（1）该病例未检查下颌是否能后退至切对切，这是判断是否存在功能性下颌后缩的标准；检查列表中，缺少上下前牙唇舌向倾斜度的描述，反覆盖 0mm 的描述欠准确，0mm 是对刃。

（2）该病例未对头颅侧位的相关数据进行分析与诊断，如上下颌发育、下颌平面角的高低、上下切牙唇倾度等，以及治疗结束后的相关数据分析、下颌是否后旋等。

建议补充以上分析，让病例展示更加完善。

第五章

特殊病例分析

病例 25
安氏 II 类 1 分类、慢性牙周病病例一例

主诊医生　　刘淼　乌鲁木齐张凡口腔诊所

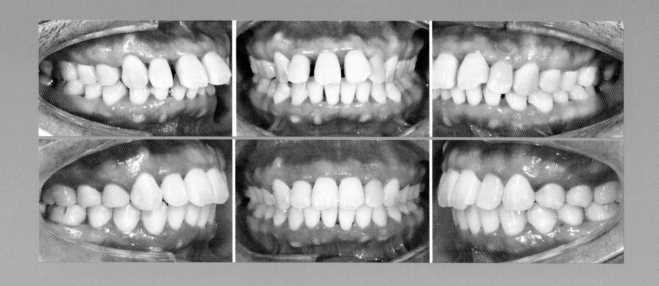

检查分析

患者：男，32岁。

主诉：龅牙，牙缝隙大。

2017.04.26 初诊：颜面照、口内照

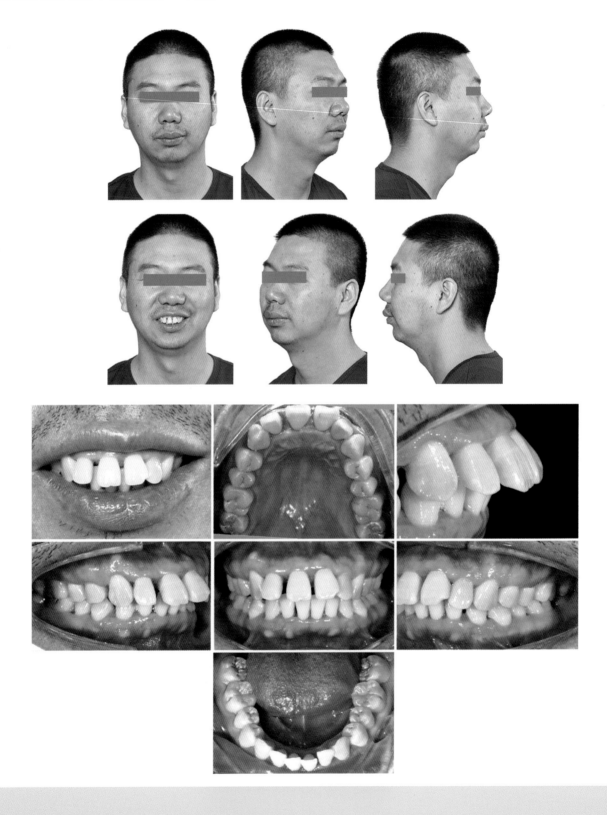

2017.04.26 初诊：全口曲面体层片

· 牙周状况不佳，牙槽骨水平吸收。

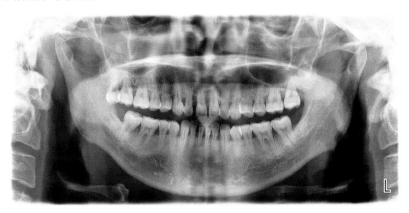

2017.04.26 初诊：X 线侧位片测量分析

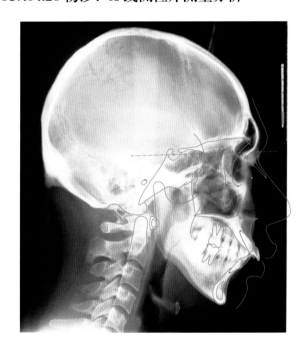

测量指标	恒牙期		
	均值	标准差	术前
SNA（°）	82.8	4	83.77
SNB（°）	80.1	3.9	75.32
ANB（°）	2.7	2	8.45
NP-FH（°）	85.4	3.7	83.09
NA-PA（°）	6	4.4	16.64
U1-NA（mm）	5.1	2.4	8.31
U1-NA（°）	22.8	5.7	34.21
L1-NB（mm）	6.7	2.1	14.58
L1-NB（°）	30.3	5.8	42.42
U1-L1（°）	125.4	7.9	94.92
U1-SN（°）	105.7	6.3	117.97
MP-SN（°）	32.5	5.2	46.4
FH-MP（°）	31.1	5.6	38.81
L1-MP（°）	92.6	7	100.71
Y 轴角（°）	66.3	7.1	67.24
PO-NB（mm）	1	1.5	0.38

[北医头影测量分析法]

2017.04.26 初诊：模型分析

1. 前牙 Bolton 比：74.3%（78.8%）。
2. 全牙 Bolton 比：88.5%（91.2%）。
3. 上颌牙量稍微偏大。

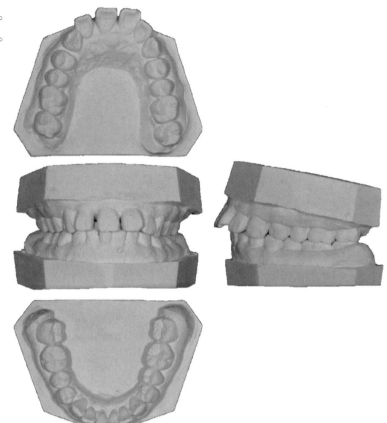

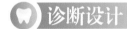 诊断设计

问题列表	诊断

问题列表

1. 前牙散隙。
2. 前牙深覆𬌗、深覆盖。
3. 远中关系。
4. 前牙轻度扭转。
5. 慢性牙周病（静止期）。

诊断

1. 安氏Ⅱ类1分类。
2. 上牙前突。
3. 深覆𬌗、深覆盖。
4. 牙列散隙。
5. 慢性牙周病。

治疗计划

1. 拔除 18。
2. 全同步带状弓矫治器。
3. 排齐整平、打开咬合。
4. 关闭前牙散在间隙。
5. 轻力颌间Ⅱ类牵引。
6. 建立磨牙、尖牙Ⅰ类关系。

矫治过程

2017.04.26 初诊

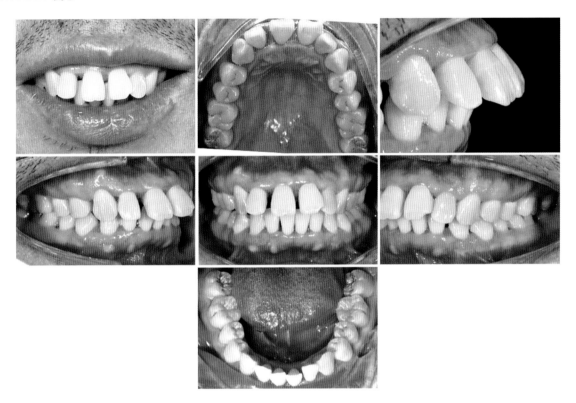

2017.05.02 初装

·上下颌使用 0.022 英寸 × 0.016
英寸热激活带状弓丝。
·初期使用 70~80g 的力量，
进行颌间Ⅱ类牵引。

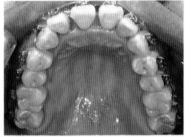

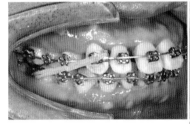 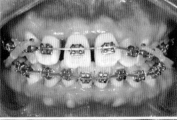 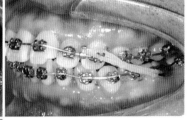

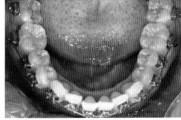

2017.06.04 复诊（1个月）

- 继续颌间Ⅱ类牵引。
- 检查关节无弹响。
- 无不适症状。

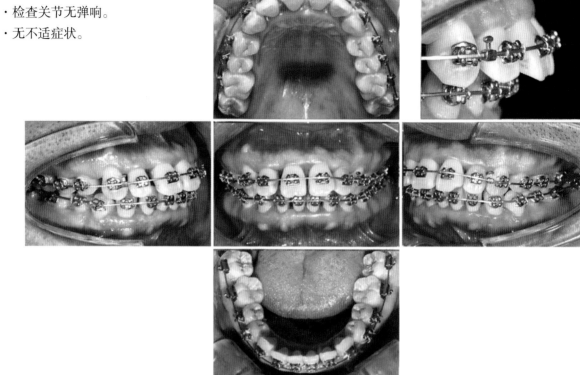

2017.06.28 复诊（2个月）

- 牙列基本排齐整平。
- 前牙散隙明显改善。
- 前牙深覆𬌗已基本打开。
- 继续轻力颌间Ⅱ类牵引。

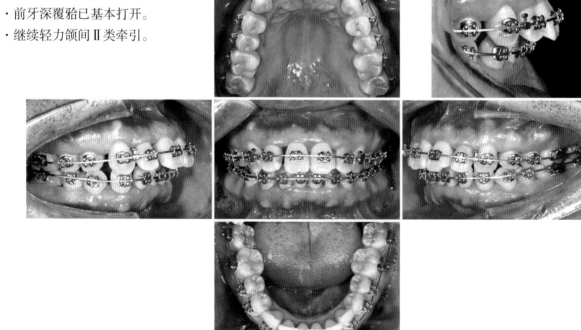

2017.08.03 复诊（3 个月）

·上下更换 0.025 英寸 ×0.017
英寸超弹镍钛带状弓丝。

·削弱摇椅曲度。

·继续颌间轻力 Ⅱ 类牵引。

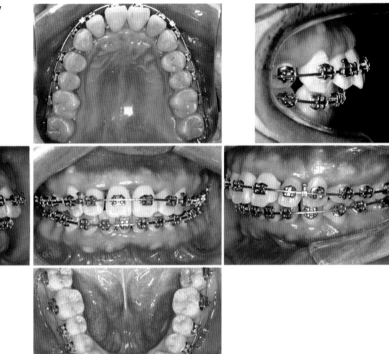

2017.08.03 复诊（3 个月）：颜面照

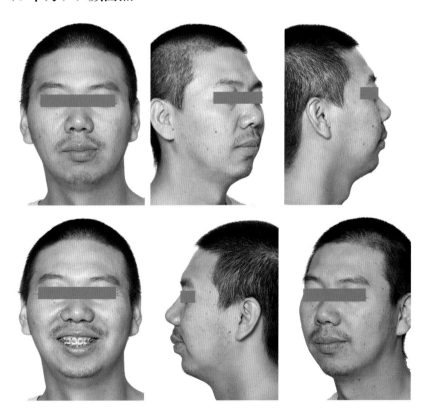

2017.11.04 复诊（6 个月）

· 原 0.025 英寸 × 0.017 英寸
不锈钢带状弓丝。
· 检查关节无弹响。
· 无明显症状。

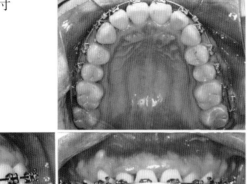
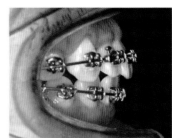
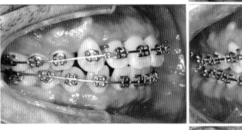
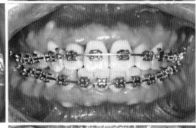
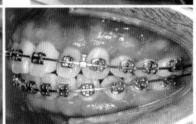
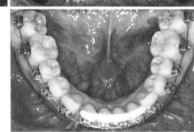

2017.12.17 复诊（7 个月）

· 原 0.025 英寸 × 0.017 英寸
不锈钢带状弓丝。
· 继续减小摇椅曲度。
· 下颌基本平直。
· 防止下颌切牙唇倾。

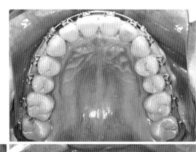
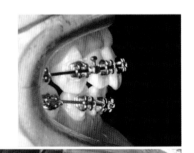
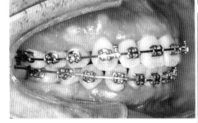
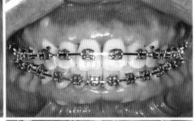
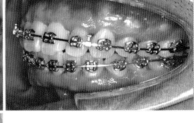
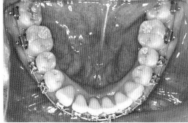

2018.03.16 复诊（10个月）

· 中切牙黑三角过大，片
切后调整中线。

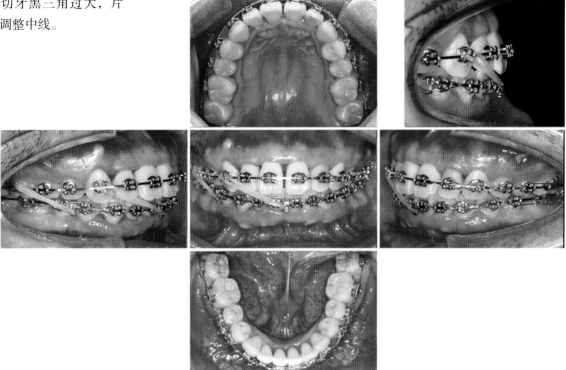

2018.03.16 复诊（10个月）：颜面照

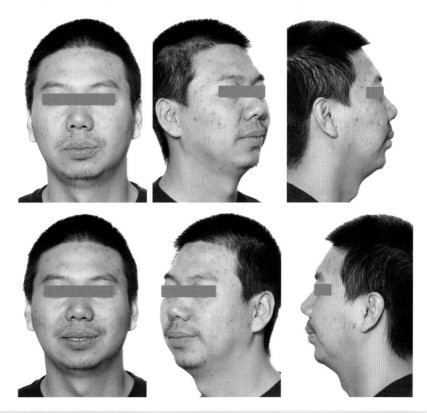

2018.07.02 复诊（14 个月）

· 患者 4 个月未复诊。
· 咬合关系及前牙黑三角有明显改善，继续保持。

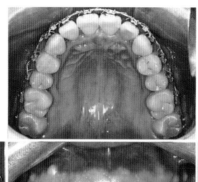
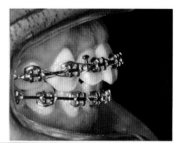
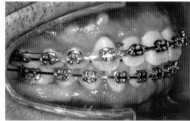
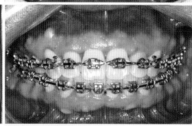
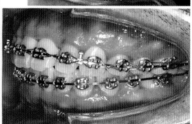
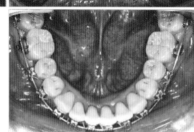

2018.07.02 复诊（14 个月）：术前、术中 X 线侧位片及头影测量数据分析

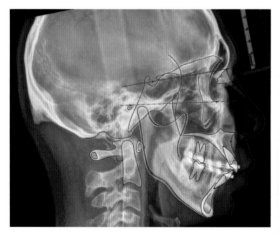

测量指标	恒牙期			
	均值	标准差	术前	术中
SNA（°）	82.8	4	83.77	85.02
SNB（°）	80.1	3.9	75.32	74.97
ANB（°）	2.7	2	8.45	10.05
NP-FH（°）	85.4	3.7	83.09	82.58
NA-PA（°）	6	4.4	16.64	18.96
U1-NA（mm）	5.1	2.4	8.31	2.6
U1-NA（°）	22.8	5.7	34.21	22.73
L1-NB（mm）	6.7	2.1	14.58	14.78
L1-NB（°）	30.3	5.8	42.42	41.48
U1-L1（°）	125.4	7.9	94.92	105.74
U1-SN（°）	105.7	6.3.	117.97	107.75
MP-SN（°）	32.5	5.2	46.4	46.43
FH-MP（°）	31.1	5.6	38.81	39.24
L1-MP（°）	92.6	7	100.71	100.08
Y 轴角（°）	66.3	7.1	67.24	67.41
PO-NB（mm）	1	1.5	0.38	0.89

2018.07.02 复诊（14 个月）：术前、术中侧位描绘重叠图对比

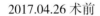
术前 ━━━━
术中 ━━━━

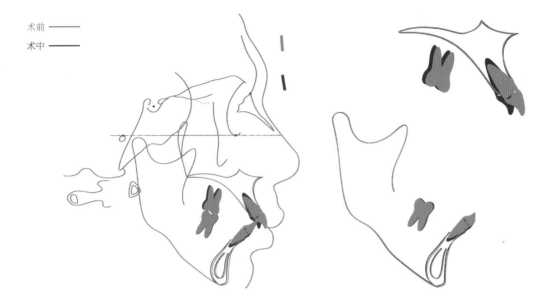

2018.07.02 复诊（14 个月）：术前、术中全口曲面体层片对比

2017.04.26 术前　　　　　　　　　　　　　　2018.07.02 术中

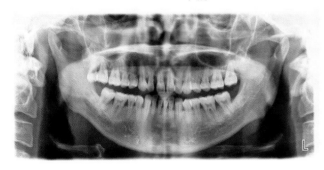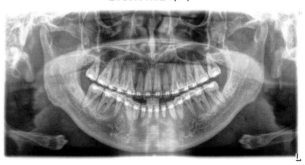

2018.07.02 复诊（14 个月）：术前、术中 X 线侧位片对比

2017.04.26 术前　　　　　　　　　　　　　　2018.07.02 术中

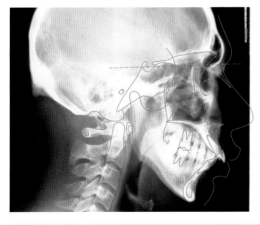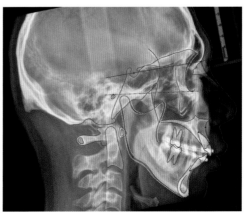

术前、术中口内照对比

2017.04.26 术前

2018.07.02 术中

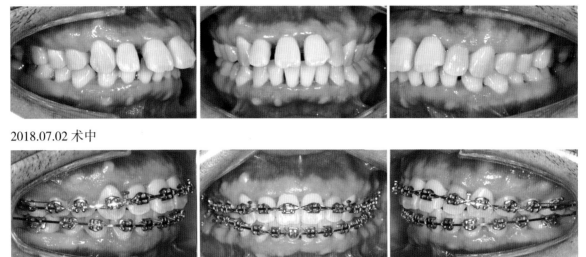

| 2017.04.26 术前 | 2018.07.02 术中 |

术前、术中侧面照对比

2017.04.26 术前　　　　　　2018.07.02 术中

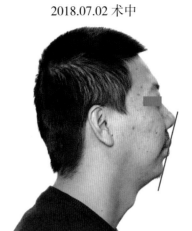

2018.11.04 复诊（18 个月）

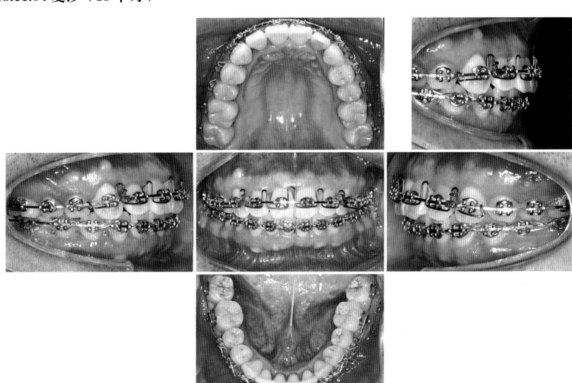

2019.05.29 结束（23 个月）

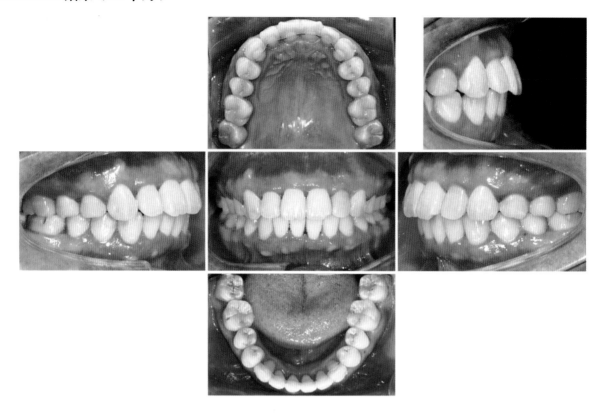

2020.05.30 复查（结束后 1 年）

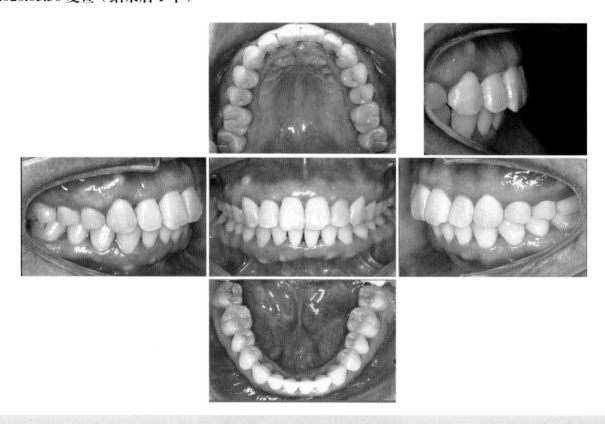

2019.05.29 结束（23 个月）：全口曲面体层片

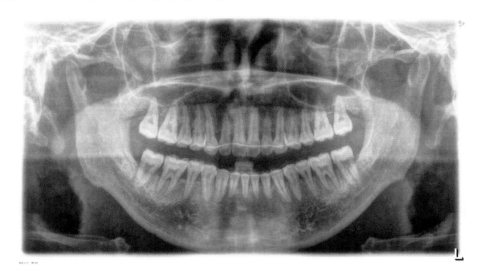

2019.05.29 结束（23 个月）：X 线侧位片及描绘重叠图

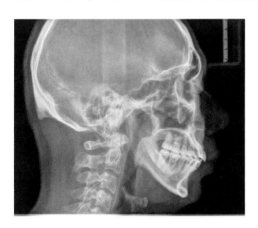 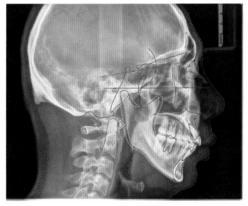

术前、术中、术后头影测量数据分析

测量指标	恒牙期		术前	术中	术后
	均值	标准差			
SNA（°）	82.8	4	83.77	85.02	81.18
SNB（°）	80.1	3.9	75.32	74.97	74.4
ANB（°）	2.7	2	8.45	10.05	6.77
NP-FH（°）	85.4	3.7	83.09	82.58	84.65
NA-PA（°）	6	4.4	16.64	18.96	12.21
U1-NA（mm）	5.1	2.4	8.31	2.6	5.11
U1-NA（°）	22.8	5.7	34.21	22.73	26.14
L1-NB（mm）	6.7	2.1	14.58	14.78	11.9
L1-NB（°）	30.3	5.8	42.42	41.48	37.44
U1-L1（°）	125.4	7.9	94.92	105.74	109.65
U1-SN（°）	105.7	6.3.	117.97	107.75	107.32
MP-SN（°）	32.5	5.2	46.4	46.43	46.82
FH-MP（°）	31.1	5.6	38.81	39.24	37.1
L1-MP（°）	92.6	7	100.71	100.08	96.22
Y轴角（°）	66.3	7.1	67.24	67.41	65.44
PO-NB（mm）	1	1.5	0.38	0.89	1.12

术前、术后 X 线侧位片对比

2017.04.26 术前	2019.05.29 术后

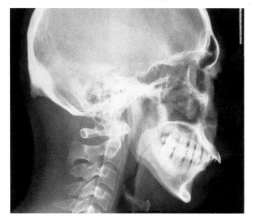 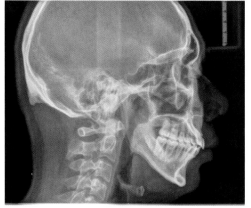

术前、术后口内照对比

2017.04.26 术前

2019.05.29 术后

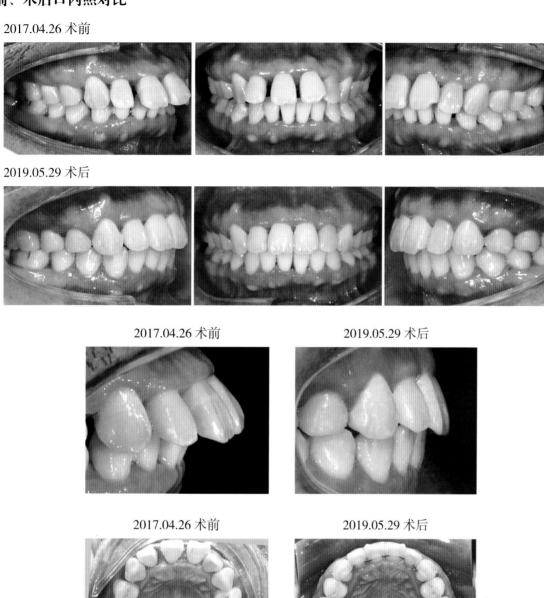

2017.04.26 术前　　　　2019.05.29 术后

2017.04.26 术前　　　　2019.05.29 术后

总结

全同步带状弓的优势体现：

1. 打开咬合快。

2. 无需𬌗垫，调整咬合（在患者适应期内，咬合已经打开）。

3. 初期反应小（虽然是早期方丝，患者反应和普通直丝弓一样）。

4. 前牙转矩控制得好。

5. 排齐、整平、关闭间隙、早期颌间牵引同步进行，缩短疗程。

6. 矫治过程比较轻松省力（治疗全程只需 3 套弓丝）。

矫治体会

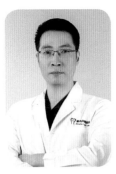

主诊医生：刘淼

1. 该病例为一例骨性 Ⅱ 类、牙周病、前牙散在间隙的成年患者，在非手术治疗前提下，患者接受正畸掩饰性治疗，改善牙齿美观，达到了预期目的。

2. 正畸治疗前患者进行了彻底的牙周治疗，并且在正畸治疗过程中，不断强化牙周的重要性，使患者养成并接受定期牙周维护，建立良性的牙周观念。

3. 固定矫治全程密切关注患者的牙周变化，并未见牙周进一步吸收萎缩，基本保持在治疗前牙周高度。

4. 患者全程使用全同步带状弓丝，在热激活和镍钛方丝的过渡下，未见牙根明显吸收，体现了轻力健康矫治理念。

5. 虽然患者矫治结束，但后期仍需长期复诊观察，需要定期进行牙周治疗，牙周的稳定，才能确保正畸治疗结果的长期稳定。

专家点评

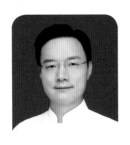

点评专家：武俊杰

点评：

该病例为牙周炎正畸患者，应在牙周治疗完成后静止期才能开始矫治，同时要遵循轻力原则。

该病例上前牙内收完全通过 Ⅱ 类牵引实现，再配合摇椅弓，治疗过程中稳定地保持了浅覆𬌗、浅覆盖，表明全同步技术对咬合稳定控制的精准性。

全程 Ⅱ 类牵引在内收上牙列的同时，未出现下前牙的明显唇倾代偿，表现出全同步带状弓技术自动转矩（内收自动转矩、结扎自动转矩）作用在保持下前牙转矩的同时，下牙列的整体支抗作用为内收上牙列提供了较强支抗。

全同步技术使整个矫治过程变得相对简单，常规 Ⅱ 类 1 分类不拔牙病例初始弓丝 0.022 英寸 ×0.016 英寸热激活带状弓丝配合 Ⅱ 类长牵引，排齐后，使用 0.025 英寸 ×0.017 英寸超弹镍钛带状弓丝继续牵引，𬌗关系正常后使用 0.025 英寸 ×0.017 英寸不锈钢带状弓丝理想弓结束。

主诊医生遵守全同步带状弓技术早期开始牵引的原则，全程使用具有支持能力和平面稳定功能的带状弓丝，实现了内收牙列、排齐、整平、转矩等各种牙齿移动的同步进行。

建议：

（1）18个月复诊时的双曲控根弓丝不必使用，将托槽与弓丝扎紧即可表达转矩。

（2）牙周维护应当贯穿矫治的始终。

（3）全同步带状弓技术对牙周炎正畸患者的疗效特别是对牙周组织的影响，有待大量临床实践和临床研究来进一步探究。

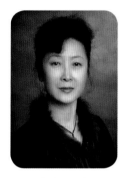

点评：

牙周病的矫治要在其停止发展时方可考虑矫治。该病例是慢性牙周病正畸患者，健康和疗效均可。因采用全同步带状弓矫治全过程是80g的轻力牵引，全疗程控制比较好。

未出现牙龈及牙槽骨进一步萎缩和吸收，且在牙齿移动过程中有新骨生成，体现了全同步带状弓技术的安全性。覆𬌗、覆盖与咬合均达到正常标准。

建议：

（1）简单病例不应变成复杂病例，全同步带状弓自带控根和转矩，全过程只需三组弓丝，后期多曲没有太大必要。

（2）本牙周病例在矫治中通过片切改善了切牙中缝三角间隙，应谨记临床中非必要不做片切。本病例是特殊牙周病病例，可以适当片切。片切要注意上下牙齿比例避免覆盖过大或过小。片切后尤其需要恢复完整的邻接关系及邻面形态，做好抛光涂氟和临床观察以避免龋坏发生，远期效果也与患者口腔卫生维持有关。

（3）更换不锈钢带状弓丝时，应做理想弓形（尖牙及第一磨牙近中未做外展弯）使矫治结束时牙弓形态更理想。矫治后双侧尖牙为远中咬合关系，没有达到中性关系，双侧尖牙略偏腭侧，可以更精细地调整。

点评专家：戚仁才

病例 26
一例四手病例的矫治体会

主诊医生　陈允嘉　重庆医科大学口腔医院

指导老师　康卫明　新疆石河子市奥丹德口腔门诊

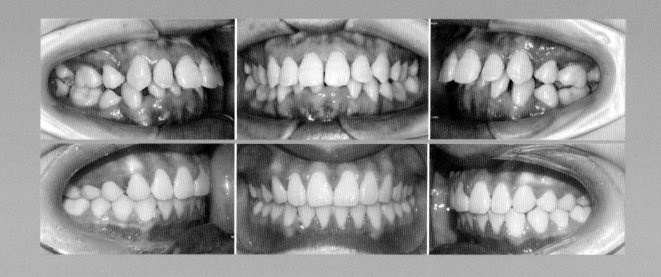

检查分析

　　患者：女，重庆来新疆就读的大四学生。
　　主诉：他院矫治未能结束，要求继续矫治。

2017.09.30 初诊：颜面照

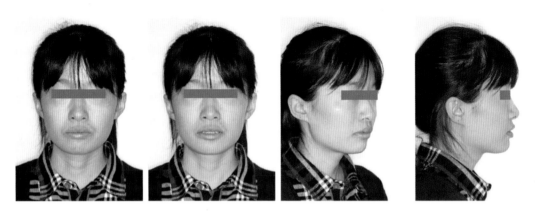

2017.09.30 初诊：口内照

· 矫治一年，已经历两位医生，所幸女孩没有放弃，寻求康卫明医生继续治疗；搜集完整的资料，当作新诊进行重新诊断分析。

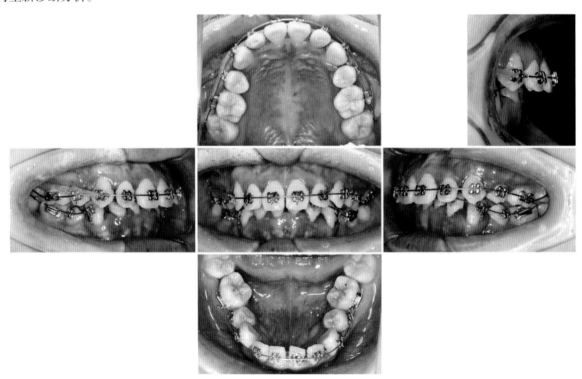

2017.10 全口曲面体层片、X 线侧位片

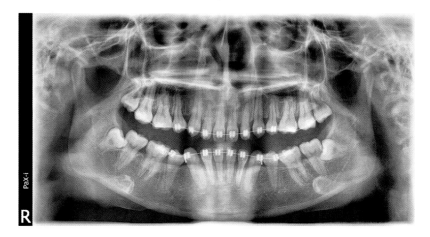
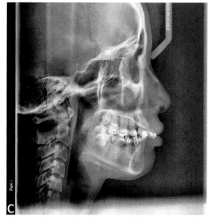

2017.10 X 线侧位片描绘图及头影测量数据分析

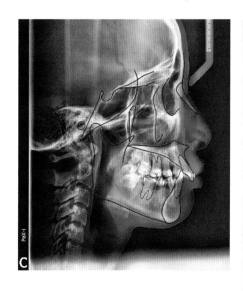

测量指标	测量值	参考值	标准差
SNA（°）	82.8	83.0	4.0
SNB（°）	80.0	80.0	4.0
ANB（°）	2.9	3.0	2.0
SN-MP（°）	28.8	30.0	6.0
IMPA（L1-MP）（°）	83.8	97.0	6.0
FMIA（L1-FH）（°）	72.5	55.0	2.0
FMA（FH-MP）（°）	23.7	26.0	4.0
U1-L1（°）	138.6	124.0	8.0
U1-SN（°）	108.8	106.0	6.0
U1-NA（mm）	6.2	5.0	2.0
U1-NA（°）	26.0	23.0	5.0
L1-NB（mm）	1.3	7.0	2.0
L1-NB（°）	12.5	30.0	6.0
Z 角（°）	63.7	77.0	5.0
FHI（%）	72.2	63.0	2.0
ODI	79.2	73.0	5.0.
APDI	84.2	81.0	4.0
Wits（mm）	5.2	0.0	2.0
FH-NPO（°）	85.4	85.0	4.0
Na-S-Ar（°）	123.6	123.0	5.0
S-N（mm）	63.6	71.0	3.0
S-Ar（mm）	32.9	32.0	3.0
Ar-Go-Me（°）	112.3	130.0	7.0
Go-Me（mm）	65.7	71.0	5.0
Ar-Go-N（°）	42.3	53.0	2.0
Na-Go-Me（°）	70.0	72.0	2.0
Ar-Go（mm）	50.9	44.0	5.0

全同步带状弓矫治技术临床应用实例解析

诊断设计

问题列表

1.医源性破坏性的牙殆畸形：磨牙支抗丢失呈现远中尖对尖关系，下颌磨牙近中旋转舌倾，明显的"过山车"效应，上下殆卷曲。

2.前牙没有内收，深覆殆、深覆盖。侧貌没有变化甚至有所恶化。

3.咬合紊乱，关节问题的风险加剧。

4.康卫明医生接手病例时，患者面临毕业离开城市，时间紧张。

5.患者心理问题凸显。

治疗目标

1.重新排齐整平。

2.打开咬合，改善深覆殆。

3.整体远中移动上牙列。

4.关闭拔牙间隙。

5.内收上前牙，改善前牙覆盖。

6.改善面型。

治疗的关键

1.拔除智齿和合理选择种植支抗是唯一可选的拯救性的正畸方案。

2.对患者进行心理疏导。

3.治疗时间的把控（患者即将毕业，不能让其带着遗憾离开上大学的地方）。

4.选择全同步带状弓矫治技术。

476

矫治过程

2017.10.12 去除原矫治器

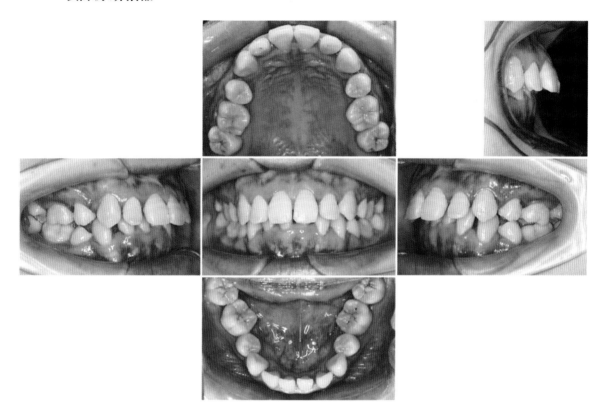

2017.10.12 去除原矫治器：颜面照

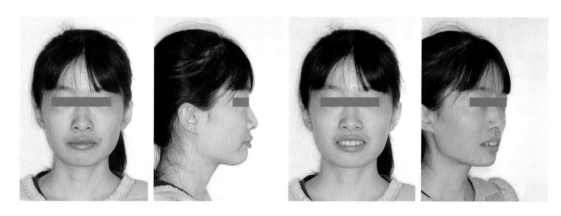

2017.10.12 初装全同步带状弓矫治器

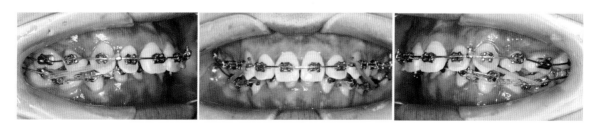

2017.12.26 复诊（第 1 次）

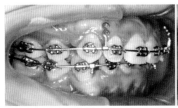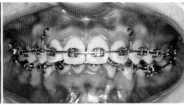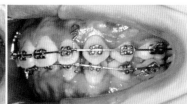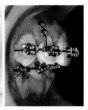

2018.03.01 复诊（第 3 次）

· 随时准备植入种植钉。

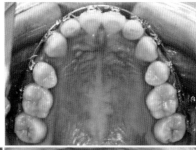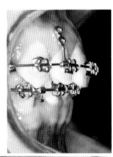

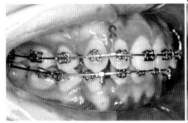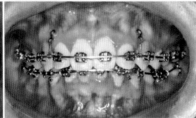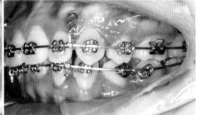

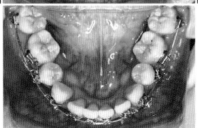

2018.03.31 复诊

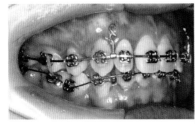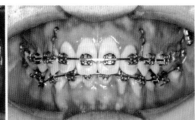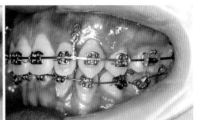

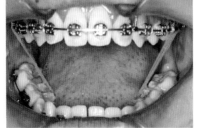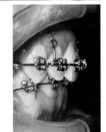

· 上下颌牙齿交互牵引。
· 颊牙槽嵴植入种植钉（2 周以后
开始牵引）。

2018.05.28 复诊

·继续种植钉高位牵引，远中移动
上牙弓。

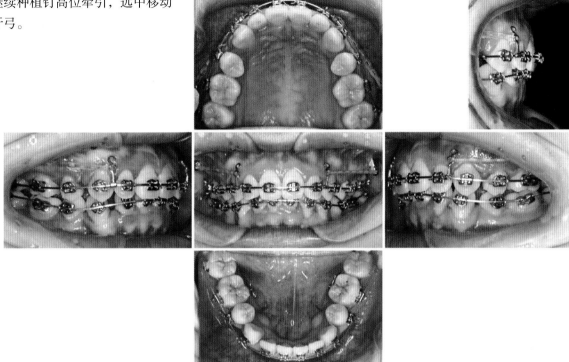

2018.05.28 复诊：颜面照

·开始放松微笑。

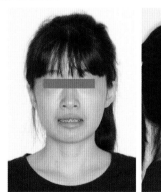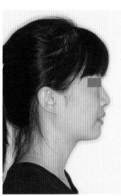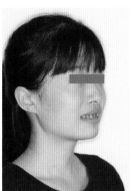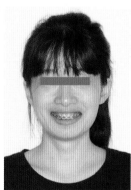

2018.06.17 复诊

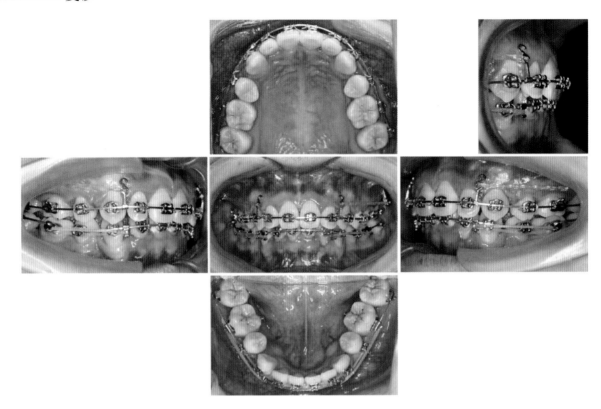

2018.06.19 复诊：全口曲面体层片、X 线侧位片

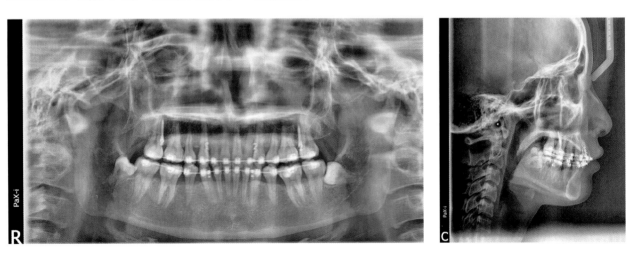

2018.06.19复诊：X线侧位片描绘图及头影测量数据分析

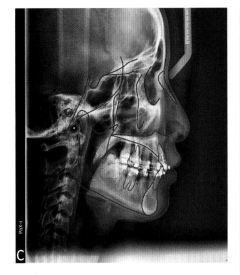

测量指标	测量值	参考值	标准差
SNA（°）	82.8	83.0	4.0
SNB（°）	79.0	80.0	4.0
ANB（°）	3.8	3.0	2.0
SN-MP（°）	28.5	30.0	6.0
IMPA（L1-MP）（°）	92.8	97.0	6.0
FMIA（L1-FH）（°）	63.8	55.0	2.0
FMA（FH-MP）（°）	23.4	26.0	4.0
U1-L1（°）	140.7	124.0	8.0
U1-SN（°）	98.0	106.0	6.0
U1-NA（mm）	1.4	5.0	2.0
U1-NA（°）	15.1	23.0	5.0
L1-NB（mm）	3.7	7.0	2.0
L1-NB（°）	20.3	30.0	6.0
Z角（°）	69.8	77.0	5.0
FHI（%）	73.3	63.0	2.0
ODI	74.9	73.0	5.0
APDI	74.6	81.0	4.0
Wits（mm）	4.7	0.0	2.0
FH-NPO（°）	84.8	85.0	4.0
Na-S-Ar（°）	123.6	123.0	5.0
S-N（mm）	63.8	71.0	3.0
S-Ar（mm）	33.0	32.0	3.0
Ar-Go-Me（°）	111.6	130.0	7.0
Go-Me（mm）	64.9	71.0	5.0
Ar-Go-N（°）	42.2	53.0	2.0
Na-Go-Me（°）	69.4	72.0	2.0
Ar-Go（mm）	52.0	44.0	5.0

术前 ——
术中 ——

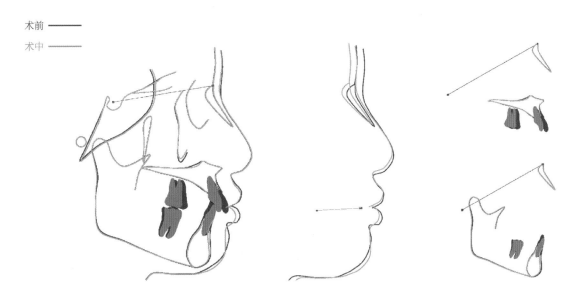

术前、术中头影测量数据分析对比

测量指标	术前	术中	参考值	标准差
SNA（°）	82.8	82.8	83.0	4.0
SNB（°）	80.0	79.0	80.0	4.0
ANB（°）	2.9	3.8	3.0	2.0
SN-MP（°）	28.8	28.5	30.0	6.0
IMPA（L1-MP）（°）	83.8	92.8	97.0	6.0
FMIA（L1-FH）（°）	72.5	63.8	55.0	2.0
FMA（FH-MP）（°）	23.7	23.4	26.0	4.0
U1-L1（°）	138.6	140.7	124.0	8.0
U1-SN（°）	108.8	98.0	106.0	6.0
U1-NA（mm）	6.2	1.4	5.0	2.0
U1-NA（°）	26.0	15.1	23.0	5.0
L1-NB（mm）	1.3	3.7	7.0	2.0
L1-NB（°）	12.5	20.3	30.0	6.0
Z角（°）	63.7	69.8	77.0	5.0
FHI（%）	72.2	73.3	63.0	2.0
ODI	79.2	74.9	73.0	5.0
APDI	84.2	74.6	81.0	4.0
Wits（mm）	5.2	4.7	0.0	2.0
FH-NPO（°）	85.4	84.8	85.0	4.0
Na-S-Ar（°）	123.6	123.6	123.0	5.0
S-N（mm）	63.6	63.8	71.0	3.0
S-Ar（mm）	32.9	33.0	32.0	3.0
Ar-Go-Me（°）	112.3	111.6	130.0	7.0
Go-Me（mm）	65.7	64.9	71.0	5.0
Ar-Go-N（°）	42.3	42.2	53.0	2.0
Na-Go-Me（°）	70.0	69.4	72.0	2.0
Ar-Go（mm）	50.9	52.0	44.0	5.0

术前、术中口内照对比

2017.10.12 术前

2018.06.09 术中

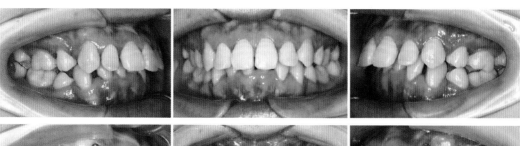

术前、术中颜面照对比

2017.07.09 术前	2018.06.19 术中	2017.07.09 术前	2018.06.19 术中

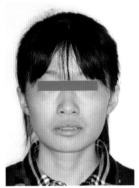 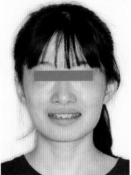 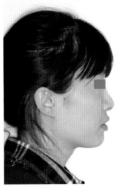 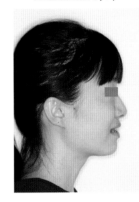

2018.07

· 患者顺利从大学毕业，离开新疆，回家乡重庆工作。
· 陈允嘉医生从康卫明医生手中接过病例，成为该女患者的第四任正畸医生。

2018.09.22 复诊

· 患者非常配合，再次全面检查就诊。

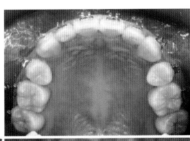 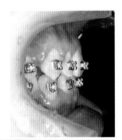

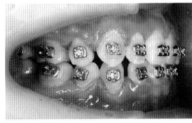 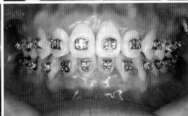 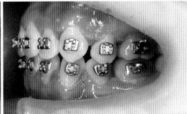

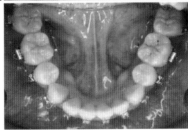

2019.02.15 复诊

·陈允嘉医生首次接触全同步带状弓矫治技术，在康卫明医生的指导下继续矫治工作。

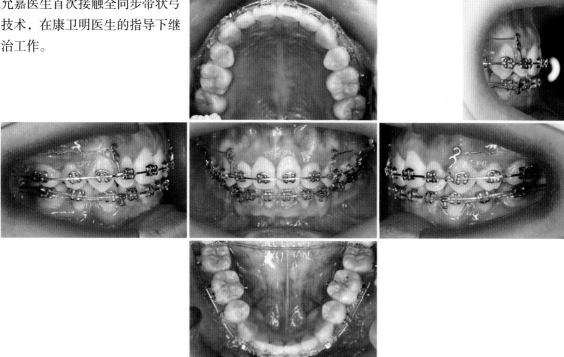

2019.02.15 复诊：颜面照

·患者侧貌得到很大改善，笑容轻松。

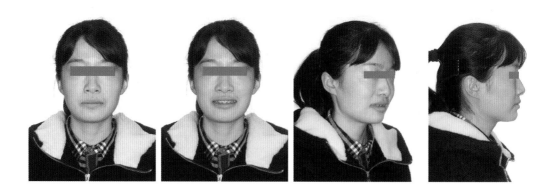

2019.04.30 复诊

·精细调整。

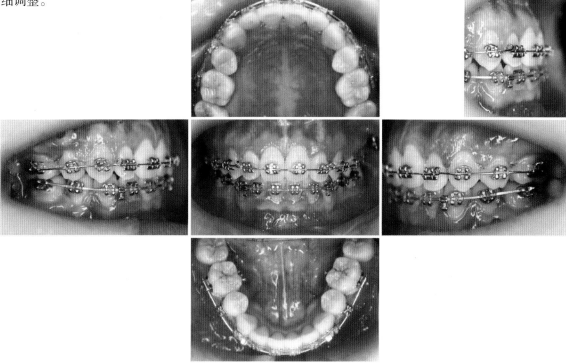

2019.05.27 复诊

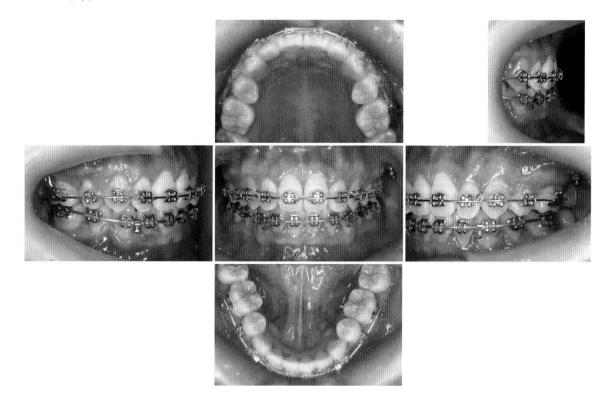

2019.06.25 结束

· 经过 9 个月在重庆的治疗，女孩终于拆除矫治器结束治疗

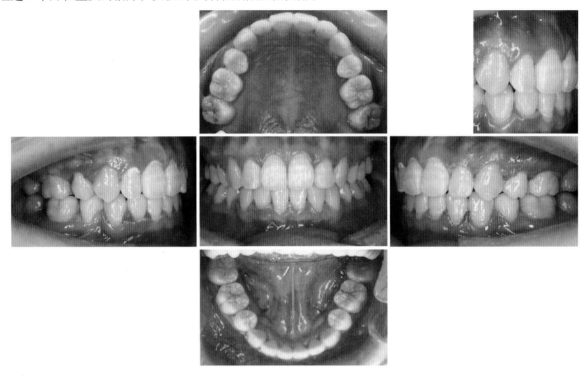

2019.06.25 结束：颜面照

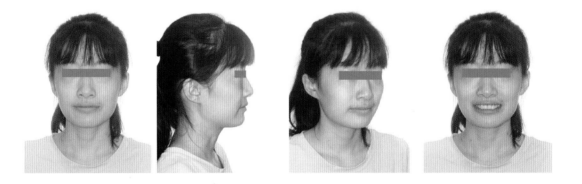

2019.06.25 结束：全口曲面体层片

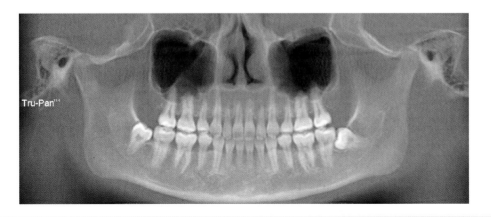

2019.06.25 结束：X 线正位片、X 线侧位片

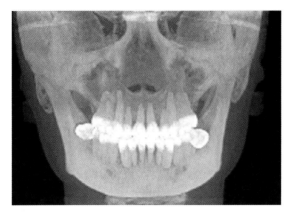 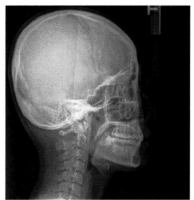

术前、术中、术后头影测量数据分析对比

测量指标	术前	术中	术后	参考值	标准差
SNA（°）	82.8	82.8	81.8	83.0	4.0
SNB（°）	80.0	79.0	78.6	80.0	4.0
ANB（°）	2.9	3.8	3.2	3.0	2.0
SN-MP（°）	28.8	28.5	27.2	30.0	6.0
IMPA（L1-MP）（°）	83.8	92.8	100.1	97.0	6.0
FMIA（L1-FH）（°）	72.5	63.8	56.6	55.0	2.0
FMA（FH-MP）（°）	23.7	23.4	23.3	26.0	4.0
U1-L1（°）	138.6	140.7	136.2	124.0	8.0
U1-SN（°）	108.8	98.0	96.6	106.0	6.0
U1-NA（mm）	6.2	1.4	0.0	5.0	2.0
U1-NA（°）	26.0	15.1	14.8	23.0	5.0
L1-NB（mm）	1.3	3.7	2.5	7.0	2.0
L1-NB（°）	12.5	20.3	25.8	30.0	6.0
Z 角（°）	63.7	69.8	74.5	77.0	5.0
FHI（%）	72.2	73.3	75.3	63.0	2.0
ODI	79.2	74.9	83.0	73.0	5.0
APDI	84.2	74.6	80.6	81.0	4.0
Wits（mm）	5.2	4.7	−0.9	0.0	2.0
FH-NPO（°）	85.4	84.8	83.9	85.0	4.0
Na-S-Ar（°）	123.6	123.6	125.9	123.0	5.0
S-N（mm）	63.6	63.8	64.6	71.0	3.0
S-Ar（mm）	32.9	33.0	32.7	32.0	3.0
Ar-Go-Me（°）	112.3	111.6	113.7	130.0	7.0
Go-Me（mm）	65.7	64.9	62.5	71.0	5.0
Ar-Go-N（°）	42.3	42.2	44.0	53.0	2.0
Na-Go-Me（°）	70.0	69.4	69.6	72.0	2.0
Ar-Go（mm）	50.9	52.0	56.6	44.0	5.0

术前、术中、术后 X 侧位片比较

2017.10 术前	2018.06.19 术中	2019.06.25 术后

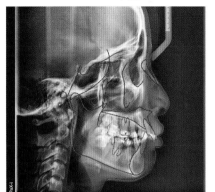 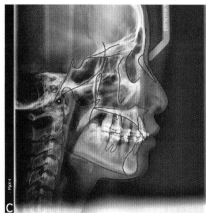 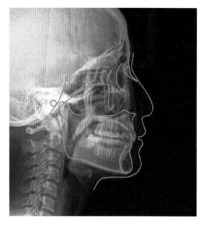

术前、术中、术后描绘重叠图对比

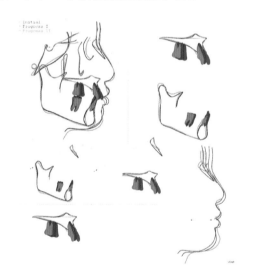 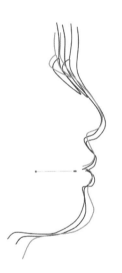 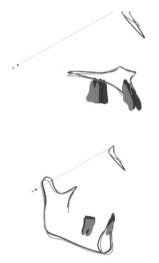

X 线牙位片对比

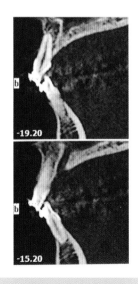 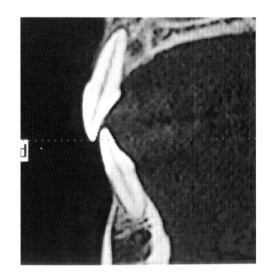

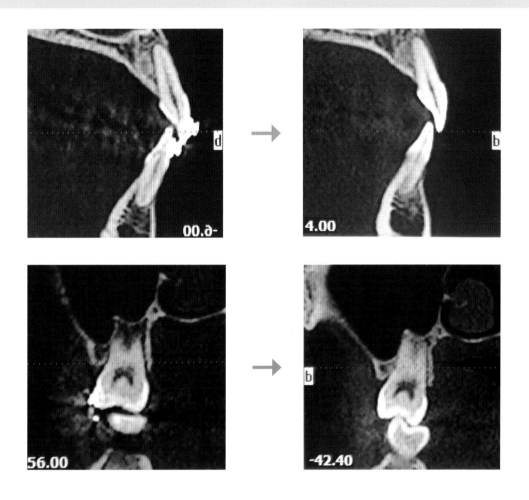

术前、术中、术后全口曲面体层片及 X 线侧位片对比

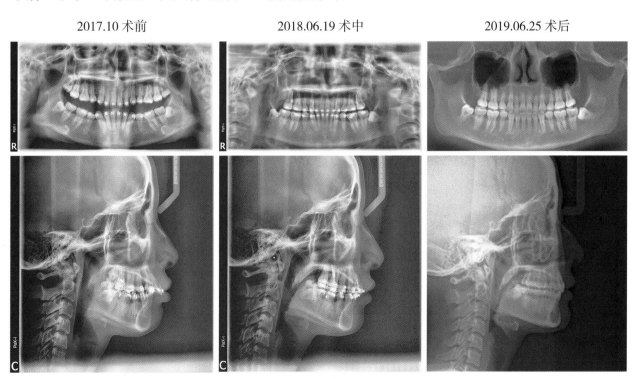

矫治体会一

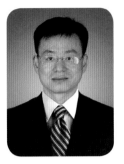

经治医生：康卫明

这个病例就是为全同步带状弓矫治技术准备的！
2017 年某月某日至 2019 年 6 月 25 日到底是如何变化的呢？

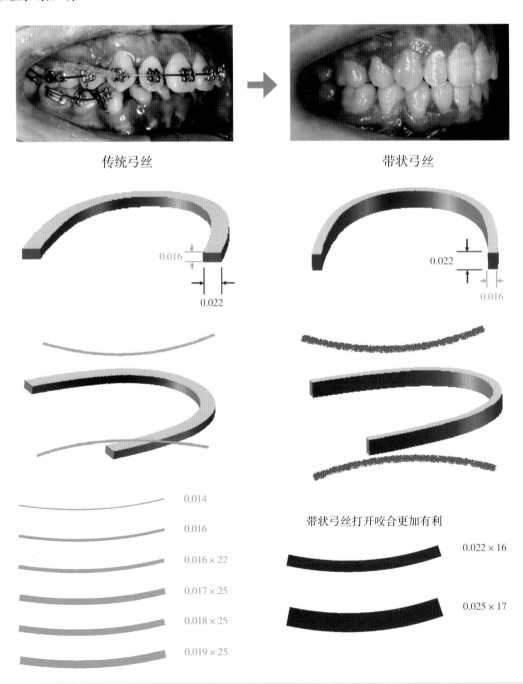

传统弓丝   带状弓丝

0.016

0.022

0.022

0.016

0.014

0.016

0.016 × 22

0.017 × 25

0.018 × 25

0.019 × 25

带状弓丝打开咬合更加有利

0.022 × 16

0.025 × 17

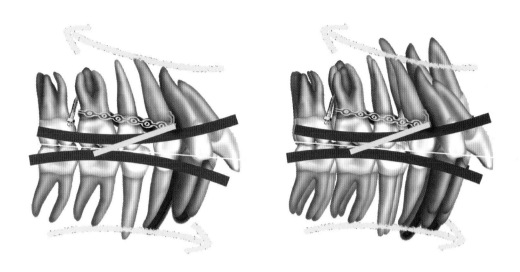

全同步带状弓技术是如何实现前牙转矩的?

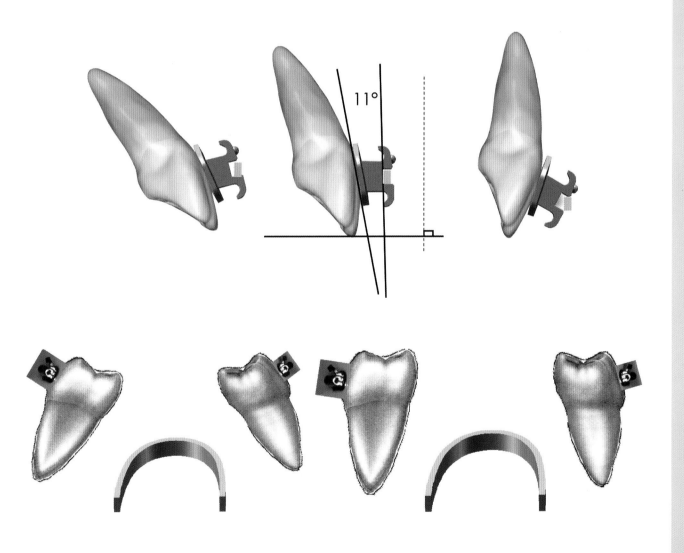

矫治体会二

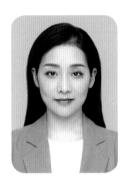

主诊医生：陈允嘉

体会到全同步带状弓的优势：

1. 打开咬合、纠正前后牙丢失的转矩、牙弓整体远中移动、调整尖牙、磨牙关系的同时整平排齐和关闭间隙。

2. 操作简单，治疗时间可控。

3. 正畸初学者对全同步带状弓矫治技术也能顺利上手。

专家点评

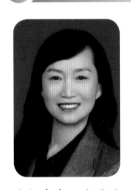

点评专家：张月兰

点评：

这是一个几经周折的典型的严重的Ⅱ类深覆𬌗、深覆盖患者。该患者初始位及前期他院治疗中存在着严重的深覆𬌗、深覆盖、磨牙Ⅱ类关系，以及因为前期治疗不当导致的前牙过度唇倾、前磨牙区"过山车效应"、磨牙近中倾斜、上颌支抗丧失导致的拔牙间隙丢失等一系列问题。

接手后主诊医生利用自己的专业知识，充分发挥全同步带状弓的优势，最终纠正了患者的唇突度、面下1/3短、咬合塌陷等严重影响美观及咬合健康问题，治疗后咬合基本良好，中线对齐居中，后牙咬合基本尖窝交错，侧貌良好。

该病例完成度良好。

建议：

（1）前牙转矩控制仍有改善空间，可以扩大全同步带状弓的转矩控制优势。

（2）牙弓略偏尖圆形，颊廓显得较大。

（3）未分析磨牙关系偏Ⅱ类的原因，如上颌侧切牙偏小可能导致后牙不能达到Ⅰ类关系。

（4）病例很精彩，各阶段的讨论可以更加详细。例如，在进展阶段，全同步带状弓的弓丝规格和性能如何更有利于快速解除"过山车效应"及前牙内收时的转矩控制。

（5）前面提到他院治疗失败时有增加关节问题的风险，后续治疗应加强监控和评价。

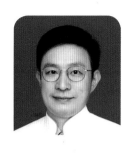

点评专家：曹猛

点评：

这是一例令人感动的病例！

术前因为拔牙后对牙齿的控制不利，出现了支抗丢失、磨牙和前磨牙近中倾斜，占据拔牙间隙的严重问题（尤其以下颌牙弓为重）。陈医生和康医生两位同行本着高度负责的精神，紧抓患者当时最主要的问题，及时果断采取了规范、高效的治疗，在短时间内完成了原本比较耗费时间的牙弓整平工作，为后续整体远移牙列，改善面型及咬合关系打下良好的基础。

全同步带状弓技术其带状弓丝对前后牙转矩有较强控制作用，以及早期可添加轻力Ⅱ类牵引快速改善覆盖等突出特色。这些性能在这个病例中得到很好的体现。颧牙槽嵴种植钉的应用，使得这个Ⅱ类患者遵循了"方向性力"的治疗原则，面型和牙列都不断向好的方向发展，给患者本人和医生都带来了良好的反馈，为最终出色完成病例提供了有力保证。

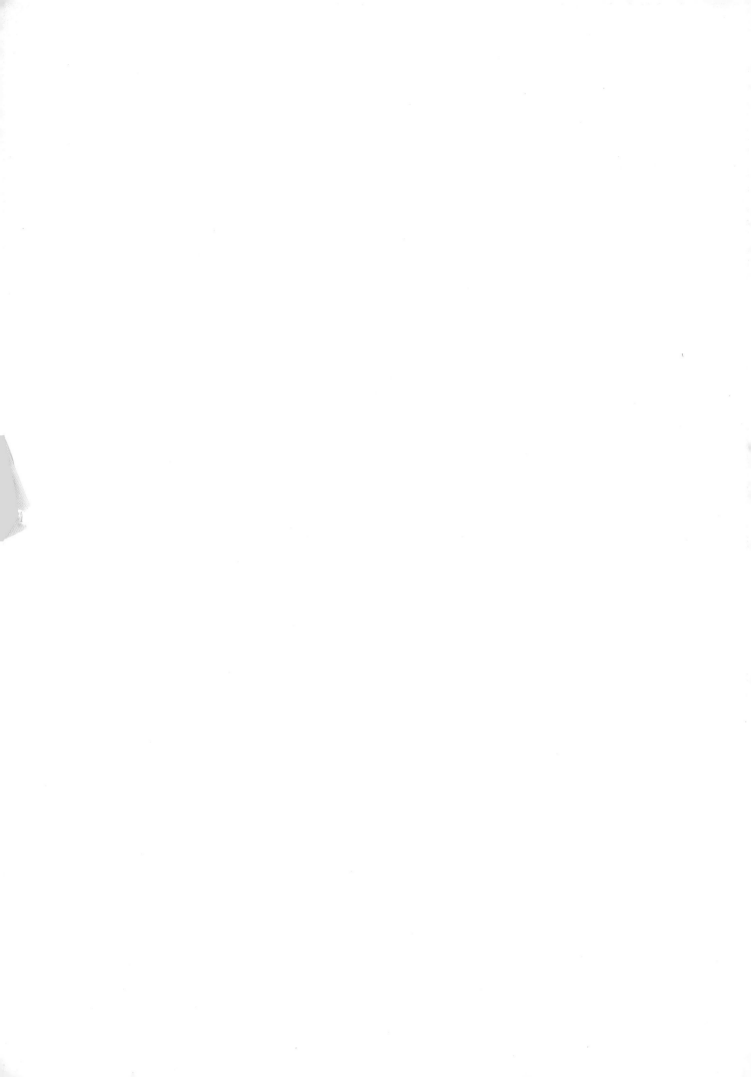

病例 27
安氏II类1分类、骨性II类、双胞胎病例

主诊医生　李蔷薇　山东省烟台市顺达口腔

孙云龙　山东省烟台市顺达口腔

王　琛　山东省烟台市顺达口腔

指导老师　戚仁才　山东省烟台市顺达口腔

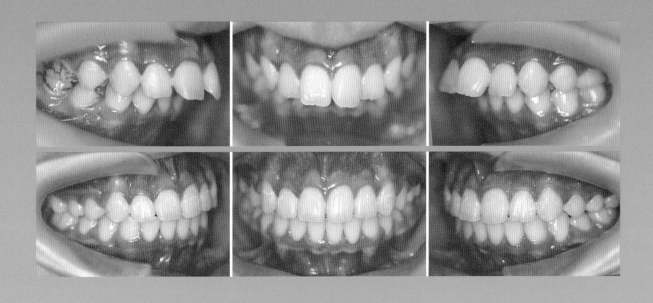

检查分析

患者：女，11 岁。

主诉：排齐牙齿，减少突度。

遗传史：父亲遗传，双胞胎妹妹错𬌗类型相似。

不良习惯：无。

颞颌关节症状：无。

初诊：颜面照

· 唇肌紧张、开唇露齿，颏部形态较差。

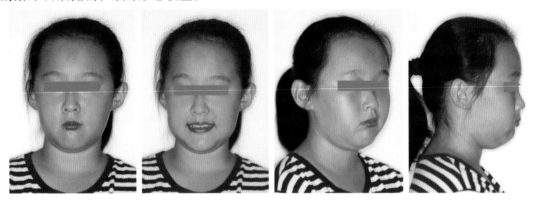

初诊：口内照

· 深覆盖、深覆𬌗、牙列拥挤。
· 尖牙、磨牙远中咬合关系。

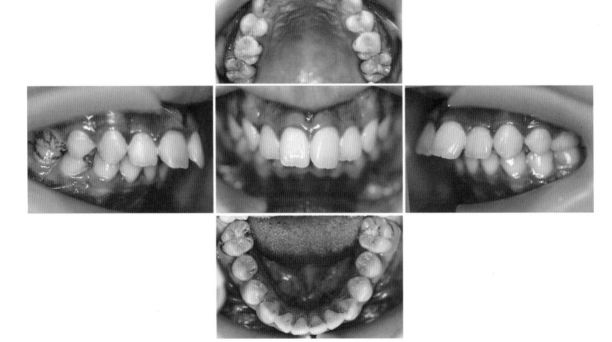

初诊：口内检查

1. 替牙列。

2. 覆𬌗7mm，覆盖6mm。

3. 双侧尖牙、磨牙远中咬合关系。

4. 55、65乳牙滞留。

5. 上颌拥挤2mm。

6. 下中线右偏1mm。

7. 17、27未萌出。

8. 口腔卫生一般，色素沉积。

9. 11、21唇倾。

10. 21、33、44远中扭转。

11. 31、32、33、41、42、43伸长。

初诊：模型分析

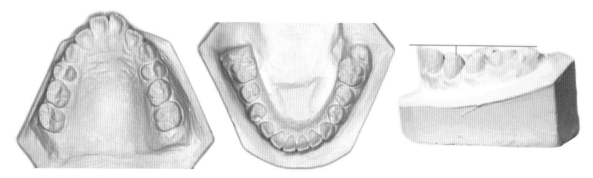

1. Spee曲线：2mm。

2. 上颌拥挤度：2mm。

3. Bolton指数全牙比：80.7%。

初诊：全口曲面体层片

· 15、25未萌出，双侧髁状突不对称。

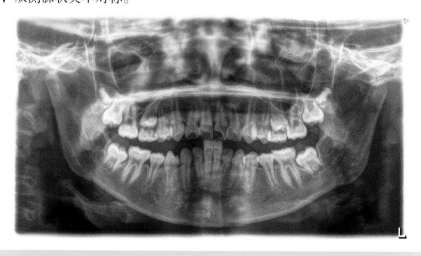

初诊：X线侧位描绘图及头影测量数据分析

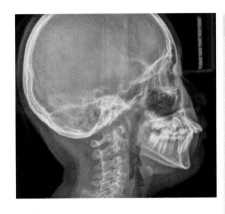

测量指标	参考值	术前	标准差	矫治后
SNA（°）	82.8	79.55	4	上颌骨相对前颅底平面位置正常
SNB（°）	80	74.32	3.9	下颌骨相对前颅底平面后缩
ANB（°）	2.7	5.24	2	骨性Ⅱ类趋势
SND（°）	77.3	71.32	3.8	下颌后缩趋势
Po-NB（mm）	1	-0.18	1.5	颏部突度正常
OP-SN（°）	16.1	16.4	5	𬌗平面正常
GoGn-SN（°）	32.5	43.5	5.2	下颌平面陡
SE（mm）	20.2	17.73	2.6	髁突相对颅底位置靠前
SL（mm）	52.1	34.53	5.4	颏部相对颅底后缩
U1-NA（mm）	5.1	9.54	2.4	上中切牙突度大
U1-NA（°）	22.8	36.06	5.7	上中切牙唇倾
L1-NB（mm）	6.7	6.81	2.1	下中切牙突度正常
L1-NB（°）	30.3	30.84	5.8	下中切牙倾斜度正常
U1-L1（°）	124	107.85	8.2	上下中切牙的相对突度大

全同步带状弓病例：诊断分析

诊断

1. 安氏Ⅱ类，毛氏Ⅱ² + Ⅳ¹类。
2. 深覆𬌗Ⅱ度，深覆盖Ⅱ度。
3. 双侧尖牙、磨牙远中尖对尖咬合。
4. 骨性Ⅱ类。
5. 55、65滞留。

问题列表

1. 骨性Ⅱ类，下颌后缩。
2. 深覆𬌗Ⅱ度，深覆盖Ⅱ度。
3. 双侧尖牙、磨牙远中咬合。
4. 下中线右偏1mm。
5. 上中切牙唇倾。
6. 上下中切牙的相对突度大。

治疗计划

1. 全同步带状弓矫正技术不拔牙矫治（Ⅱ类）。
2. 患者家属不同意拔牙，适当内收突度。
3. 排齐上下颌牙齿。
4. 尖牙、磨牙咬合调至中性关系。
5. 解除深覆𬌗、深覆盖，建立正常覆𬌗、覆盖关系。
6. 调整中线。
7. 矫正扭转牙。

全同步带状弓病例：矫治过程

初诊

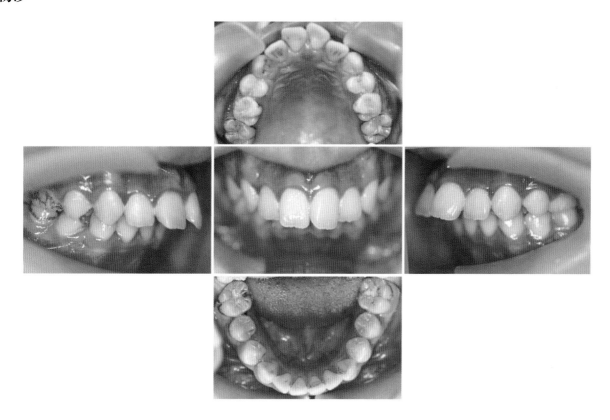

初装（1个月）

· 初戴：粘接上下颌托槽（55、65未粘托槽）及颊面管后，放置热激活带状弓丝。双侧配合Ⅱ类牵引。

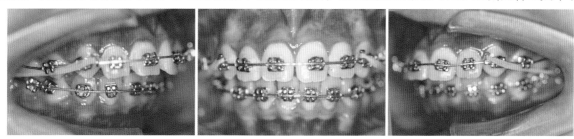

初装（1个月）：颜面照

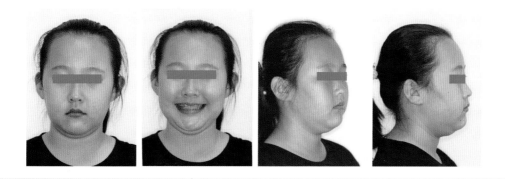

复诊（4个月）

· 第4个月复诊时，左侧继续短Ⅱ类牵引，增加右侧颌间牵引。

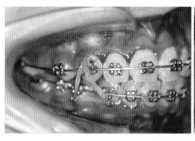 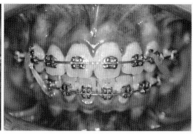 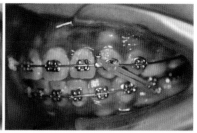

复诊（4个月）：颜面照

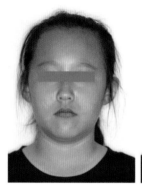 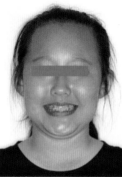 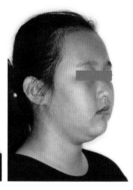 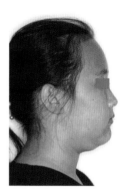

复诊（8个月）

· 第8个月复诊，上下颌更换超弹镍钛带状弓丝，继续Ⅱ类牵引，右上颌增加颌内牵引。

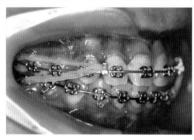 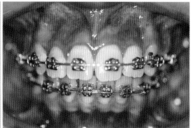 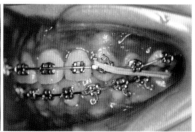

复诊（8个月）：颜面照

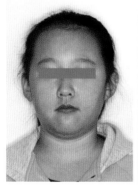 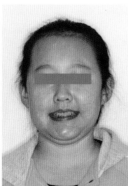 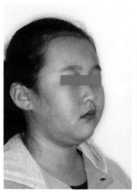 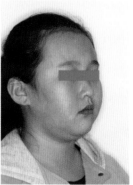

复诊（11个月）

· 第11个月上下更换0.025英寸×0.017英寸不锈钢带状弓丝，精细调整中线、咬合至结束。

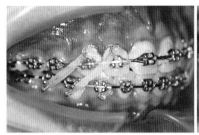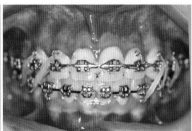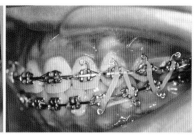

复诊（11个月）：颜面照

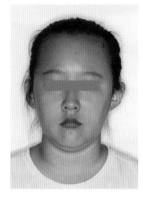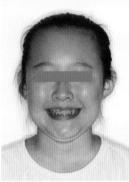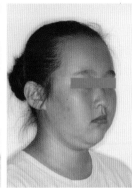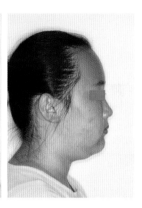

治疗概要：复诊操作及医嘱

1. 初戴：上下颌粘接7~7托槽及颊面管后，放置热激活带状弓丝。双侧Ⅱ类牵引（力量约50g）。

2. 第1~3个月每次复诊，上下颌使用0.3mm结扎丝重新结扎，双侧Ⅱ类牵引。

3. 第4个月复诊时，左侧继续短Ⅱ类牵引，增加右侧颌间牵引。

4. 第8个月复诊，上下颌更换超弹镍钛带状弓丝。

5. 第9~10个月调整咬合、调整中线。

6. 第11个月上下颌更换0.025英寸×0.017英寸不锈钢带状弓丝，精细调整至结束。

治疗结束：口内照

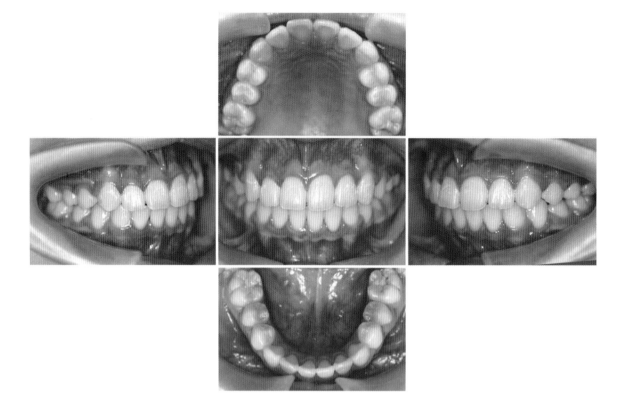

治疗结束：颜面照

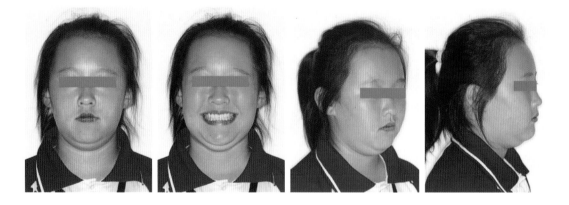

治疗结束：全口曲面体层片

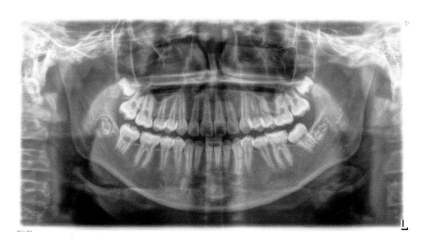

治疗结束：X 线侧位片及投影测量数据分析

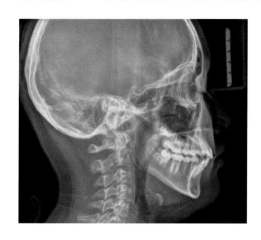

测量指标	参考值	术后	标准差
SNA（°）	82.8	80.04	4
SNB（°）	80	75.73	3.9
ANB（°）	2.7	4.31	2
SND（°）	77.3	72.61	3.8
Po-NB（mm）	1	0.09	1.5
OP-SN（°）	16.1	19.55	5
GoGn-SN（°）	32.5	40.3	5.2
SE（mm）	20.2	18.27	2.6
SL（mm）	52.1	35.91	5.4
U1-NA（mm）	5.1	4.69	2.4
U1-NA（°）	22.8	23.4	5.7
L1-NB（mm）	6.7	7.28	2.1
L1-NB（°）	30.3	36.39	5.8
U1-L1（上下中切牙角）（°）	124	115.89	8.2

术前、术后颜面照对比

术前

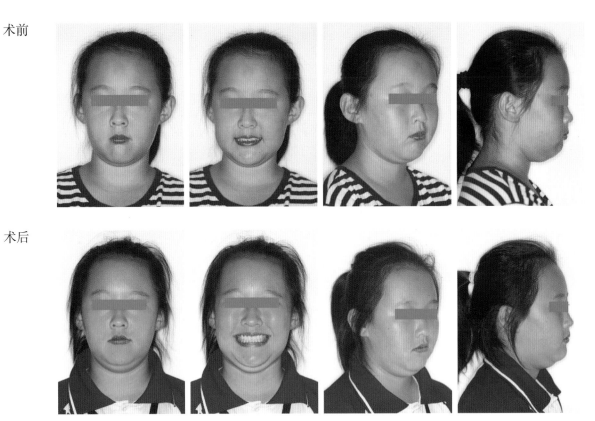

术后

术前、术后口内照对比

术前

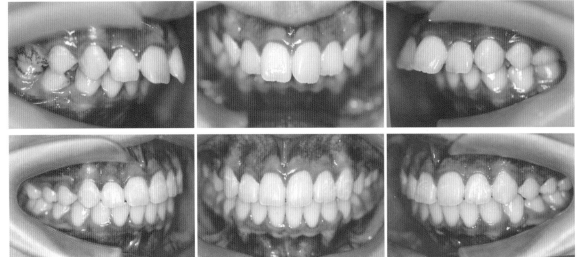

术后

术前 术后

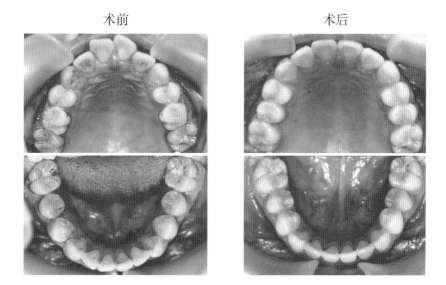

术前、术后X线侧位片与全口曲面体层片对比

术前 术后

术前 术后

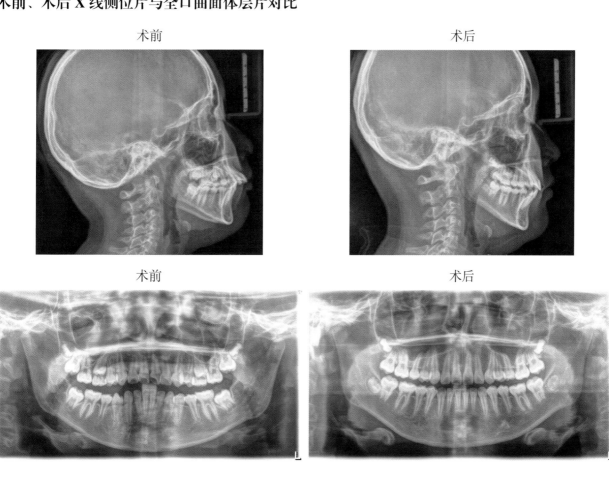

术前、术后头影描绘重叠图对比

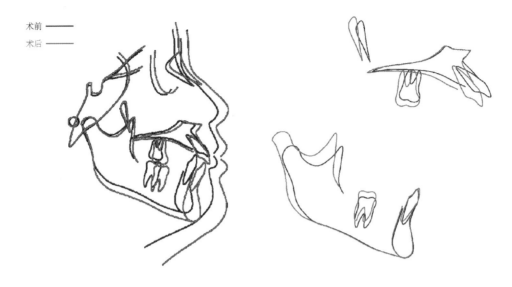

术前 ——
术后 ——

术前、术后头影测量数据分析对比

测量指标	参考值	术前	术后	标准差	矫治后
SNA（°）	82.8	79.55	80.04	4	上颌骨相对前颅底平面的位置正常
SNB（°）	80	74.32	75.73	3.9	下颌骨相对前颅底平面后缩→改善
ANB（°）	2.7	5.24	4.31	2	骨性Ⅱ类趋势→颌骨位置正常
SND（°）	77.3	71.32	72.61	3.8	下颌后缩趋势→改善
Po-NB（mm）	1	−0.18	0.09	1.5	颏部突度正常
OP-SN（°）	16.1	16.4	19.55	5	𬌗平面正常
GoGn-SN（°）	32.5	43.5	40.3	5.2	下颌平面陡→改善
SE（mm）	20.2	17.73	18.27	2.6	髁突相对颅底位置靠前→正常
SL（mm）	52.1	34.53	35.91	5.4	颏部相对颅底后缩→改善
U1-NA（mm）	5.1	9.54	4.69	2.4	上中切牙突度大→正常
U1-NA（°）	22.8	36.06	23.4	5.7	上中切牙唇倾→倾斜度正常
L1-NB（mm）	6.7	6.81	7.28	2.1	下中切牙突度正常
L1-NB（°）	30.3	30.84	36.39	5.8	下中切牙倾斜度正常
U1-L1（上下中切牙角）（°）	124	107.85	115.89	8.2	上下中切牙的相对突度大→正常

术后复查（6个月）：口内照

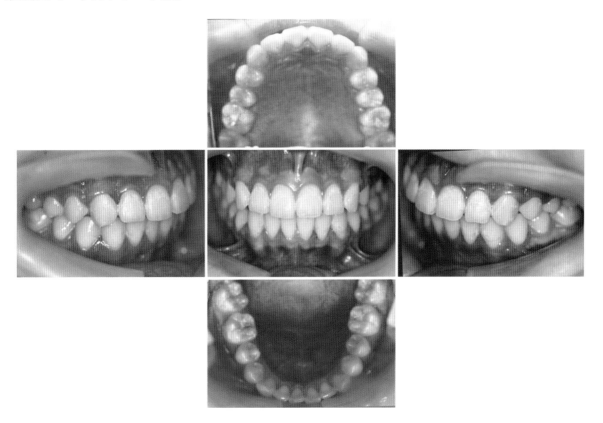

术后复查（6个月）：颜面照

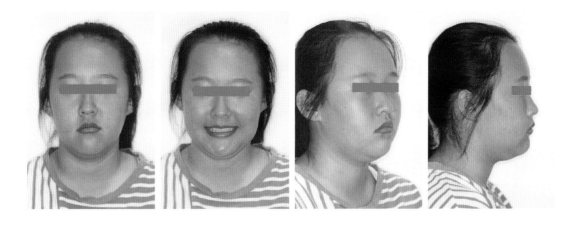

术后复查（3 年）：口内照

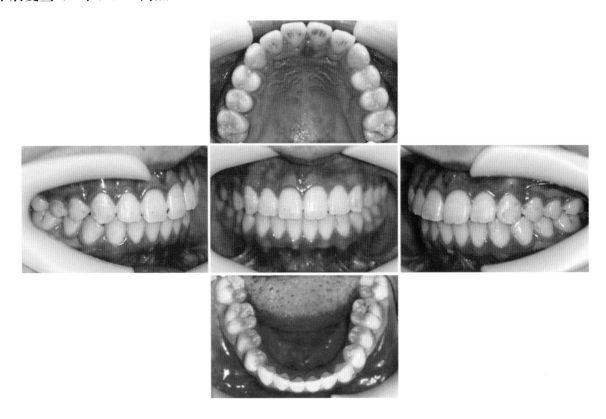

术后复查（3 年）：颜面照

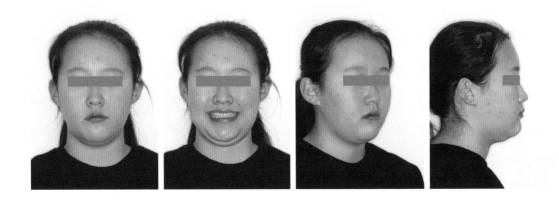

🦷 全同步带状弓矫治技术：矫治体会

1. 患者突度大，采用全同步带状弓矫治器。

2. 控根，上颌后移，调整咬合同步进行。

3. 双侧尖牙、磨牙均远中关系，矫治后能够快速达到中性关系。

4. 深覆𬌗、深覆盖，矫治后均达到正常覆𬌗、覆盖关系。

5. 下颌后缩得到明显改善。

双胞胎其他技术应用对比

患者：女，11岁。

主诉：排齐牙齿，减少突度。

遗传史：父亲遗传，双胞胎姐姐错殆类型相似。

不良习惯：无。

颞下颌关节症状：无。

初诊：颜面照

·唇肌紧张、开唇露齿，颏部形态较差。

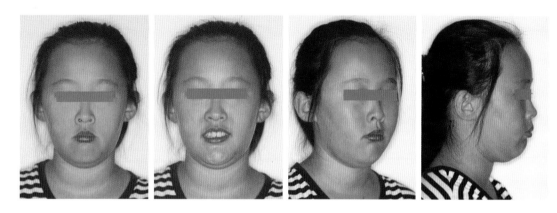

初诊：口内照

·深覆盖、深覆殆、牙列拥挤。
·尖牙、磨牙远中咬合关系。

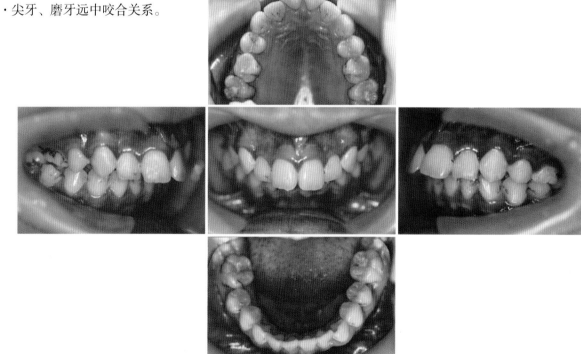

口内检查

1. 替牙列。

2. 覆𬌗 7mm，覆盖 5mm。

3. 双侧尖牙、磨牙远中咬合。

4. 55、65 乳牙滞留。

5. 上下颌拥挤度 2mm。

6. 下中线右偏 1mm。

7. 11、21 唇倾。

8. 口腔卫生差，色素沉积。

9. 31、32、33、41、42、43、55、65 伸长。

10. 11、21、33 远中扭转。

初诊：模型分析

1. Spee 曲线：2mm。

2. 上颌拥挤度：2mm。

3. Bolton 全牙比：85.4%。

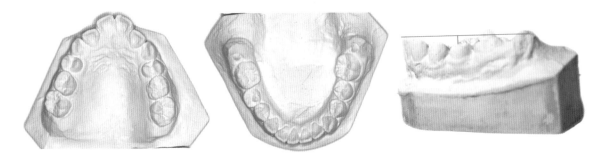

初诊：全口曲面体层片

· 15、25 未萌出。

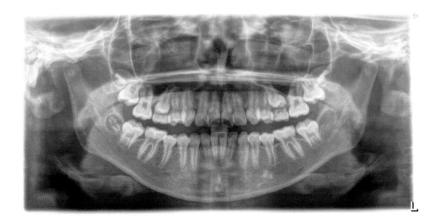

初诊：X 线侧位片及投影测量数据分析

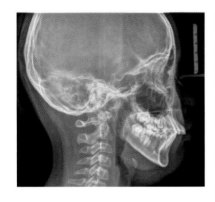

测量指标	参考值	术前	标准差	
SNA（°）	82.8	80.13	4	上颌骨相对前颅底平面位置正常
SNB（°）	80	75.13	3.9	下颌骨相对前颅底平面后缩
ANB（°）	2.7	5.01	2	骨性Ⅱ类趋势
SND（°）	77.3	71.78	3.8	下颌后缩趋势
Po-NB（mm）	1	−0.4	1.5	颏部突度正常
OP-SN（°）	16.1	16.3	5	𬌗平面正常
GoGn-SN（°）	32.5	43.07	5.2	下颌平面陡
SE（mm）	20.2	14.75	2.6	髁突相对颅底位置靠前
SL（mm）	52.1	33.39	5.4	颏部相对颅底后缩
U1-NA（mm）	5.1	8.55	2.4	上中切牙突度大
U1-NA（°）	22.8	36.11	5.7	上中切牙唇倾
L1-NB（mm）	6.7	5.78	2.1	下中切牙突度正常
L1-NB（°）	30.3	28.87	5.8	下中切牙倾斜度正常
U1-L1（°）	124	110.02	8.2	上下中切牙的相对突度大

对比病例：诊断分析

诊断

1. 安氏Ⅱ类。

2. 毛氏Ⅱ²+Ⅳ¹类。

3. 骨性Ⅱ类。

问题列表

1. 深覆𬌗Ⅱ度，深覆盖Ⅱ度。

2. 双侧尖牙、磨牙远中咬合关系。

3. 上中切牙唇倾。

4. 55、65 乳牙滞留。

5. 下中线右偏 1mm。

治疗计划

1. 设计不拔牙矫治（外院设计拔牙矫治）。

2. 改善面型，适当内收突度。

3. 排齐上下颌前牙及后牙。

4. 尖牙、磨牙咬合调至中性关系。

5. 解除深覆𬌗、深覆盖，建立正常覆𬌗、覆盖关系。

6. 调整中线。

7. 矫正扭转牙。

对比病例：矫治过程

结束：口内照

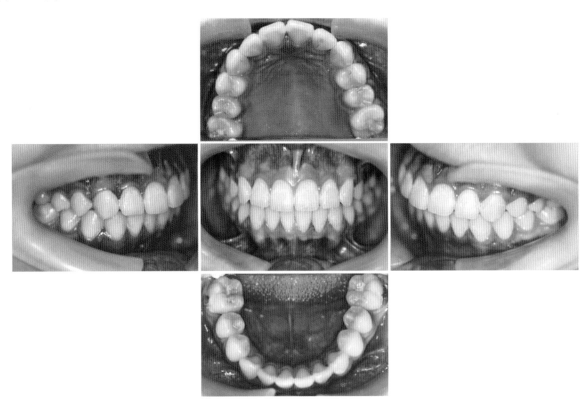

结束：颜面照

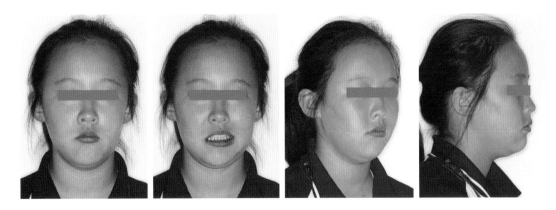

结束：全口曲面体层片

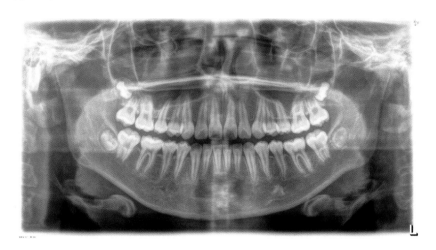

结束：X 线侧位片及投影测量数据分析

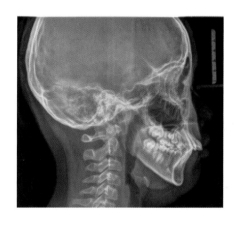

测量指标	参考值	术后	标准差
SNA（°）	82.8	78.36	4
SNB（°）	80	74.43	3.9
ANB（°）	2.7	3.93	2
SND（°）	77.3	71.43	3.8
Po-NB（mm）	1	0.36	1.5
OP-SN（°）	16.1	20.13	5
GoGn-SN（°）	32.5	43.41	5.2
SE（mm）	20.2	15.88	2.6
SL（mm）	52.1	31.78	5.4
U1-NA（mm）	5.1	4.88	2.4
U1-NA（°）	22.8	24.03	5.7
L1-NB（mm）	6.7	7.49	2.1
L1-NB（°）	30.3	34.75	5.8
U1-L1（上下中切牙角）（°）	124	117.29	8.2

术前、术后颜面照对比

术前

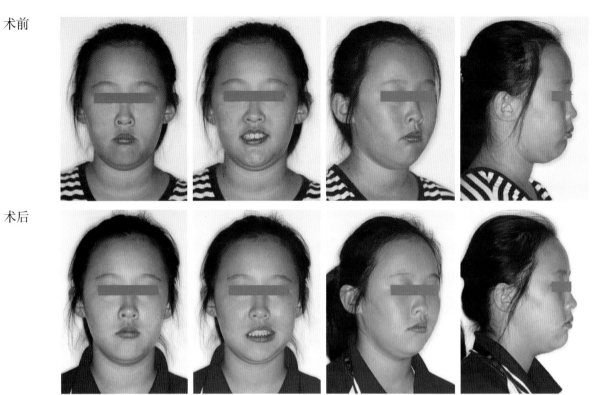

术后

术前、术后口内照对比

术前

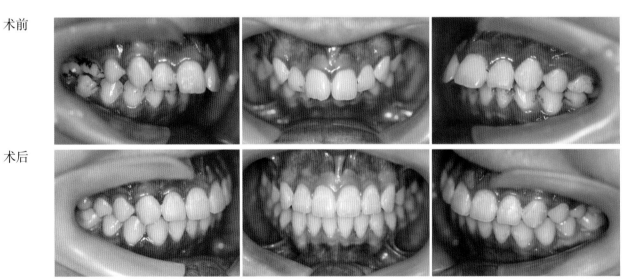

术后

术前

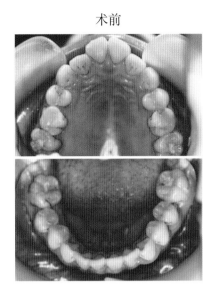

术后

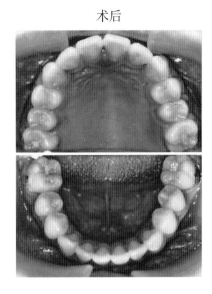

术前、术后 X 线侧位片与全口曲面体层片对比

术前

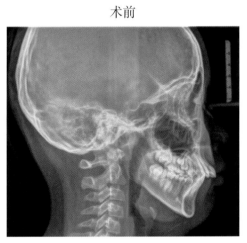

术后

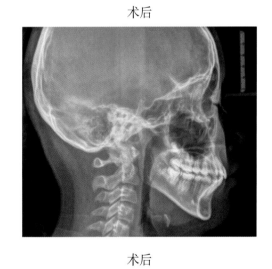

术前

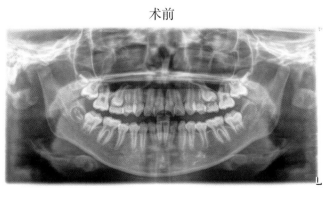

术后

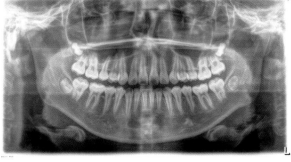

术前、术后头影描绘重叠图对比

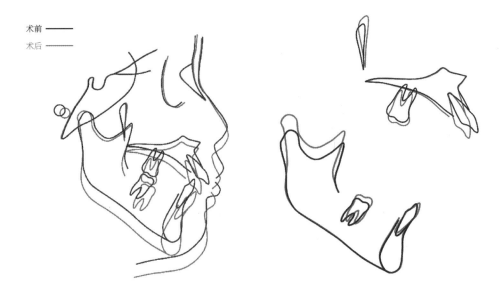

术前 ——
术后 ——

术前、术后头影测量数据分析对比

测量指标	参考值	术前	术后	标准差	矫治后
SNA（°）	82.8	80.13	78.36	4	上颌骨相对前颅底平面的位置正常
SNB（°）	80	75.13	74.43	3.9	下颌骨相对前颅底平面后缩→改善
ANB（°）	2.7	5.01	3.93	2	骨性Ⅱ类趋势→颌骨位置正常
SND（°）	77.3	71.78	71.43	3.8	下颌后缩趋势→改善
Po-NB（mm）	1	−0.4	0.36	1.5	颏部突度正常
OP-SN（°）	16.1	16.3	20.13	5	牙
GoGn-SN（°）	32.5	43.07	43.41	5.2	下颌平面陡→改善
SE（mm）	20.2	14.75	15.88	2.6	髁突相对颅底位置靠前→正常
SL（mm）	52.1	33.39	31.78	5.4	颏部相对颅底后缩→改善
U1-NA（mm）	5.1	8.55	4.88	2.4	上中切牙突度大→正常
U1-NA（°）	22.8	36.11	24.03	5.7	上中切牙唇倾→倾斜度正常
L1-NB（mm）	6.7	5.78	7.49	2.1	下中切牙突度正常
L1-NB（°）	30.3	28.87	34.75	5.8	下中切牙倾斜度正常
U1-L1（上下中切牙角）（°）	124	110.02	117.29	8.2	上下中切牙的相对突度大→正常

术后复查（6个月）：口内照

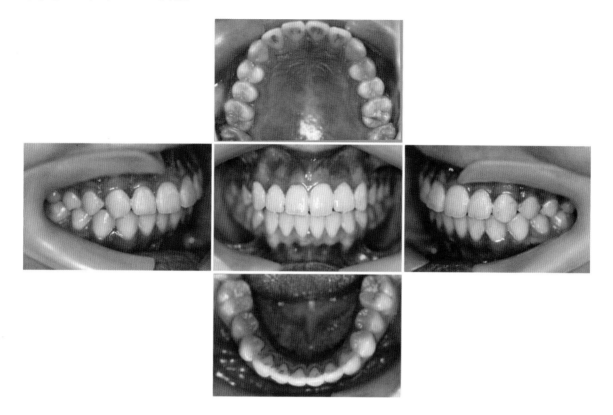

术后复查（6个月）：颜面照

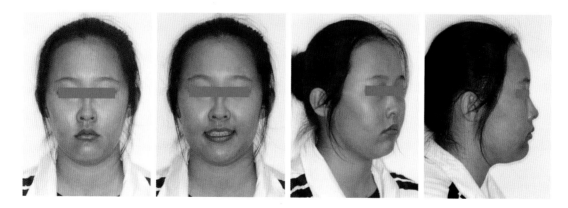

术后复查（3年）：口内照

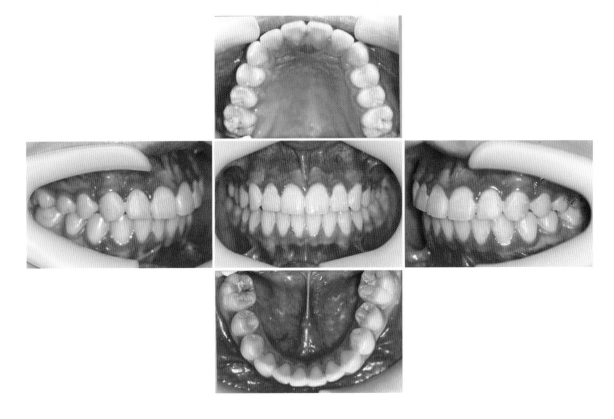

术后复查（3年）：颜面照

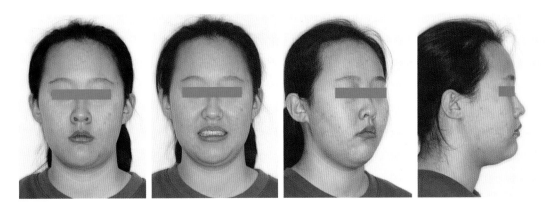

🦷 对比病例：矫治体会

1.同卵妹妹错颌类型完全相似，突度大，设计不拔牙矫正。

2.采用其他固定矫治器矫正作为对比。

3.双侧尖牙、磨牙均远中关系，矫治后达到中性关系。

4.深覆𬌗、深覆盖，矫治后均调整至正常。

5.改善下颌后缩。

🦷 双病例对比效果展示

术前颜面照对比

全同步带状弓
矫治技术

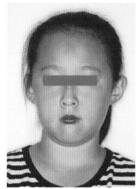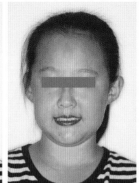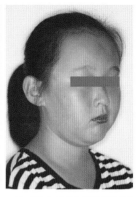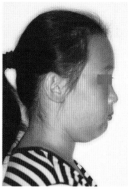

其他固定矫治
技术

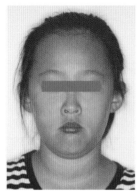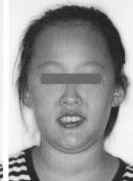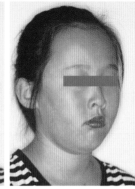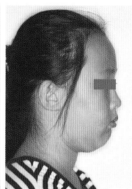

术后颜面照对比

全同步带状弓
矫治技术

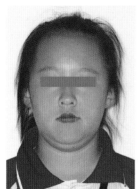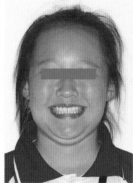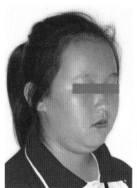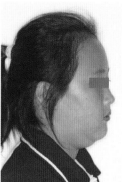

其他固定矫治
技术

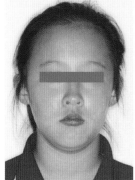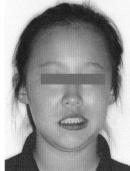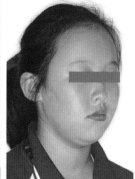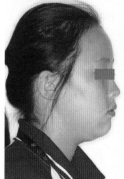

矫治周期对比

全同步带状弓矫治技术	其他固定矫治技术

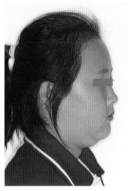 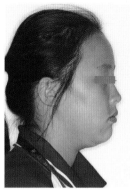

总疗程 12 个月   总疗程 18 个月

术前口内照对比

全同步带状弓矫治技术

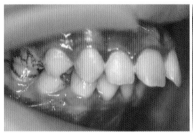 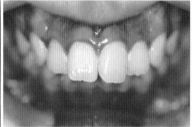 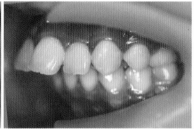

其他固定矫治技术

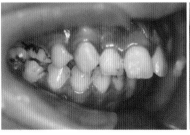 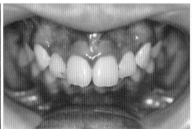 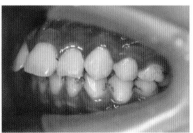

术后口内照对比

全同步带状弓矫治技术

其他固定矫治技术

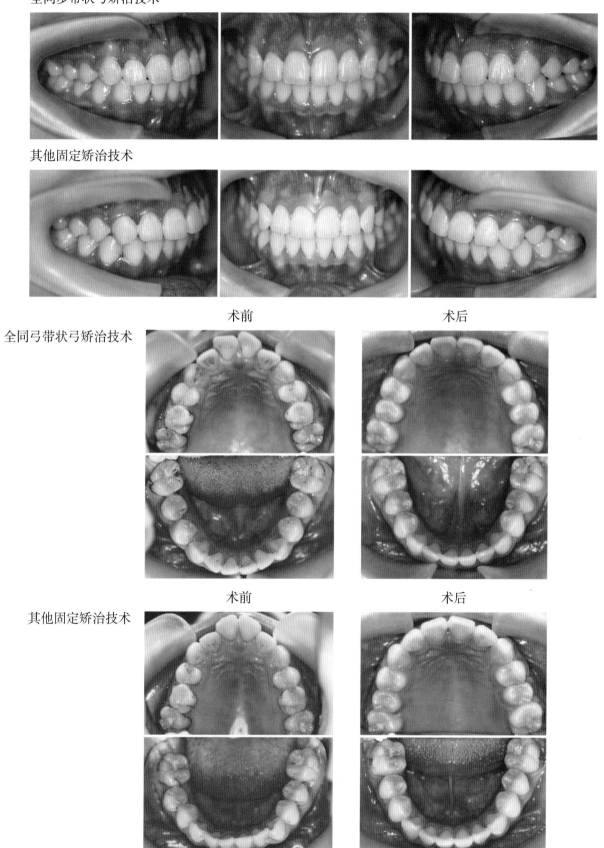

术前　　　　　　　　　术后

全同弓带状弓矫治技术

术前　　　　　　　　　术后

其他固定矫治技术

全同步带状弓矫治技术与其他固定矫治技术头影测量数据分析对比

测量指标	参考值	标准差	全同步带状弓矫治器		其他固定矫治器	
			术前	术后	术前	术后
SNA（°）	82.8	4	79.55	80.04	80.13	78.36
SNB（°）	80	3.9	74.32	75.73	75.13	74.43
ANB（°）	2.7	2	5.24	4.31	5.01	3.93
SND（°）	77.3	3.8	71.32	72.61	71.78	71.43
Po-NB（mm）	1	1.5	−0.18	0.09	−0.4	0.36
OP-SN（°）	16.1	5	16.4	19.55	16.3	20.13
GoGn-SN（°）	32.5	5.2	43.5	40.3	43.07	43.41
SE（mm）	20.2	2.6	17.73	18.27	14.75	15.88
SL（mm）	52.1	5.4	34.53	35.91	33.39	31.78
U1-NA（mm）	5.1	2.4	9.54	4.69	8.55	4.88
U1-NA（°）	22.8	5.7	36.06	23.4	36.11	24.03
L1-NB（mm）	6.7	2.1	6.81	7.28	5.78	7.49
L1-NB（°）	30.3	5.8	30.84	36.39	28.87	34.75
U1-L1（上下中切牙角）（°）	124	8.2	107.85	115.89	110.02	117.29

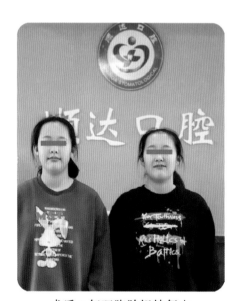

术后 3 年双胞胎姐妹复查

矫治体会

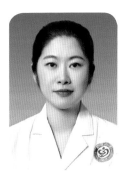

主诊医生：李蔷薇

双胞胎病例对比矫治体会。

1. 全同步带状弓矫治器在深覆𬌗、深覆盖病例中效果非常显著。不需要其他辅助。

2. 排齐牵引同步进行，相比传统矫治器有效缩短矫治时间。

3. 每次复诊重新结扎，使牙齿不需要频繁更换弓丝就可以排齐。

4. 初期可以配合Ⅱ类牵引，有效减小覆盖关系。让患者早期就看到治疗效果，增加患者配合的信心。

5. 摇椅曲对于咬合的打开效果显著。

6. 不拔牙矫正，也可以达到理想的效果。家长满意度高。

7. 远期临床对比，全同步带状弓效果更加稳定。

专家点评

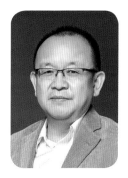

点评专家：马晨麟

点评：

以相似错𬌗畸形的双胞胎病例做对比，全同步带状弓矫治器与其他矫治器最终治疗效果一致。全同步带状弓矫治器结合轻力Ⅱ类牵引，在牙列排齐阶段就可以同步内收、压低前牙并控制转矩，缩短治疗时间，使用0.025英寸×0.017英寸超弹镍钛带状弓丝则转矩表达更显著。

本组病例通过前牙内收，下前牙唇向开展，弓丝的扩弓效应，第二磨牙萌出建𬌗，下颌生长发育因素共同作用改善了上下牙列的三维关系，建立了正常前牙覆𬌗、覆盖，获得较好面型。

建议：

（1）应加强病例描述，如牙位记录未使用统一格式，专业术语不准确。

（2）临床检查记录37、47未萌出，初戴记录"粘上下颌7~7托槽"有误。

（3）治疗记录更换弓丝未说明尺寸。

（4）复诊时间未注明，疗程时间未说明。

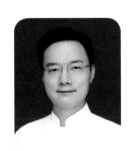

点评专家：武俊杰

点评：

　　此病例为一对安氏Ⅱ类1分类、骨性Ⅱ类、深覆𬌗、深覆盖的同卵双胞胎青少年患者，均表现为相同程度的上前牙唇倾和下颌后缩，治疗成功的关键是内收上前牙及前导下颌。

　　主诊医生对姐妹二人分别应用了全同步带状弓技术和其他固定矫治技术。病例一应用牵引内收为主导的全同步带状弓技术，实现了内收、排齐、整平、转矩等各种牙移动的全同步进行，较病例二使用其他固定矫治的治疗周期明显缩短；同时，全同步带状弓的弓丝能自动排齐整平，比起直丝弓省去了换丝的步骤，减少了椅旁操作的时间；另外，带状弓在内收阶段一般不需要使用J钩或支抗钉等辅助装置，临床医生更容易掌握。

　　由于患者应该处于生长发育高峰期，全同步带状弓技术能在早期排齐整平阶段同时配合扩弓和Ⅱ类牵引调整下颌位置，缩短时间，最终达到尖、磨牙中性关系，前牙覆𬌗、覆盖正常的理想状态。

建议：

　　（1）建议患者术前、术后均进行CBCT影像检查，术前确定髁状突在关节窝的位置，来判断是否可以进行下颌位置的前导；术后检查前导后下颌位置是否稳定。

　　（2）34、47未纳入矫治，位置略有欠缺。

　　（3）同卵双胞胎患者资料十分珍贵，其他固定矫治技术的矫治过程应当展示（可隐去矫治器品牌），全同步带状弓技术的高效性在临床实践中已经得到验证，后续需要更为严谨的临床研究予以进一步证明。